Zapp (Hrsg)
Prozessgestaltung in Gesundheitseinrichtungen
Von der Analyse zum Controlling

Prozessgestaltung in Gesundheitseinrichtungen

Von der Analyse zum Controlling

herausgegeben von
Prof. Dr. Winfried Zapp

mit Beiträgen von

Dipl.-Kff. Annette Beckmann
Prof. Dr. Uwe Bettig
Dipl.-Kff. Elena Karsten
Dipl.-Kff. Julia Oswald
Dipl.-Kff. Silja Otten
Dipl.-Kfm. Oliver Torbecke
Prof. Dr. Winfried Zapp

Economica Verlag

Bibliografische Informationen der Deutschen Nationalbibliothek

Die Deutsche Nationalbibliothek verzeichnet diese Publikation in der
Deutschen Nationalbibliografie; detaillierte bibliografische Daten sind im
Internet über http://dnb.d-nb.de abrufbar.

Bei der Herstellung des Werkes haben wir uns zukunftsbewusst für
umweltverträgliche und wiederverwertbare Materialien entschieden.
Der Inhalt ist auf elementar chlorfreiem Papier gedruckt.

ISBN 978-3-87 081-595-0

E-Mail: kundenbetreuung@hjr-verlag.de

Telefon: +49 89/21 83-79 28
Telefax: +49 89/21 83-76 20

© 2010 Economica, eine Marke der Verlagsgruppe Hüthig Jehle Rehm GmbH
Heidelberg, München, Landsberg, Frechen, Hamburg

www.economica-verlag.de

Satz: preXtension GbR, Grafrath
Druck: Druckerei C. H. Beck

Vorwort

Seit der ersten Auflage im Jahr 2002 gilt im Gesundheitsbereich nach wie vor die Ausrichtung nach einer möglichst kostengünstigen Leistungserbringung. Die rechtlichen Regelungen wurden seitdem nicht eingeschränkt, sie regulieren weiterhin die Angebote auf dem Gesundheitsmarkt, trotz starken Rufens nach Deregulierung. Von einem Wettbewerb im ökonomischen Sinn oder von marktwirtschaftlichen Gegebenheiten kann weiterhin nicht gesprochen werden.

Nicht verändert hat sich aber auch das Interesse an dem Prozessgedanken selbst. Es ist eher gestiegen und hat eine neue Dimension eingenommen. Im fachlich-inhaltlichen Bereich werden u. a. Clinical Pathways, Behandlungspfade und Prozessabläufe diskutiert, im ökonomischen Sektor hat die Diskussion um die Prozesskostenrechnung nicht abgerissen.

So hat sich der Prozessgedanke von der starren Auffassung einer Prozesskette mit einzelnen isoliert – gedachten Prozessen hin zu einem integrierten und umspannenden Prozessbereich gewandelt. Es ist deutlich geworden, dass Prozesse, die zwar aus ärztlicher oder pflegerischer Sicht in sich schlüssig sind, nicht ohne ökonomische Relevanz auskommen. Ebenso wenig können aber Überlegungen zum Supplychain unternehmungsübergreifend angelegt sein ohne fachliche Komponenten zu berücksichtigen. Dabei geht es hier weniger um die Integration verschiedener Fachabteilungen oder Kostenstellen als die Berücksichtigung verschiedener Professionen und Personen entlang eines Prozesses.

So stehen nicht mehr einzelne empirische Befunde im Vordergrund der Untersuchungen, auch nicht deren analytische Durchdringung oder die Frage der Übertragbarkeit von Prozessgestaltung auf die unterschiedlichen Berufsgruppen oder Professionen.

Es fehlt an einer umfassenden anwendungsorientierten Prozesstheorie als Grundlage für eine Prozessimplementation und -begleitung. Prozesse sind eingebunden in die Organisationsstrukturen und müssen die Anforderungen aus fachlicher und ökonomischer Perspektive mit berücksichtigen. Gleichzeitig führen die Prozesse selbst zu Anpassungs- und Änderungsmaßnahmen. Deshalb ist der Prozess in seiner gesamtsystemischen Einbettung in die Einrichtungen des Gesundheitswesens zu sehen. Neben der Prozessauswahl oder -identifikation und Evaluation sind auch Controllingmaßnahmen sowie strukturelle Voraussetzungen und Begrenzungen in die Prozessgestaltung mit zu integrieren.

Hier möchte dieser Band ansetzen und die Ausführungen nutzen, um den Prozessgedanken umfassend bezogen auf stationäre Einrichtungen des Gesundheitswesens zu entwickeln und darzustellen. Die erste Auflage ist deshalb grundsätzlich und umfassend überarbeitet und um viele Aspekte erweitert worden. Weiterhin berücksichtigt und aufgenommen sind in dieses Buch die zahlreichen Forschungsprojekte, die ich an der Fachhochschule Osnabrück durchgeführt habe mit Unterstützung vor allem der Arbeitsgruppe Innovative Projekte beim Ministerium für Wissenschaft und Kultur des Landes Niedersachen (AGIP). Frau Prof. Dr. Helga Kanning gilt deshalb mein besonderer Dank für ihre hilfreiche Unterstützung und tragfähige Kooperation.

Zahlreiche Praxiseinrichtungen haben an den Studien teilgenommen und sich in vielfältigen Gesprächen und Diskussionen, in Projekten und Fragestellungen eingebracht. Ohne diese Vertreterinnen und Vertreter aus Krankenhäusern, Einrichtungen der Stationären Altenhilfe, Fach- und Reha-Kliniken, aus Beratungs- und Wirtschaftsprüfung und Verbänden wären diese Forschungsprojekte nicht möglich gewesen. Ihnen danken wir ganz herzlich für diese Unterstützung. Besonders zu danken ist ihnen für die Zeit, die sie den Studierenden zur Verfügung gestellt haben, damit Diplom-, Bachelor-, und Masterarbeiten verfasst oder Dissertationsvorhaben durchgeführt werden konnten.

Den Studierenden danken wir für ihre hohe Motivation, mit der sie sich eingebracht haben.

Die Wissenschaftlichen Mitarbeiter haben mit ihren Kenntnissen und Erfahrungen aus den Forschungsprojekten die verschiedenen Artikel dieses Bandes bereichert.

Von Anfang an hat Herr Dr. Uwe Bettig Forschungsprojekte betreut; ebenso wie Herr Dipl.-Kfm. (FH) Oliver Torbecke, Frau Dipl.-Kff. (FH) Annette Beckmann (geb. Dorenkamp) und Frau Dipl. Kff. (FH) Silja Otten. Diese vier Autoren sind als Wissenschaftliche MitarbeiterInnen ausgeschieden und mittlerweile in den Schaltzentralen des Gesundheitswesens aktiv.

Frau Dipl.-Kff. Julia Oswald und Frau Dipl.-Kff. Elena Karsten sind zur Zeit aktiv in laufenden Forschungsprojekten an der Fachhochschule Osnabrück beschäftigt.

Alle Autoren haben an der Fachhochschule Osnabrück studiert und waren anschließend mehrere Jahre dort beschäftigt.

Frau Julia Oswald hat die Überabeitung dieses Buches von Anfang an übernommen und begleitet. Ihrer Umsicht, ihrem Engagement und ihrer Zielstrebigkeit danke ich in besonderer Weise.

Frau Ass. Jur. Julia Rondot hat auch diese zweite Auflage begleitet und uns geduldig immer wieder motiviert, das Ziel nicht aus den Augen zu verlieren.

In der ersten Auflage hatten wir noch durch ein Zitat von C. Stoll auf die Bildung hingewiesen, die eine Belohnung erst nach Jahren bereithält.[1] Nach nun etwa acht Jahren wollen wir in der zweiten Auflage dieses Zitat anpassen:

Im Grunde genommen sind es doch die Verbindungen zu Menschen, welche dem Leben seinen Wert geben.[2]

Dieses Wort von Wilhelm von Humboldt besagt, dass bei aller Effizienz und Effektivität die Beziehungen der Menschen untereinander das Wesentliche sind. Der in diesem Buch ausgeführte Prozessgedanke setzt die Beziehungen zu Menschen für ein Gelingen – nicht nur des Lebens – sondern auch der Prozesse voraus.

Wir wünschen beim Lesen gute Hinweise, den Prozessgedanken umzusetzen.

Osnabrück, im Dezember 2009   *Winfried Zapp*

---

1 Siehe unten das Vorwort zur ersten Auflage.
2 *Wilhelm von Humboldt*, eig. Karl Wilhelm Freiherr von Humboldt; dt. Philosoph, Philologe u. preuß. Staatsmann (1767 – 1835); aus: www.zitate-datenbank.service-itzehoe.de/menu/autor/26/7/wilhelm-von-humboldt/ vom 01.09.2009.

Vorwort 1. Auflage

Der Zwang zur Kostendämpfung im Gesundheitswesen konfrontiert diesen Sektor immer wieder mit restriktiven Gesetzen, so dass sich die Anbieter im Gesundheitswesen untereinander in einem Wettbewerb um eine kostengünstige Leistungserbringung sehen. Für eine ökonomische und leistungsorientierte Lenkung reichen die traditionellen betriebswirtschaftlichen Instrumente der Kosten- und Erlösrechnung allein nicht mehr aus. Vielmehr ist eine differenzierte Gestaltung und Lenkung des unternehmerischen Geschehens durch prozessorientierte Untersuchungen notwendig.

In empirischen Analysen und anwendungsorientierten Beispielen wird die Vorgehensweise einer Gestaltung von Prozessabläufen dargestellt und erörtert. Ausgangspunkt für dieses Buch ist ein anwendungsorientiertes Forschungsprojekt in einer Modellklinik, in der die ablaufenden Leistungsprozesse in Zusammenarbeit mit Ärzten, Pflegekräften, Verwaltungsmanagement und anderen Beteiligten untersucht werden, um Klarheit und Transparenz im Leistungsgeschehen zu schaffen und Prozessabläufe zu gestalten. Behandelt werden die Auswirkungen der Leistungsprozesse auf andere Abteilungen und die Verzahnung der analysierten Prozesse mit den damit zusammenhängenden Schnittstellen.

Ergänzt werden diese Ausführungen von Einflussfaktoren, die bei der Gestaltung von Prozessen eine wesentliche Rolle spielen: Neben der Patientenzufriedenheit, sind dies die Einflussfaktoren Qualität, Produktivität und psycho-soziale Aspekte.

Die Bedeutung des Prozessdenkens und seine Übertragbarkeit innerhalb des Gesundheitsbereichs wird durch Untersuchungen im Bereich der Ergotherapie verdeutlicht.

Durch die hier beschriebenen Konzepte und Verfahren zur Prozessgestaltung werden dem Management Lenkungsinstrumente zur Verfügung gestellt, mit denen ökonomische sowie medizinisch-pflegerische und diagnostisch-therapeutische Herausforderungen in besonderer Weise als Chancen genutzt werden können.

Ausgangspunkt für dieses Buch ist das darin beschriebene und dargestellte Forschungsvorhaben, das von 1999 bis 2001 an der Fachhochschule Osnabrück durchgeführt und durch die Arbeitsgruppe Innovative Projekte beim Ministerium für Wissenschaft und Kultur des Landes Niedersachen (AGIP) finanziert wurde. Das Modellkrankenhaus hat das Projekt nicht nur tatkräftig unterstützt, sondern von Anfang an mit Engagement und persönlichem Einsatz der Geschäftsführung und der beteiligten Mitarbeiter gefördert. Darüberhinaus wurde das Projekt zusätzlich finanziell unterstützt. Das Modellkrankenhaus möchte nicht genannt werden. Diese Entscheidung wird von uns respektiert und mitgetragen. Dem Modellkrankenhaus danken wir ganz herzlich; zu unserem Bedauern kann unser Dank hier nicht namentlich ausgespochen werden. Eine notwendige Verlängerung des Projektes wurde vom Forschungspool der Fachhochschule Osnabrück unterstützt.

Neben den nicht zu vernachlässigenden Finanzen haben sich in das Buchprojekt engagierte Personen eingebracht, die hier aufgrund der Fülle von Namen nicht sämtlich aufgeführt werden können, einige Personen sind aber besonders hervorzuheben:

Frau Dipl.-Kff. (FH) Annette Dorenkamp hat als Wissenschaftliche Mitarbeiterin das anwendungsorientierte Projekt und das Buchprojekt von Anfang an begleitet. Als „Außenministerin" hat sie dafür gesorgt, dass (fast) sämtliche Manuskripte rechtzeitig erstellt werden konnten – nur unser eigener Entwurf verzögerte sich aus unvorstellbaren und unerklärlichen Gründen immer wieder. Herr Dipl.-Kfm. (FH) Uwe Bettig und Herr Dipl. Kfm. (FH) Oliver Torbecke haben sich als Wissenschaftliche Mitarbeiter mit ihren Projekt-Erfahrungen in zahlreichen Diskussionen und konzeptionellen Entwürfen eingebracht. Sie haben mit ihren Beiträgen und Anregungen nicht nur entscheidende Weiterentwicklungen herbeigeführt, sondern auch dazu beigetragen, dass der Herausgeber nach Erstellung der letzten Manuskriptseiten urlaubsbedürftig war. Herr Michael Winkler hat das Manuskript für den Druck unermüdlich und ohne Verschleißerscheinungen vorbereitet, so dass uns nie der Mut verlorenging, doch noch eine Änderung vorzutragen und anzubringen.

In besonderer Weise ist Frau Ass.jur. Julia Rondot, Leitende Lektorin der Verlagsgruppe Hüthig Jehle Rehm, zu danken, die nicht nur die Anregungen zu diesem Buch gegeben hat, sondern auch die Gestaltung und Lenkung dieses Buchprojektes zielorientiert und charmant gemanaget hat. Sie hat uns aufgemuntert und Hoffnung geweckt, wo wir eine Engführung sahen. Wir hatten oft das Gefühl, dass sie uns bei diesem Prozess der Manuskripterstellung immer ein kleines Stück voraus war. Wir sind ihr gefolgt und ans Ziel gekommen. Frau Rondot und dem Hüthig-Verlag danken wir ganz herzlich für die kooperative und angenehme Zusammenarbeit.

Nun bleibt noch ein Hinweis anzusprechen – an den Leser dieser Zeilen: Wir sind davon überzeugt, dass mit der Prozessgestaltung ein Lenkungsinstrument entwickelt worden ist, das vom Management genutzt werden kann. Dazu müssen die Verfahren, Konzepte und Modelle erfasst, erarbeitet, gelernt und umgesetzt werden. Das ist ein mühevoller, arbeitsintensiver Prozess. Mit Clifford Stoll können wir formulieren: „Es gibt keinen mühelosen Zugang zu einer qualifizierten Bildung. Was als Belohnung abfällt, ist kein Adrenalinrausch, sondern tiefe Befriedigung – allerdings erst nach Wochen, Monaten oder gar Jahren."[1] Beim richtigen Lesen ist dieses Buch also ein Buch mit Langzeitwirkung – bei der Umsetzung wünschen wir den notwendigen langen Atem, um am Ende auf eine erfolgreiche Prozessgestaltung zurückblicken zu können.

Osnabrück, im Februar 2002   *Winfried Zapp*

---

1   *Stoll, C.*: LogOut – Warum Computer nichts im Klassenzimmer zu suchen haben und andere High-Tech-Ketzereien, Frankfurt am Main 2001, S. 26.

Inhaltsverzeichnis

Teil C   Umsetzung der Prozessgestaltung

Teil D   Management von Prozessen

Teil A
Theoretische Grundlagen der Arbeit

Prozesse in Dienstleistungsunternehmungen der Gesundheitswirtschaft

Winfried Zapp/Annette Beckmann/Uwe Bettig/Oliver Torbecke

Schlagwortübersicht

1 Zunächst werden die für diese Arbeit wesentlichen Begriffe der Dienstleistung und des Prozesses erläutert. Es werden jeweils mehrere Definitionsansätze der gängigen Literatur herausgearbeitet. Verschiedene Ausprägungen und Inhalte, die sich finden lassen, werden betrachtet und erläutert. Abschließend wird der Bereich der Gesundheitswirtschaft anhand wesentlicher Daten vorgestellt. Es wird aufgezeigt, welche volkswirtschaftliche Bedeutung diesem Bereich zukommt.

1 Dienstleistungen als Ausgangspunkt der Untersuchung

1.1 Begriffsdefinitionen

2 In der wissenschaftlichen Literatur findet sich eine Vielzahl von Definitionen des Begriffs „**Dienstleistung**". Diese Vielfalt liegt zum einen an der hohen Komplexität und an der starken Heterogenität des

Dienstleistungssektors, zum anderen jedoch an der Schwierigkeit der Abgrenzung zum Sachgut.[1]

Hans Corsten hat die in der Literatur vorgenommenen Definitions-versuche zum **Dienstleistungsbegriff** in drei Gruppen eingeteilt:
- Erfassung des Dienstleistungsbegriffs durch die Aufzählung von Beispielen
- Abgrenzung des Dienstleistungsbegriffs über eine Negativdefini-tion zu den Sachgütern
- Explizite Definition des Dienstleistungsbegriffs durch konstituti-ve Merkmale.[2]

Aus der letzten Gruppe, der expliziten Definition des Dienstleistungs-begriffes durch konstitutive Merkmale, lassen sich vier unterschiedli-che Definitionsansätze[3] unterscheiden:

1. Tätigkeitsorientierte Definitionen
2. Prozessorientierte Definitionen
3. Ergebnisorientierte Definitionen
4. Potentialorientierte Definitionen

ad 1) *Achim Schüller* legt eine sehr weite und globale Definition vor: Er sieht in jeder menschlichen **Tätigkeit** im eigentlichen und ursprünglichen Sinne eine Dienstleistung, eine Leistung im Dienste eigener und/oder anderer Interessen.[4] Diese Definition ist sehr abstrakt und wenig praxisnah, so dass sich wenige Möglichkeiten anbieten, dienstleistungsspezifische Besonder-heiten abzuleiten.[3]

ad 2) Durch *Ludwig Berekoven* wird der **Prozesscharakter** der Dienstleistung in den Vordergrund gestellt. Das bedeutet, dass Dienstleistungen im weitesten Sinne dienende Prozesse mit materiellen und/oder immateriellen Wirkungen sind. Deren Vollzug und deren Inanspruchnahme erfordern einen gleichzei-tigen Kontakt zwischen Leistungsnehmer und Leistungsgeber.[5]

ad 3) Die **ergebnisorientierte Betrachtung** liegt der Definition von *Rudolf Maleri* zugrunde: Demnach wird die Dienstleistung als der immaterielle Output von Faktorkombinationsprozessen oder als Ergebnis des Prozesses angesehen.[6]

---

1 Vgl. *Haller, S.* (1995), S. 49.
2 Vgl. *Corsten, H.* (1985), S. 173.
3 Vgl. *Meffert, H./Bruhn, M.* (1997), S. 24.
4 Vgl. *Schüller, A.* (1967), S. 19.
5 Vgl. *Berekoven, L.* (1983), S. 23.
6 Vgl. *Maleri, R.* (1994), S. 35.

8 ad 4) Die **potentialorientierte Dienstleistungsdefinition** beinhaltet die Auffassung, dass Dienstleistungen als die durch Menschen oder Maschinen geschaffenen Potentiale beziehungsweise Fähigkeiten eines Anbieters von Dienstleistungen angesehen werden können.[7]

9 Im Folgenden wird mit einer Definition des Dienstleistungsbegriffes gearbeitet, die als Basis für die weiteren Ausführungen der vorliegenden Arbeit gelten soll.

10 *Heribert Meffert* und *Manfred Bruhn* definieren Dienstleistungen als „selbstständige, marktfähige Leistungen, die mit der Bereitstellung und/oder dem Einsatz von Leistungsfähigkeiten verbunden sind (**Potentialorientierung**). Im Rahmen des Erstellungsprozesses werden interne (z. B. Räumlichkeiten, Personal) und externe Faktoren (außerhalb des Einflussbereichs des Dienstleisters liegende) kombiniert (**Prozessorientierung**). Die Faktorenkombination des Dienstleistungsanbieters wird mit dem Ziel eingesetzt, an den Menschen oder an deren Objekten Nutzen stiftende Wirkungen zu erzielen (**Ergebnisorientierung**).“[8]

11 Inhaltlich handelt es sich um eine phasenorientierte Definition von Dienstleistungen (wie auch die drei Definitionsansätze von *Donabedian*[9]), die zwischen der Potentialphase mit den Dimensionen „Herstellung der Leistungsbereitschaft“ und „Nutzung bereitgestellter Leistung als Leistungsnachfrage“[10] und der Prozess- und Ergebnisphase einer Dienstleistung unterscheidet, wobei das zentrale Problem dieser Definitionsansätze darin besteht, das eigentliche „Produkt“ des Dienstleistungsbetriebes zu definieren. Beispiel: Die sachlichen und personellen Ressourcen des Krankenhauses (Potential), Diagnostik, Therapie, Pflege und Hotelversorgung (Prozess), sind in Beziehung zu setzen mit der Verbesserung des Gesundheitszustandes des Patienten (Ergebnis).[11] Außerdem basiert die Definition auf den konstitutiven Merkmalen, die die Besonderheit einer **Dienstleistung** erfassen.

---

7   Vgl. *Meffert, H./Bruhn, M.* (1997), S. 25.
8   *Meffert, H./Bruhn, M.* (1997), S. 27.
9   Vgl. *Donabedian, A.* (1966), S. 3.
10   *Reis, C.* (1997), S. 321.
11   Vgl. *Eichhorn, S.* (1997), S. 3.

1.2 Merkmale von Dienstleistungen

Zu den Merkmalen von Dienstleistungen zählen:　　　　　　　　**12**
- die Nichtgreifbarkeit,
- die Nichtlagerfähigkeit/Nichttransportfähigkeit,
- die geringe Rationalisierbarkeit,
- die Mitwirkung eines externen Faktors sowie
- die Individualität.

Nachfolgend werden die konstitutiven Merkmale einer weitergehen-　**13**
den Betrachtung unterzogen, die dem Phasenverlauf der Dienstleistungserstellung Rechnung trägt.

Nichtgreifbarkeit (Immaterialität) bezeichnet die mangelnde phy-　**14**
sische Präsenz einer Dienstleistung.[12] Das bedeutet, dass man sie im
Gegensatz zu einem Sachgut nicht fühlen, schmecken, riechen oder
sehen kann. Diese Immaterialität ist ein wichtiges Merkmal, das die
Dienstleistung von Sachgütern unterscheidet und das die Gesund-
heitsdienstleistungen in der Regel auszeichnet. Aus der Immaterialität
leiten sich die Submerkmale der Nichtlagerfähigkeit und der Nichttransportfähigkeit ab.

Eine **Nichtlagerfähigkeit** liegt dann vor, wenn ein Gut nicht auf Vor-　**15**
rat hergestellt und damit gelagert werden kann. Dies ist auf die Tatsache zurückzuführen, dass eine Simultanität (zeitliche und räumliche
Übereinstimmung) von Produktion und Konsumtion der Dienstleistung vorliegt. Erst die Inanspruchnahme führt zu einer Produktion der
Dienstleistung für den Kunden, d. h. Leistungserstellung und Leis-
tungsnutzen vollziehen sich zeitgleich, **uno actu**.[13]

Die Gesundheitsleistungen sind weder lager- noch transportfähig. Sie　**16**
müssen zum Zeitpunkt und am Ort der Entstehung der Nachfrage pro-
duziert werden.[14] Als Beispiel kann hier die Ganzkörperwäsche eines
Patienten durch die Pflegekraft angeführt werden. Die Nachfrage nach
einer Dienstleistung im Krankenhaus kann im Einzelfall nicht vorhergesehen werden und der Zeitpunkt der Leistungserbringung deshalb nicht
präzise festgelegt werden. Beispiel für eine nicht vorhersehbare Dienstleistung ist der Notfallpatient oder der Sturz in einem Pflegeheim.

Die **Nichttransportfähigkeit** beinhaltet die Überlegung, dass fast　**17**
keine Dienstleistung an einem anderen Ort konsumiert werden kann
als an dem ihrer Erstellung. Zum Beispiel können Haarschnitte oder

---

12　Vgl. *Strauss, B./Hentschel, B.* (1991), S. 238.
13　Vgl. *Eichhorn, S.* (1997), S. 7.
14　Vgl. *Morra, F.* (1996), S. 29.

medizinische, körperliche Untersuchungen nicht erstellt und dann räumlich transferiert werden, um sie an anderer Stelle zu verbrauchen. Gleichzeitig leitet sich aus dem **Uno-actu-Prinzip** ab, dass eine wie im Sachgüterbereich mögliche Nachbesserung, Aussortierung oder ein Umtausch der Leistung unmöglich ist. Der Leistungsfähigkeit der Unternehmung kommt damit während der Dienstleistungserstellung besondere Bedeutung zu.[15] Gesundheitsleistungen erfordern Personen-, Patienten- und Kundenpräsenz, daher sind sie mit Beschäftigungsschwankungen verbunden.

18 Dies verdeutlicht, dass nicht nur das Ergebnis der Leistungserstellung, sondern auch der Leistungserstellungsprozess und die damit einhergehenden Potentiale wie Qualifikation (fachliches Know-how) und Motivation sowie kommunikative Fähigkeiten der Mitarbeiter/ des Personals und ihre Beziehungen untereinander eine entscheidende Rolle für die Qualität der Dienstleistung spielen. Die **Rationalisierbarkeit** setzt die Ersetzbarkeit z. B. der menschlichen Arbeitskraft durch eine Maschine voraus, die bei den beiderseitig personenbezogenen Dienstleistungen (siehe Abb. 4) im Gesundheitswesen verständlicherweise gering ist.[16]

19 Ein weiteres Merkmal besteht in der **Integration** (Einbringung) **des externen Faktors** in den Dienstleistungserstellungsprozess. Es bezeichnet die Tatsache, dass die Leistungserstellung ohne die Mitwirkung des Kunden nicht möglich ist und dass der Dienstleistungsersteller den externen Faktor nicht frei am Markt disponieren kann.

20 Jeder Prozess der Erstellung einer Dienstleistung wird so durch die Einwirkung eines Fremdfaktors mitbestimmt. Der Kunde bzw. sein Objekt stellen selbst Prozesselemente dar.[17] Dies bedingt eine explizite Berücksichtigung des externen Faktors, die **Individualität** des Kunden samt seiner individuellen Bedürfnisse während der Erbringung der Dienstleistung, da jedes Ergebnis eines solchen Prozesses auch gleichzeitig von diesem betreffenden Fremdfaktor abhängt.[18]

21 Zusammenfassend lässt sich sagen, dass die Dienstleistungsorganisation ihren Mittelpunkt in der Begegnung mit und in der Tätigkeit für den Kunden hat. Die Effektivität und Effizienz einer Unternehmung erweist sich im Versorgen der sich täglich vollziehenden Prozesse.[19]

---

15 Vgl. *Meffert, H./Bruhn, M.* (1997), S. 61 ff.
16 Vgl. *Haubrock, M./Peters, S./Schär, W.* (2009), S. 9.
17 Vgl. *Meffert, H./Bruhn, M.* (1997), S. 67 ff.
18 Vgl. ebenda, S. 45.
19 Vgl. *von Sassen, H.* (1994), S. 73.

1.3 Dienstleistungstypen

In der Literatur finden sich verschiedene Typologisierungsmodelle **22** für Dienstleistungen. Die folgende Abb. 1 verdeutlicht das Modell von *Werner H. Engelhardt*, *Michael Kleinaltenkamp* und *Martin Rekkenfelderbäumer*.

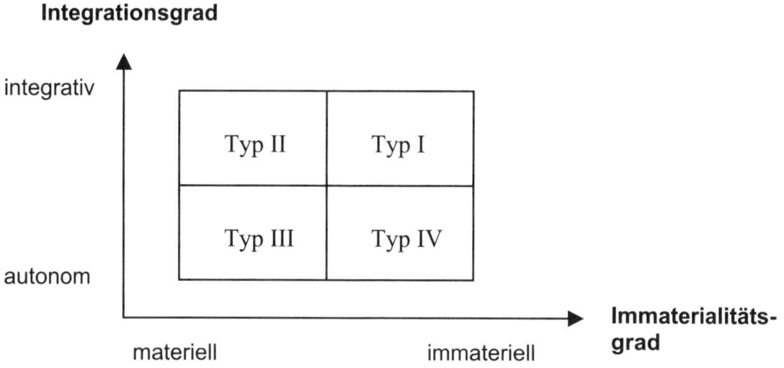

Integrationsgrad

integrativ

Typ II	Typ I
Typ III	Typ IV

autonom

Immaterialitäts-grad

materiell   immateriell

Abb. 1: Leistungstypologie   **23**

Quelle: In Anlehnung an *Engelhardt, W. H./Kleinaltenkamp, M./Reckenfelderbäumer, M.* (1992), S. 35.

Demnach werden vier verschiedene Typen von Dienstleistungen unterschieden: **24**

Dienstleistungen nach Typ I sind durch einen hohen Grad der Integration eines externen Faktors (= Kunden) gekennzeichnet. Ein Beispiel dafür sind Leistungen von Unternehmungsberatern. Hier stellt der Kunde zunächst Informationen bereit, der Dienstleister integriert diese z. B. in ein Marketingkonzept.[20]

Dienstleistungen nach Typ II beinhalten in hohem Maße materielle **25** Leistungsbestandteile, wie bei Dienstleistungen nach Typ I ist der Grad der Einbeziehung des Kunden hoch. Ein Beispiel für eine solche Dienstleistung ist ein maßgeschneiderter Anzug. Hierzu wird Stoff benötigt (materieller Bestandteil) und der Kunde gibt Informationen für die Produktion (Maße).[21]

Dienstleistungen nach Typ III beinhalten materielle Leistungsbe- **26** standteile in hohem Umfang, der Dienstleister kann weitestgehend

---

20 Vgl. *Fließ, S.* (2009), S. 16.
21 Vgl. ebenda, S. 17.

ohne Einbeziehung des Kunden produzieren. Ein Beispiel hierfür sind vorproduzierte Teile.[22]

27 Dienstleistungen nach Typ IV werden ebenso weitestgehend ohne Einbeziehung des Kunden erstellt. Hierbei werden allerdings keine oder nur wenige materielle Leistungsbestandteile verwendet. Ein Beispiel dafür ist die Erstellung von Software, hier wird der Kunde erst nach der Produktion, bzw. Programmierung als Nutzer der Software einbezogen.

28 *Hans Corsten* unterteilt Dienstleistungen in acht Dienstleistungsarten:[23]

29 *Tab. 1: Typologisierung von Dienstleistungen nach Hans Corsten*
Quelle: In Anlehnung an *Corsten, H.* (2001), S. 47.

Typ 1:	Dienstleistungen an Menschen und ohne materielle Trägermedien sowie ohne Lösung der Subjekt-Objektbeziehung.
Typ 2:	Dienstleistung an einem sachlichen Objekt ohne Lösung der Subjekt-Objektbeziehung.
Typ 3:	Nominalgüterdienstleistungen
Typ 4:	Dienstleistung an einem sachlichen Objekt mit Lösung der Subjekt-Objektbeziehung.
Typ 5:	Rechtsgüterdienstleistungen
Typ 6:	Dienstleistungen an Menschen mit materiellen Trägermedien oder mit Lösung der Subjekt-Objektbeziehung.
Typ 7:	Informationsdienstleistungen auf persönlicher Grundlage
Typ 8:	Maschinengestützte Informationsdienstleistungen

30 In diesem Modell wird ebenfalls auf den Integrationsgrad (Subjekt-Objektbeziehung) sowie den Immaterialitätsgrad abgestellt. Neu sind die Einbeziehung von Nominaldienstleistungen (im Modell von *Werner H. Engelhardt, Michael Kleinaltenkamp und Martin Reckenfelderbäumer* Dienstleistungen nach Typ III zuzuordnen) und Rechtsdienstleistungen (im Modell von *Werner H. Engelhardt, Michael Kleinaltenkamp und Martin Reckenfelderbäumer* Dienstleistungen nach Typ I zuzuordnen).

31 *Christopher Lovelock* entwickelte eine Typologie nach marketingspezifischen Gesichtspunkten. Er unterteilt Dienstleistungen in materielle und immaterielle Leistungen, die als Leistungsobjekt den Men-

---

22 Vgl. *Haller, S.* (2005), S. 15.
23 Vgl. *Corsten, H.* (2001), S. 47.

schen oder Sachen in den Mittelpunkt stellen.[24] Die folgende Abbildung verdeutlicht dies.

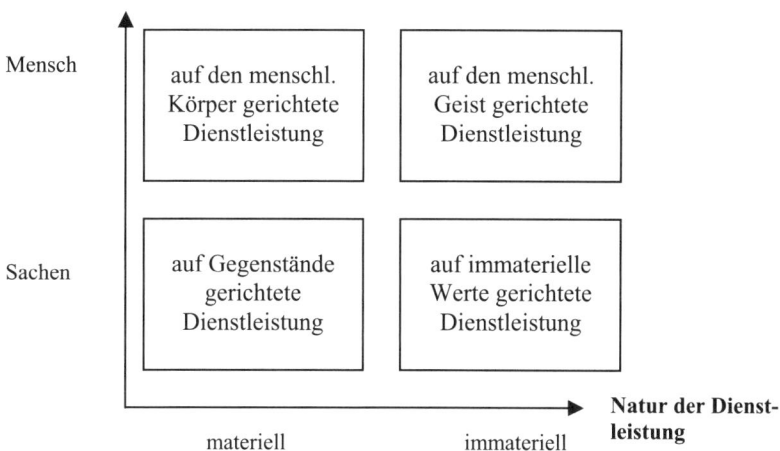

Leistungsobjekt

Mensch — auf den menschl. Körper gerichtete Dienstleistung | auf den menschl. Geist gerichtete Dienstleistung

Sachen — auf Gegenstände gerichtete Dienstleistung | auf immaterielle Werte gerichtete Dienstleistung

materiell — immateriell — **Natur der Dienstleistung**

Abb. 2: Typologisierung von Dienstleistungen nach Christopher Lovelock und Jochen Wirtz   **32**

Quelle: In Anlehnung an *Lovelock, C. H./Wirtz, J.* (2007), S. 34

Peter Mills und *Dennis Moberg* differenzieren drei Typen von Dienstleistungsunternehmungen[25]:   **33**
- Typ 1: Maintenance-interactive service organizations,
- Typ 2: Task-interactive service organizations,
- Typ 3: Personal-intensive service organizations.

Dienstleister nach Typ 1 sind z. B. Banken und Versicherungen. Als   **34** Dienstleister nach Typ 2 können z. B. Werbeagenturen gesehen werden, Dienstleistungen des Typs 3 werden z. B. von Schulen erbracht.

Weitere mögliche Kriterien bei der Typologisierung von Dienstleis-   **35** tungen sind der Grad der Standardisierbarkeit bzw. die Individualität der Leistung. Dies findet sich im Modell von *Herbert Meffert*.[26]Ähnlich dem Modell von *Werner H. Engelhardt*, *Michael Kleinaltenkamp* und *Martin Reckenfelderbäumer* wird hierbei auch der Interaktions-

---

24 Vgl. *Lovelock, C. H.* (1988), S. 47.
25 Vgl. *Mills, P.K./Moberg, D. J.* (1982), S. 467 ff, zitiert in *Fließ, S.* (2009), S. 19.
26 Vgl. *Meffert, H.* (1994), S. 24.

grad des externen Faktors betrachtet, die folgende Abbildung verdeutlicht dies.

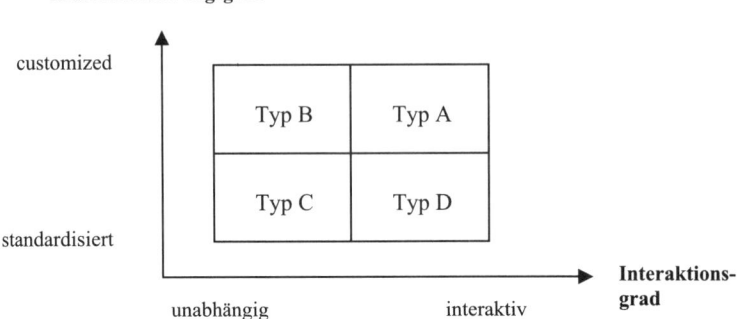

36   *Abb. 3: Typologisierung von Dienstleistungen nach Herbert Meffert*
Quelle: In Anlehnung an *Meffert, H.* (1994), S. 524.

37   Dienstleistungen nach Typ A sind hoch interaktiv, d. h. die Einbeziehung des externen Faktors ist hoch und der Grad der Standardisierbarkeit ist gering, wie dies z. B. bei Leistungen von Beratungsunternehmungen häufig der Fall ist.

38   Dienstleistungen nach Typ B sind ebenfalls wenig standardisiert, die Einbeziehung des externen Faktors ist aber gering, dies ist z. B. bei der Gestaltung von Versicherungspaketen der Fall. Der Kunde mit seinen individuellen Gegebenheiten steht zwar im Mittelpunkt der Überlegungen, dafür muss er jedoch nicht in hohem Maß integriert werden.

39   Dienstleistungen nach Typ C finden ebenfalls weitestgehend ohne Integration des externen Faktors statt, sind aber in hohem Maß standardisiert, wie dies z. B. bei Briefzustellungen der Fall ist.

40   Dienstleistungen nach Typ D sind ebenfalls hoch standardisiert, setzen aber die Integration des externen Faktors voraus, diese Gegebenheiten finden sich z. B. bei Schulungen aller Art. Hier sind die Materialien und Inhalte standardisiert, eine gute Schulung ist aber nur möglich, wenn die zu Schulenden anwesend und motiviert sind.

41   Leistungen in Gesundheitseinrichtungen lassen sich demnach dem Typ 1 zurechnen, der Grad der Standardisierbarkeit ist i. d. R. gering, der Grad der Einbeziehung des Patienten oder Bewohners ist hoch.

1.4 Dienstleistungen in Gesundheitseinrichtungen

Das Krankenhaus erbringt **Gesundheitsleistungen** in Form der voll- **42**
stationären, teilstationären, vor- und nachstationären sowie ambulanten Krankenversorgung. Diese umfassen die ärztliche Behandlung,
die pflegerische Betreuung, die Versorgung mit Arznei-, Heil- und
Hilfsmitteln, die soziale Fürsorge, die seelsorgerische Hilfe sowie
Unterkunft und Verpflegung. Hinzutreten können Leistungen in Lehre und Forschung (§ 39 SGB V). Dienstleistungen in der Stationären
Altenhilfe sind nach dem SGB XI Leistungen der Pflege, Unterkunft
und Verpflegung, die in unterschiedlichen Formen (vollstationär, teil-
stationär als Tages- oder Nachpflege) erbracht werden können. Vor-
sorge- oder Rehabilitationseinrichtungen erbringen Leistungen der
Prävention und Rehabilitation. Nach § 107 Abs. 2 SGB V sind Vor-
sorge- oder Rehabilitationseinrichtungen Einrichtungen, die der stationären Behandlung der Patienten dienen, um eine Schwächung der
Gesundheit, die in absehbarer Zeit voraussichtlich zu einer Krankheit
führen würde, zu beseitigen oder einer Gefährdung der gesundheitli-
chen Entwicklung eines Kindes entgegenzuwirken (Vorsorge) oder
eine Krankheit zu heilen, ihre Verschlimmerung zu verhüten oder
Krankheitsbeschwerden zu lindern oder im Anschluss an Kranken-
hausbehandlung den dabei erzielten Behandlungserfolg zu sichern
oder zu festigen, auch mit dem Ziel, eine drohende Behinderung oder
Pflegebedürftigkeit abzuwenden, zu beseitigen, zu mindern, auszu-
gleichen, ihre Verschlimmerung zu verhüten oder ihre Folgen zu mil-
dern (Rehabilitation).

Nach *Ludwig Berekoven* können die Dienstleistungsmärkte unter dem **43**
Gesichtspunkt der Kombination von Leistungsgeber und Leistungsnehmer als Person bzw. als Objekt in vier Ausprägungen unterschieden werden.[27]

---

27 Vgl. *Berekoven, L.* (1983), S. 44 ff.

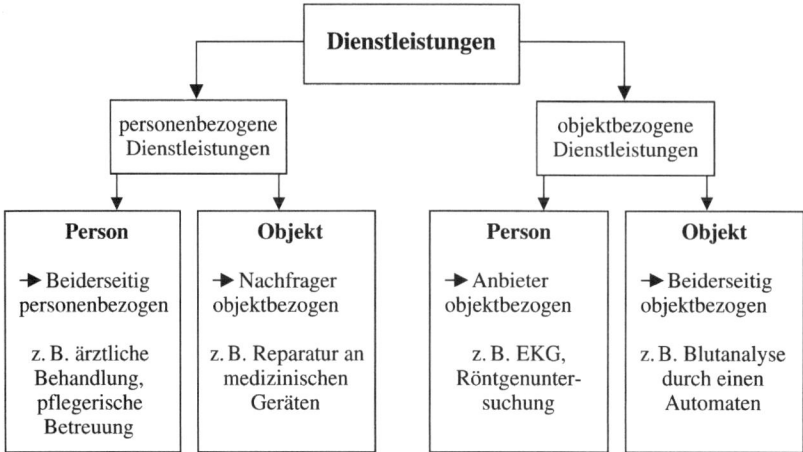

44 *Abb. 4: Dienstleistungen*
   Quelle: In Anlehnung an *Berekoven, L.* (1983), S. 45.

45 Werden **Dienstleistungen** an einer Person (personenbezogene Dienstleistungen) erbracht, dann obliegt ihnen die Aufgabe, persönliche Eigenschaften eines Individuums zu verbessern. Beispiele für Veränderungen persönlicher Eigenschaften sind Gesundheit und Unterhaltung. Der Output dieser Dienstleistungen hängt von dem qualitativen und quantitativen Eigenbeitrag des Nachfragers ab.[28]

46 Die Gesundheitsleistungen gehören zu derjenigen Dienstleistungskategorie, bei der der Dienstleistungsbetrieb seine Leistungen überwiegend personal an der Person des Patienten oder Bewohners als dem Hauptkunden der Unternehmung erbringt. Obwohl die Einrichtung bei der Erstellung der Leistungen in mehr oder weniger großem Umfang auch medizinische und betriebstechnische Einrichtungen und Ausstattung einsetzt, bleibt dennoch das Personal das bestimmende Element bei der Durchführung der Dienstleistung.[29] Gesundheitsleistungen erfordern Patienten bzw. Bewohner- und Kundenpräsenz und sind in der Regel daher mit Beschäftigungsschwankungen verbunden.

47 Die Prozesse in Gesundheitseinrichtungen bewirken eine Zustandsveränderung und beziehen sich daher auf den dynamischen Aspekt eines Systems. Im Krankenhaus oder in der Reha-Einrichtung betrifft dies z. B. den Heilungsprozess, mit dem Ergebnis der **Statusveränderung**, der Verbesserung des Gesundheits-/Krankheitszustandes des

---

28   Vgl. *Corsten, H.* (1990), S. 21.
29   Vgl. *Eichhorn, S.* (1997), S. 7.

Patienten. Der Betriebsprozess kann allgemein als zweistufiger Prozess dargestellt werden:

1. Die eigentliche **Primärleistung** (**Primär-Output**) besteht in der Statusveränderung des Patienten.
2. Die Statusveränderungen werden durch Diagnose-, Therapie-, Pflege-, Versorgungs- und Verwaltungsleistungen (Primär-Input bzw. **Sekundär-Output** oder **Sekundärleistungen**) bewirkt.[30]

Ein Leistungsprozess schafft einen messbaren Wert als Ergebnis für den Patienten: Die Veränderung seines Gesundheitszustandes. Bei einer prozess- und damit patientenorientierten Betrachtung wird besonderes Augenmerk auf die Verknüpfung einzelner Funktionen durch Entscheidungs- und Ablaufzusammenhänge geworfen. Die Patienten und betriebswirtschaftlichen „Objekte" (wie z. B. krankenhausinterne Leistungsanforderungen an Labor- und Röntgenuntersuchungen, an Konsilien etc.) durchlaufen zu ihrer Behandlung in der Regel mehrere Funktionsträger. Unter derartiger Betrachtungsweise ist es erst möglich, mit Hilfe von Ablaufdarstellungen (Prozessmodellierung) zu einer ganzheitlichen Beschreibung und Analyse eines kompletten Leistungsprozesses überzugehen.[31] **48**

Neben dem zweistufigen Leistungsprozess und einem breiten Leistungsspektrum zeichnet sich die Leistungserstellung in stationären Gesundheitseinrichtungen durch weitere Besonderheiten aus. Jegliche **Leistungserstellung**, auch die im Krankenhaus, im Pflegeheim oder in der Reha-Einrichtung, ist mit einem Werteverzehr verbunden, der wiederum einen Mittelbedarf verursacht. Wenn die Funktionsfähigkeit der Unternehmung langfristig gesichert werden soll, muss der bei der Leistungserstellung entstehende Mittelbedarf dauerhaft durch eine entsprechende Zuführung von Finanzmitteln gedeckt werden. **49**

In den marktwirtschaftlich organisierten Wirtschaftssektoren sind es die Kunden, die den mit der Leistungserstellung verbundenen Werteverzehr über den Preis für die gekaufte Leistung finanzieren. Im Gegensatz dazu ist in Deutschland, aber auch in vielen anderen Ländern, für die Krankenhauswirtschaft dieser unmittelbare Zusammenhang zwischen Leistungsveranlassung, Leistungsverbrauch und Leistungsfinanzierung nicht gegeben. Der Patient als Bedürfnisträger und **Leistungsempfänger** tritt i. d. R. weder als Leistungsveranlasser noch als Leistungskostenträger (-finanzierer) auf.[32] **50**

---

30 Vgl. *Eichhorn, S.* (1975), S. 17, *Eichhorn, S.* (2008a).
31 Vgl. *Scheer, A.-W./Chen, R./Zimmermann, V.* (1996), S. 77.
32 Vgl. *Eichhorn, S.* (1997), S. 131.

51 Auch die Funktion der Nachfrageseite wird ebenfalls durch unterschiedliche Personen und Institutionen wahrgenommen. Die Initialentscheidung über die Inanspruchnahme von Gesundheits- bzw. Krankenhausleistungen liegt zwar beim Patienten, aber alle weiteren Einzelheiten von Art, Umfang und Qualität der in Anspruch zu nehmenden Leistungen dagegen fallen in die Entscheidungskompetenz des Arztes und der Pflege.

52 Eine weitere Besonderheit ist die, dass der einzelne Patient oder Bewohner als Leistungsempfänger die finanziellen Lasten seines Krankenhaus- oder Pflegeheimaufenthaltes nicht direkt und nicht allein trägt, sondern auch die anderen Mitglieder der Versicherungsgemeinschaft (gesetzliche und private Krankenkassen – im Falle der dualistischen Finanzierung der Krankenhausleistungen auch die öffentliche Hand) durch regelmäßige Zahlungen dazu beitragen. Auf diese Weise wird für einen intertemporalen und interpersonellen Risiko- und Solidarausgleich gesorgt. So gesehen sind auch die Funktionen des Leistungsempfängers und des Finanzträgers nicht mehr identisch.

53 Im Hinblick auf die Bedarfsbestimmung ist eine die Krankenhauswirtschaft betreffende Besonderheit die, dass zur voll-, teil-, vor- und nachstationären Behandlung Patienten von niedergelassenen Ärzten eingewiesen werden müssen. Nur in Notfällen kann der Patient ohne Einweisung eines niedergelassenen Arztes das Krankenhaus aufsuchen (Ausnahme: privatversicherte Patienten).[33]

54 Die **Leistungserstellung** wird durch die Nachfrage nach Leistungen ausgelöst. Bis auf wenige Ausnahmen ist die Erstellung auf Lager nicht möglich. Auch kann die Nachfrage nach Leistungen im Einzelfall nicht vorhergesehen werden, und somit ist der Zeitpunkt der Leistungserstellung nicht exakt planbar (z. B. eine Notfalloperation oder eine Entbindung). Daraus ergibt sich eine sehr unregelmäßige Inanspruchnahme der Produktionsfaktoren, was sehr hohe Anforderungen an die Flexibilität der Leistungserstellung zur Folge hat. In Gesundheitseinrichtungen existieren hinsichtlich der Art der Leistungserstellung wenig homogene Arbeitsplätze, so dass an die Qualifikation der Mitarbeiter erhebliche Anforderungen gestellt werden.[34]

55 Bei der Erbringung von **Dienstleistungen** im Gesundheitsbereich ist die Abgrenzung von Kunden und Patienten zu beachten. Bei der Leistungserstellung in Gesundheitseinrichtungen, die sich an den Bedürf-

---

33 Vgl. ebenda, S. 132 ff.
34 Vgl. *Peters, S./Preuß, O.* (1997), S. 99.

nissen der Kunden orientiert, ist grundsätzlich zwischen internen und externen Kunden zu unterscheiden. Unter der ersten Gruppe versteht man Funktionsbereiche bzw. Mitarbeiter in der Organisation, die im Rahmen eines Prozesses von den Leistungen anderer abhängig und daher als deren Kunden bezeichnet werden. So sind beispielsweise Mitarbeiter einer Betten führenden Station **interne Kunden** der medizinischen Diagnostik (Labor, Röntgen). Zur zweiten Gruppe, der **externen Kunden**, gehören Patienten, einweisende Ärzte und andere mit dem die Gesundheitseinrichtung in Beziehung stehende Institutionen. Der Patient ist nicht nur der wichtigste Kunde eines Krankenhauses oder einer Reha-Klinik, was den Prozess Patientenbehandlung als Kernprozess rechtfertigt, sondern er ist noch mehr als ein Kunde. Seine Bedürfnisse sind der Dreh- und Angelpunkt in allen Bereichen und Aktivitäten. Der Patient ist die wichtigste Person, er gibt den dort arbeitenden Berufsgruppen Sinn und Zweck ihres Daseins. Weiter spielen bei diesen Dienstleistungen die Beziehungen zwischen Patient und Arzt/Pflege und anderen Berufsgruppen eine wichtige Rolle.

Die so vorgenommene Darstellung des **Kundenbegriffs** ist als Oberbegriff für Mitarbeiter (interne Kunden) und Patienten (externe Kunden) zu verstehen. Kennzeichen eines Kunden sind ihre Konsumentensouveränität, ihre Wahl-, Kritik- und Ausdrucksfähigkeit.[35] Hieran jedoch mangelt es dem Patienten im Gesundheitsbereich. Der Patient – und auch seine Angehörigen sind in besonderer Weise existentiell betroffen, auch wenn nicht jeder Krankenhausaufenthalt über Leben und Tod entscheidet. Damit sind viele Patienten eher verunsichert, rat- und machtlos. Er ist in besonderer Weise abhängig von Fachkräften, Ärzten, Pflege-/Funktionspersonal. Darüber hinaus ist die Krankenkasse zwischen Patient und Krankenhaus geschaltet. Auch unter diesem Aspekt kann der Patient nicht wie z. B. bei einem Autokauf den geringsten Preis ermitteln und danach eine Auswahl treffen.[36] **56**

Es bietet sich deshalb an, den spezifischen Begriff „**Patient**" beizubehalten. Der Kundenbegriff ist zu verwenden, wenn die Betrachtungen schwerpunktmäßig auf wirtschaftliche Beziehungen gelegt werden. Begriffe wie Versicherter oder Klienten werden auch für spezifische Beziehungen genutzt, so dass folgende Abbildung die Begrifflichkeiten zuordnet:[37] **57**

---

35 Vgl. *Raspe, H.* (1999), S. 9.
36 Vgl. *Wenner, U.* (1999), S. 30.
37 Vgl. hierzu auch *Kranich, Ch.*: (1999), S. 113.

Gesellschaftspolitische Betrachtungsperspektive		
Bürger		Verbraucher

| Dienst-
leistungs-
Perspektive | Hotel
➔ Gast
Stat. Altenhilfe
➔ Bewohner
Krankenhaus
➔ Patient
Ergo-, Physio-
therapie
➔ Klient | **Die Betrachtung
der Person aus
unterschiedlichen
Perspektiven** | Mandant
Beklagter
Kläger
Versicherter | **Rechtlich-
Gesetzliche
Perspektive** |

Kunde
Wirtschaftliche Betrachtungsperspektive

58 *Abb. 5: Unterschiedliche Betrachtungsperspektiven der „Person"*

2 Der Prozess als Untersuchungsobjekt

2.1 Begriffsdefinition

59 In der Literatur findet sich eine Vielzahl von Definitionen des Begriffes **„Prozess"**, die in der folgenden Abbildung dargestellt werden.

60 *Tab. 2: Prozess-Definitionen*

Prozess	
Kosiol[38] (1976)	„Der Begriff des Arbeitsprozesses deckt die Erfüllung bestimmter Aufgaben der Unternehmung;"
Gaitanides[39] (1983)	„(…) inhaltlich abgeschlossene Erfüllungsvorgänge, die in einem logischen Zusammenhang stehen."
Haist/Fromm[40] (1991)	„Unter einem Prozess verstehen wir Zusammenwirken von Menschen, Maschinen, Material und Verfahren, das darauf gerichtet ist, eine bestimmte Dienstleistung zu erbringen oder ein bestimmtes Endprodukt zu erzeugen."
Striening[41] (1995)	„Serie von Handlungen, Tätigkeiten oder Verrichtungen zur Schaffung von Produkten oder Dienstleistungen, die in einem direkten Beziehungszusammenhang miteinander stehen, und zwar mit meßbarer Eingabe, meßbarer Wertschöpfung, meßbarer(m) Ausgabe/Ergebnis"

---

38 Vgl. *Kosiol, E.* (1976), S. 185.
39 Vgl. *Gaitanides, M.* (1983), S. 65.
40 *Haist, F./Fromm, H.* (1991), S. 93.
41 *Striening, H.-D.* (1995), S. 53.

Breinlinger-O'Reilly[42] (1997)	„Ein Prozess ist ganz einfach die systematische Folge von Schritten, die auf die Errichtung eines Zieles hin ausgerichtet sind. Damit ist jede Aktivität als Prozess oder als Teil eines Prozesses (Teilprozess) zu sehen."
Greulich/Thiele[43] (1997)	„Ein Prozess wird dabei durch folgende Indikatoren charakterisiert: definierte Ein- und Ausgangsgrößen, Verkettung von vor- und nachgelagerten Tätigkeiten, Abhängigkeiten von beeinflussbaren/nicht beeinflussbaren Tätigkeiten und steuerbare Arbeitsausführungen. Diese Prozesse sind unternehmensspezifisch, d. h. jedes Unternehmen hat seine eigenen Abläufe (…)" und damit auch seine unternemensspezifischen Prozesse."
DIN EN ISO 8402[44] (1997)	„Prozess ist ein Satz von in Wechselbeziehungen stehenden Mitteln und Tätigkeiten, die Eingaben in Ergebnisse umgestalten. Anmerkung: Zu den Mitteln können Personal, Einrichtungen und Anlagen, Technologie und Methodologie gehören."
Eichhorn[45] (1997)	„Prozesse sind Abfolgen von Aktivitätejn des Krankenhausleistungsgeschehens, die dadurch in einem logischen inneren Zusammenhang stehen, dass sie im Ergebnis zu einer Leistung führen, die vom Patienten nachgefragt wird."
Straub[46] (1997)	„Ein Krankenhausprozess ist ein inhaltlich abgeschlossener, bereichs- und kostenstellenübergreifender systematischer Ablauf logisch und sachlich zusammenhängender Tätigkeiten bzw. Schritte, wobei klar definierte physische oder informationelle Objekte über Input, Tranformation, Output, zeitlich angeregt durch ein definiertes Ereignis, bzw. einen Zeitpunkt und beendet mit einem definierten Zeitpunkt oder Ereignis, zu einem Zieol, einer vorgegebenen Leistung führen, so dass im Ergebnis „Mehrwert", enthalten ist bzw. die Bedürfnisse Dritter und das Geschäftsziel erfüllt werden."
Schulte-Zurhausen[47] (1999)	„Ein Prozess beinhaltet die Erstellung einer Leistung oder die Veränderung eines Objektes durch eine Folge logisch zusammenhängender Aktivitäten."

Die einzelnen Autoren definieren Prozesse vorwiegend als Abfolge **61** von einzelnen Tätigkeiten, Handlungen oder Aktivitäten, die miteinander verknüpft sind, d. h. einen erkennbaren Zusammenhang aufweisen.

---

42 *Breinlinger O'Reilly, J.* (1997), S. XXIII.
43 *Greulich, A./Thiele, G.* (1997), S. 15.
44 *Klein, M.* (1997), S. 294.
45 *Eichhorn, S.* (1997), S. 140.
46 *Straub, S.* (1997), S. 105.
47 *Schulte-Zurhausen, M.* (2005), S. 49.

62 Mit der folgenden Definition werden die unterschiedlichen Aspekte des **Prozessbegriffs** zusammengefasst. Diese Definition wird dem weiteren Verlauf dieser Arbeit zugrunde gelegt.

Ein Prozess ist die strukturierte Folge von Verrichtungen. Diese Verrichtungen stehen in ziel- und sinnorientierter Beziehung zueinander und sind zur Aufgabenerfüllung angelegt mit definierten Ein- und Ausgangsgrößen und monetärem oder nicht monetärem Mehrwert unter Beachtung zeitlicher Gegebenheiten.

2.2 Merkmale

63 Aus dieser Definition ergeben sich die folgenden Merkmale für einen Prozess:

1. strukturierte Folge
2. Verrichtung
3. ziel- und sinnorientierte Beziehung
4. Aufgabenerfüllung
5. definierte Ein- und Ausgangsgrößen
6. Wertzuwachs
7. Zeitperiode

64 In der Literatur besteht im wesentlichen Einigkeit darüber, dass ein Prozess als eine **strukturierte Folge**, d. h. sachliche, zeitliche und räumliche Folge von einzelnen Tätigkeiten, Aktionen oder ähnliches zu verstehen ist, die miteinander verknüpft sind und in einem direkten und **ziel- und sinnorientierten Beziehungszusammenhang** stehen. Das Ziel wird als Erfüllung ganz bestimmter Aufgaben angesehen, wobei die Erreichung dieses Zieles unter besonderer Beachtung der Sinnorientierung abläuft (am Primärziel, zur Heilung von Patienten, orientiert sich alles Denken und Handeln).

65 In den Definitionen werden unterschiedliche Auffassungen darüber getroffen, ob mit dem Prozess ein Tun, Aktionen, Handlungen, Verrichtungen oder Ähnliches gemeint ist. Die Begriffswahl soll hier mit folgender Abbildung verdeutlicht werden:

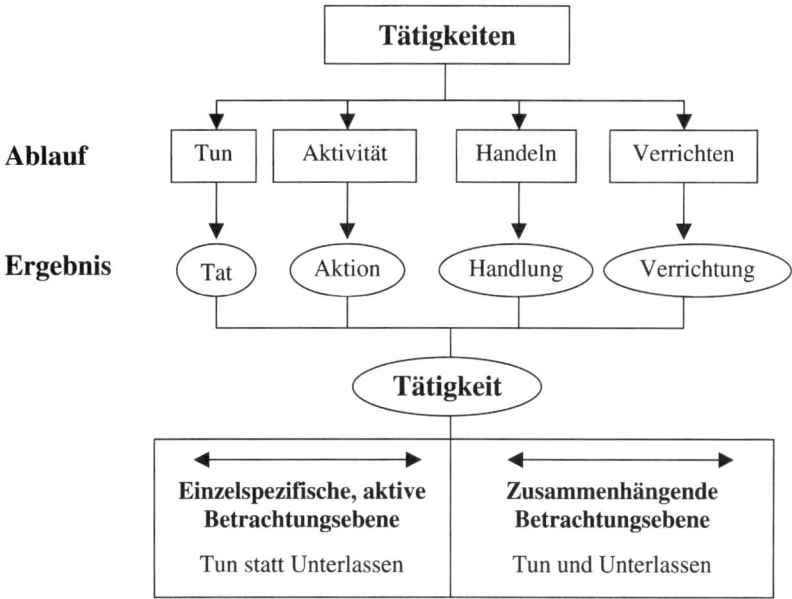

Abb. 6: Tätigkeitsbegriffe **66**

Das **Tun** wird als eine reine betrachtende Zustandsbeschreibung ver- **67**
standen: Hier fehlen Intention oder zielführende Eigenschaft. Die **Ak-
tion** geht auf eine menschliche Entscheidung zurück, auf der aufbauend weitere **Tätigkeiten** folgen können. Wenn von Aktionen gesprochen wird stehen deshalb Entscheidungen durch Personen als Auslö-
ser von Tätigkeiten fest.[48]

Eine **Handlung** ist eine Tätigkeit, bei dem der Handelnde, das Sub- **68**
jekt der Handlung, eine zielorientiertes planmäßiges Handeln zeigt.
Durch eine Handlung wird eine Beziehung zur Umwelt des Handelnden aufgenommen;[49] die Handlung stellt somit das willensgetragene
menschliche Verhalten zur Gestaltung der Wirklichkeit dar.[50] Eine
Handlung wird als „Mittel zur Erreichung eines Zweckes"[51] verstanden. Handlungen sind deshalb zu deuten, zu interpretieren und zu begründen. Sie lassen einen weiten Spielraum von Deutungen zu. Hand-

---

48   Vgl. *Hehlmann, W.* (1974), S. 8 ff.
49   Vgl. *Fuchs, W./Klima, R.* et al. (1988), S. 303.
50   Vgl. *Köbler, G.* (1997), S. 184.
51   *Schreyögg, G./Steinmann, H.* (1980), Sp. 2401. Vgl. auch *Rescher, N.* (1977),
     S. 1.

lungen sollen in ihrem Kontext nicht nur empirisch-beschreibend oder analytisch aufgefasst werden, sondern auch ein interpretativ-hermeneutisches Verfahren darstellen.[52] Es wird deutlich, dass hier vielfältige wissenschaftliche Disziplinen beteiligt werden können und müssen, um zu qualifizierten, weiterführenden Aussagen zu gelangen. Diese interdisziplinäre Analyse für Prozesse als Handlungsfolgen ist dann angebracht, wenn die Vielfalt des Prozesses mit den Beteiligten erreicht werden soll.

69 Betriebswirtschaftlich gesehen sind Prozesse in Form von **Verrichtungen** zu betrachten, die beschreiben wie und durch welche Arten von Tätigkeiten die Aufgabe erfüllt wird.[53] Dabei steht das Ziel der Aufgabenerfüllung fest.

70 Bei der **Aufgabenerfüllung** handelt es sich um materielle oder immaterielle Leistungen, z. B. die Schaffung eines Produktes oder einer Dienstleistung. Der Prozess zeichnet sich durch **definierte messbare Eingangs-** sowie eine **definierte Ausgangsgröße** aus.

71 Die jeweilige interne oder externe **Patienten- oder Kundenanforderung** bildet den Ausgangspunkt des Prozessbeginns. Der Prozess beginnt zu einem bestimmten Zeitpunkt. Das Prozessende wird durch das Endprodukt oder durch das Ergebnis der Dienstleistung zu einem definierten Zeitpunkt bestimmt.[54]

72 In den Natur- und Sozialwissenschaften ist der Begriff „Prozess" die Bezeichnung für den gerichteten Ablauf eines Geschehens.[55] Ein Prozess bewirkt Zustandsveränderungen[56], eine solche Gestaltung basiert auf der Erkenntnis, dass der Grad der Erfüllung von Kundenerwartungen (z. B. Patienten) über den Erfolg der Unternehmung, dem **Wertzuwachs**, entscheidet. Es besteht aber auch die Erkenntnis, dass die Lieferanten (z. B. Krankenhaus-Personal) diesen Erfolg maßgeblich mit beeinflussen.[57]

73 Im Hinblick auf den **zeitlichen Bezug** von Prozessen kann gesagt werden, dass sie befristet sind. Der Zeitraum vom Start eines Prozesses bis zu dessen Beendigung wird als Durchlaufzeit bezeichnet. Als Anfangszeitpunkt gilt der Termin, zu dem die Menschen und/oder die

---

52 Vgl. *Gadamer, H.-G.* (1960), S. 299.
53 Vgl. *Kosiol, E.* (1976), S. 43.
54 Vgl. *Striening, H.-D.* (1995), S. 53.
55 Vgl. *Mittelstraß, J.* (1995), S. 385.
56 Vgl. *Fuchs, W./Klima, R.* et al. (1988), S. 602.
57 Vgl. *Striening, H.-D.* (1995), S. 52.

Sachmittel erstmalig aktiv werden. Der Endzeitpunkt wird durch die Übergabe des vollständigen und fehlerfreien Outputs bestimmt.[58]

Die Vielzahl der einzelnen **Arbeitsprozesse** von der Aufnahme bis zur Entlassung eines Patienten stellt einen entsprechenden komplexen Arbeitsprozess dar, der in viele Teilprozesse zerlegbar ist.[59]   **74**

Wenn Prozesse als Teil einer Arbeitsfolge von Verrichtungen verschiedener Personen in einer Abteilung ablaufen, so sind es Arbeitsprozesse, die lediglich für den Arbeitszusammenhang in dieser Abteilung wichtig sind. Wichtiger und auch viel häufiger sind jedoch Arbeitsprozesse anzutreffen, die sich sowohl innerhalb einer Abteilung oder Station einer Gesundheitseinrichtung abspielen als auch zwischen verschiedenen Leistungsstellen. Hier spielen die Beziehungen im Hinblick auf die Erfüllung der Aufgabe und der Patienten- oder Kundenerwartung eine entscheidende Rolle.   **75**

2.3 Prozessvarianten

Neben der Definition des Begriffs „Prozess" ist zu beschreiben, welche unterschiedlichen Prozessvarianten vorhanden sind.   **76**

Im Hinblick auf die Abbildung der **Prozessstruktur**, die hierarchische Darstellung aller im Prozess vorkommenden Aktivitäten, lassen sich die Prozessvarianten unterscheiden.[60] Grundsätzlich sind zwei Darstellungsarten möglich: die vertikale und die horizontale Darstellung. Ziel der horizontalen und vertikalen Auflösung der Prozesse ist die Erstellung eines kompletten hierarchischen Modells.   **77**

2.3.1 Horizontale Varianten

Bei der **horizontalen Darstellung** steht der Prozessablauf im Vordergrund. Es werden in sich abgeschlossene Prozesseinheiten gebildet, die unabhängig von der Anzahl der Bereiche die an der Leistungserstellung beteiligt sind. Die horizontale Struktur zeigt das Beziehungsgeflecht zwischen vor- und nachgelagerten Prozessen auf. Organisatorische und prozessuale Schnittstellen sowie Abhängigkeiten zu anderen Bereichen können dadurch widergespiegelt werden.[61]   **78**

---

58 Vgl. *Vahs, D.* (1997), S. 179.
59 Vgl. *Mühlbauer, B.* (1997), S. 214.
60 Vgl. *Scholz, R./Vrohlings, A.* (1994c), S. 37.
61 Vgl. *Scholz, R./Vrohlings, A.* (1994d), S. 40.

Duale Aufteilung

79 Eine grundsätzliche Unterscheidung lässt sich danach vornehmen, ob ein Prozess den **Kernleistungsbereich** einer Unternehmung betrifft oder nicht. Hiernach lassen sich die Prozesse in Kernprozesse und Supportprozesse unterscheiden.[62]

80 **Kernprozesse** bestehen aus einer Verknüpfung von zusammenhängenden Verrichtungen, Entscheidungen, Informationen und Materialflüssen. Sie machen den Wettbewerbsvorteil einer Unternehmung aus und werden unmittelbar aus der Strategie abgeleitet. Um nicht eine endlose Auflistung bereits vorhandener Prozesse zu geben, muss sich eine Unternehmung auf wenige Kernprozesse beschränken, die einen wahrnehmbaren Kundennutzen stiften.[63]

81 Für ein Krankenhaus besteht die **Kernleistungsaufgabe** aus einer Zustandsveränderung des Patienten, die eine Gesundheitsverbesserung bzw. ein verbessertes Wohlbefinden des Patienten zum Inhalt hat. Hieraus folgt, dass der Kernprozess im Krankenhaus aus den Handlungen von Ärzten, Pflegekräften und anderen beteiligten Berufsgruppen sowie den benötigten Sachmitteln für die Erreichung dieser Zustandsveränderung besteht.

82 Die Prozesse, die nicht direkt für die Erbringung der Kernleistungsaufgabe des Krankenhauses benötigt werden, also beispielsweise die Zubereitung der Speisen für die Patienten, werden als **Supportprozesse** bezeichnet. Bei den Supportprozessen handelt es sich um Prozesse, die die Grundlage für die Leistungserbringung einer Unternehmung darstellen.[64] Sie unterstützen und entlasten die Kernprozesse, es sind beispielsweise Prozesse wie Personal betreuen, Ressourcen bereitstellen, Informationsversorgung sicherstellen usw.[65]

83 Supportprozesse beinhalten ebenso wie Kernprozesse umfassende Wertschöpfungsketten und können durch Zukauf von außen ausgelagert werden (Outsourcing bzw. Privatisierung).[63]

Triale Aufteilung

84 Die Abgrenzung von Kern- und Supportprozessen ist nicht ganz einfach. Insbesondere im Gesundheitsbereich ist die Einteilung immer

---

62 Vgl. *Greulich, A./Thiele, G.* (1997), S. 17.
63 Vgl. *Osterloh, M./Hundziker, A.-W.* (1998), S. 10.
64 Vgl. *Gaitanides, M. et al.* (1994), S. 210.
65 Vgl. *Osterloh, M./Frost, J.* (1996), S. 224.

wieder zu hinterfragen, weil die Genesung des Patienten im Vordergrund steht und der Support anderweitig erstellt werden kann. Deshalb wird auch als weiterer Prozesstyp der **Managementprozess** benannt. Während Kernprozesse auf unternehmungsspezifische Prozesse abstellen, unterstützen die Supportprozesse diese Tätigkeiten. Managementprozesse gestalten und lenken beide vorgenannten Prozesstypen und schaffen damit eine Integrationsleistung.[66]

Mehrteilige Aufteilung

Mehrteilige Prozesse werden durch eine Reihe von Autoren differenziert dargestellt. *Tom Somerlatte* und *Erhard Wedekind* unterschieden in ihrer Konzeption der so genannten aggregierten, differenzierungsfähigen Leistungsprozesse (ADL) Ressourcenbreitstellungsprozesse, Leistungserstellungsprozesse und Leistungsverwertungsprozesse.[67] Die SOS-Konzeption unterteilt den Wertschöpfungsprozess in Steuerungsprozesse (Planung, Steuerung und Kontrolle), Operative Prozesse (Ausführende Prozesse der Leistungserstellung und -verwertung) und Serviceprozesse (Koordination und Unterstützung der beiden vorherigen Prozessvarianten).[68] **85**

Schließlich lassen sich auch krankenhausspezifische Prozessvarianten aufführen; z. B. Basisprozesse, Funktionsprozesse und Fachabteilungsprozesse.[69] **86**

2.3.2 Vertikale Varianten

Ein Hauptprozess ist die Zusammenfassung von verschiedenen Teilprozessen, die die Erfüllung einer definierten, abgrenzbaren Arbeitsaufgabe zum Ziel haben. **87**

Die vertikale Sichtweise resultiert aus der Zerlegung (Dekomposition) des Hauptprozesses in über- und untergeordnete Teilprozesse,[70] z. B. der Verwaltungsprozess für einen Patienten im Krankenhaus; dieser lässt sich in die Teilprozesse Patientenaufnahme, Patientenbetreuung und Patientenentlassung zerlegen. **88**

---

66 Vgl. *Zapp, W.* (2008a), S. 254.
67 Vgl. *Sommerlatte,T./Wedekind, E.* (1991), S. 23 ff.; vgl. auch *Sommerlatte, T.* (1993); S. 57 ff.; *Brede, H.* (1998), S. 11 f.
68 Vgl. *Krüger, W.* (1996), S. 170 ff.
69 Vgl. *Lang, A./Braun, J./Aleff. G.* (2002), S. 263.
70 Vgl. *Straub, S.* (1997), S. 224.

Die Prozesse werden den Prozessebenen aus funktionaler Sicht zugeordnet. Die erforderliche Strukturtransparenz ist hierbei nur schwer
zu erreichen, da Abhängigkeiten und Schnittstellen zu anderen Bereichen nur unzureichend wiedergegeben werden können.

3 Die Gesundheitswirtschaft als Institution

3.1 Begriffsbestimmung

89 Mit der Lehre der Wirtschaft befasst sich die Ökonomik.[71] Der Begriff des Wirtschaftens beinhaltet, dass vorhandene Ressourcen so
eingesetzt werden, dass sie möglichst vielen Menschen zur Bedürfnisbefriedigung dienen und möglichst wenigen Menschen schaden.[72] In
einem Wirtschaftssystem agieren Wirtschaftssubjekte, die planvoll
und zielgerichtet agieren und einer Wirtschaftsordnung – geprägt
durch Gesetze, Rechtsnormen, Institutionen u. v. m. – unterliegen.[73]
Die Gesundheitswirtschaft ist somit durch folgende **Eigenschaften**
gekennzeichnet:

a) Es agieren Wirtschaftssubjekte,
b) die planvoll und zielgerichtet Ressourcen einsetzen
c) sowie einer Ordnung unterliegen
d) und der Bedürfnisbefriedigung der Menschen dienen.

Diese Punkte werden im Folgenden am Beispiel der deutschen Gesundheitswirtschaft erläutert.

3.2 Agierende Wirtschaftssubjekte

90 Die deutsche Gesundheitswirtschaft ist durch eine große Anzahl handelnder **Akteure** gekennzeichnet. Die folgende Abbildung stellt einige wesentliche Akteure und ihre Beziehungen untereinander dar.

---

71 Vgl. *Hoppe, H.* (2002), S. 13.
72 Vgl. *Dubs, R.* (1998), S. 27.
73 Vgl. *Blum, U. et al.* (1999), S. 9.

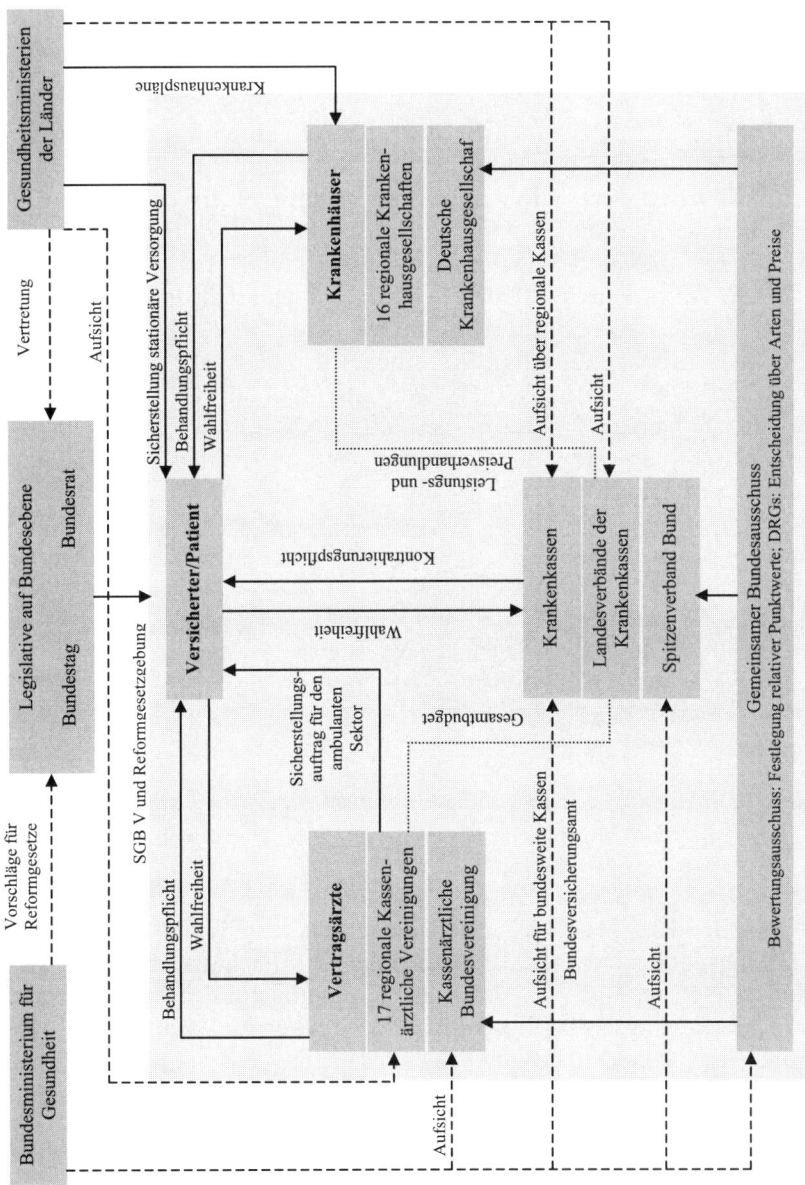

Abb. 7: Das deutsche Gesundheitssystem **91**
Quelle: In Anlehnung an *Busse R./Riesberg A.* (2005), S. 35.

92 An dieser Stelle werden schwerpunktmäßig wesentliche Leistungser-bringer vorgestellt, um die volkswirtschaftliche Bedeutung der Ge-sundheitswirtschaft herauszustellen.

93 In Deutschland gab es im Jahr 2007 2087 **Krankenhäuser**, in denen ca. 17 Millionen Fälle mit etwa 143 Millionen Pflegetagen auftra-ten.[74] Bei den etwa 1,1 Millionen Beschäftigten im deutschen Ge-sundheitswesen fielen 2007 ca. 41 Milliarden Euro Personalkosten an. Unter diesen 1,1 Millionen Beschäftigten finden sich rund 136 000 Ärzte und 391 000 Pflegekräfte.[75] Die Trägerstruktur deut-scher Krankenhäuser unterliegt derzeit einem Wandel; während die Zahl der Krankenhäuser in öffentlicher Trägerschaft sinkt (751 im Jahr 2005 – 677 im Jahr 2007), steigt die Zahl der Krankenhäuser in privater Trägerschaft (570 im Jahr 2005 – 620 im Jahr 2007). Die fol-gende Abbildung stellt die Verteilung der Krankenhäuser auf die ver-schiedenen Träger dar.

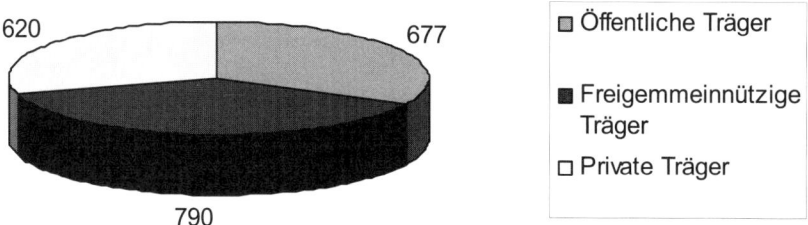

94 *Abb. 8: Träger von Krankenhäusern und Anzahl der Krankenhäuser*

> Quelle: In Anlehnung an Daten von: Gesundheitsberichterstattung des Bundes (2009), o. S.

95 Neben der Tätigkeit von **Ärzten** im stationären Bereich ist die deut-sche Gesundheitswirtschaft durch Haus- und Fachärzte in freier Nie-derlassung geprägt. Im Jahr 2008 praktizierten in Deutschland 135 388 Vertragsärzte (diese dürfen Leistungen zu Lasten der gesetz-lichen Krankenversicherung erbringen)[76], davon waren etwa 60 000 als Hausärzte tätig. Es wurden über 500 Millionen kurative Behand-lungen durchgeführt.[77]

96 Im Bereich der **Stationären Altenhilfe** gab es im Jahr 2007 etwa 800 000 verfügbare Pflegeplätze in ca. 11 000 Einrichtungen (4322 in

---

74 Vgl. Gesundheitsberichterstattung des Bundes (2009), o. S.
75 Vgl. Statistisches Bundesamt Deutschland (2009).
76 Vgl. *Preusker, U.* (2007), S. 349.
77 Vgl. Gesundheitsberichterstattung des Bundes (2009).

privater Trägerschaft, 6072 in freigemeinnütziger Trägerschaft sowie 635 in öffentlicher Trägerschaft). In diesem Sektor sind etwa 575 000 Menschen beschäftigt.[78] Ca. 240 000 Menschen arbeiten im Bereich der ambulanten Pflege bei rund 11 500 **ambulanten Pflegediensten** (6903 in privater Trägerschaft, 4435 in freigemeinnütziger Trägerschaft sowie 191 in öffentlicher Trägerschaft).

Im Bereich **Vorsorge** und **Rehabilitation** wurden im Jahr 2007 die **97** Dienstleistungen in 1239 stationären Einrichtungen erbracht. In 170 845 Betten wurden knapp zwei Millionen Patienten von ca. 90 000 Mitarbeitern versorgt.[79]

3.3 Planvoller und zielgerichteter Einsatz von Ressourcen

Im Gegensatz zu Unternehmungen abseits der Gesundheitswirtschaft **98** sind wichtige Ziele für Leistungserbringer dieses Sektors vom Gesetzgeber vorgegeben. Einrichtungen der Gesundheitswirtschaft erbringen Leistungen, die im Wesentlichen unter die Regelungsbereiche des fünften (SGB V) und elften Buches (SGB XI) der Sozialgesetzgebung fallen. In beiden Gesetzen finden sich **Wirtschaftlichkeitsgebote**, im Sozialgesetzbuch V wird dies wie folgt formuliert:[80]

„Die Leistungen müssen ausreichend, zweckmäßig und wirtschaftlich **99** sein; sie dürfen das Maß des Notwendigen nicht überschreiten. Leistungen, die nicht notwendig oder unwirtschaftlich sind, können Versicherte nicht beanspruchen, dürfen die Leistungserbringer nicht bewirken und die Krankenkassen nicht bewilligen."

Im Sozialgesetzbuch XI heißt es ähnlich:[81] **100**

„Die Leistungen müssen wirksam und wirtschaftlich sein; sie dürfen das Maß des Notwendigen nicht übersteigen. Leistungen, die diese Voraussetzungen nicht erfüllen, können Pflegebedürftige nicht beanspruchen, dürfen die Pflegekassen nicht bewilligen und dürfen die Leistungserbringer nicht zu Lasten der sozialen Pflegeversicherung bewirken."

Leistungserbringer müssen ihre Leistungen demnach wirtschaftlich **101** erbringen, um diese abrechnen zu können. Unter Wirtschaftlichkeit

---

78 Vgl. Gesundheitsberichterstattung des Bundes (2009).
79 Vgl. Statistisches Bundesamt Deutschland (2009).
80 § 12 Abs. 1 SGB V.
81 § 29 Abs. 1 SGB XI.

ist das Verhältnis von Output zu Input zu verstehen.[82] Wertmäßig ergeben sich daraus die Verhältnisse „Einnahmen/Ausgaben" bzw. „Erträge/Aufwendungen".[83] Gleichsam müssen die Leistungen wirksam erbracht werden, d. h. eine Behandlung oder Maßnahme muss eine messbare Wirkung z. B. auf den Patienten oder Bewohner erzielen. Die Wirksamkeit von Leistungen hat „dem allgemeinen Stand der medizinischen Erkenntnisse zu entsprechen und den medizinischen Fortschritt zu berücksichtigen."[84]

102 Das **planvolle Handeln** der Akteure ergibt sich ebenfalls aus den genannten Paragraphen der Sozialgesetzgebung, es findet sich auch in der Darstellung des deutschen Gesundheitssystems wieder (vgl. Abb. 8). So erstellen z. B. die Gesundheitsministerien der Länder Krankenhauspläne für die Vorhaltung von Krankenhausleistungen. Hieraus ergeben sich die Leistungsstrukturen im jeweiligen Bundesland.[85] Einzelbetrieblich findet sich das planvolle Handeln z. B. in Entgeltverhandlungen wieder, hier vereinbaren die Vertragsparteien nach § 18 Abs. 2 des Krankenhausfinanzierungsgesetzes ein prospektives Erlösbudget, das u. a. auf den zukünftigen geplanten Behandlungsfällen des Krankenhauses beruht.

3.4 Zu Grunde liegende Ordnung

103 Unter einer **Wirtschaftsordnung** ist die politische und rechtliche Form wirtschaftlicher Tätigkeiten zu verstehen, was bereits zuvor mit den wesentlichen Gesetzen, denen die Wirtschaftssubjekte der Gesundheitswirtschaft unterliegen, verdeutlicht wurde. In der sozialen Marktwirtschaft setzt der Staat ordnungspolitisch einen Rahmen und greift – wenn nötig – regulierend ein.[86] Aus Abbildung 8 ergeben sich exemplarisch Eingriffe des Staates auf die Gesundheitswirtschaft. So übt der Staat bzw. das Bundesministerium für Gesundheit die Aufsicht über den Gemeinsamen Bundesausschuss aus. Diesem wiederum überträgt es nach Maßgabe des § 92 SGB V verschiedene Aufgaben. Direkt greift der Staat durch die Festsetzung des Beitrages zur Gesetzlichen Krankenversicherung ein (§ 1 GKV Beitragssatzverordnung). Die Preisbildung entspricht nicht marktwirtschaftlichen Gegebenheiten.

---

82 Vgl. *Glaser, H.* (1989), S. 1697 f.
83 Vgl. *Zapp, W./Bettig, U./Dorenkamp, A.* (2006), S. 8.
84 § 2 Abs. 1 SGB V.
85 Vgl. *Preusker, U.* (2007), S. 208.
86 Vgl. *Christmann, J./Mattes, P./Schopf, M.* (1990), S. 213.

3.5 Bedürfnisbefriedigung der Menschen

Ein bedeutendes Ziel der Gesundheitsreform von 2007 war es, dass **104** alle Bürger über eine Kranken- und Pflegeversicherung gegen definierte Risiken abgesichert sind.[87] Im System der Gesetzlichen Krankenversicherung waren im Jahr 2008 etwa 70 Millionen versichert.[87] Etwa 8,55 Millionen Menschen waren 2007 vollversichertes Mitglied in einer privaten Krankenversicherung. 9,3 Millionen Menschen waren zu dieser Zeit Mitglied einer privaten Pflegeversicherung.[88]

Aus dem Anspruch der Gesundheitsreform 2007 ergibt sich, dass alle **105** Bürger Zugang zu Leistungen der Gesundheitswirtschaft haben. Im Bereich der Pflegeversicherung gibt es derzeit etwa 1,46 Millionen Leistungsbezieher im ambulanten und 0,71 Millionen Leistungsbezieher im stationären Sektor (ca. 671 000 Menschen aus dem Bereich der **Sozialen Pflegeversicherung** und ca. 42 000 Menschen aus dem Bereich der Privaten Pflegeversicherung). Die Leistungsausgaben der Sozialen Pflegeversicherung betrugen im Jahr 2007 etwa 17,4 Milliarden Euro.[88]

Im Bereich der **Gesetzlichen Krankenversicherung** fielen im Jahr **106** 2007 153,52 Milliarden € an Leistungsausgaben (inkl. 8,13 Milliarden Euro Netto-Verwaltungskosten) und im Bereich der Privaten Krankenversicherung etwa 19 Milliarden Euro Leistungsausgaben an. Die Gesundheitsausgaben (alle finanziellen Ausgaben für den Erhalt und die Wiederherstellung von Gesundheit der Bevölkerung)[89] machen in Deutschland einen Anteil von 10,4 Prozent des Bruttoinlandproduktes aus.[88]

Die genannten Zahlen, die nur Ausschnitte der Gesundheitswirtschaft **107** beleuchten, zeigen zum einen, dass viele Menschen Zugang zu Leistungen der (Gesetzlichen und Privaten) Krankenversicherung und der (Sozialen und Privaten) Pflegeversicherung haben und zum anderen, welche volkswirtschaftliche Bedeutung die Gesundheitswirtschaft einnimmt. Die politische und gesellschaftliche Diskussion ist oft von Kosten dieses Bereiches dominiert, die Aspekte der damit verbundenen Arbeitsplätze und Leistungen werden oftmals vernachlässigt.

---

87 Vgl. Bundesministerium für Gesundheit (2009).
88 Vgl. Gesundheitsberichterstattung des Bundes (2009).
89 Vgl. *Preusker, U.* (2007), S. 149.

Betrachtungsebenen von Prozessen

Winfried Zapp/Julia Oswald

Schlagwortübersicht

1 Im weiteren Verlauf sind die Rahmenbedingungen der Prozessgestaltung zu entwickeln und zu formulieren. Prozesse können aus verschiedenen Perspektiven heraus betrachtet werden. Aus Sicht des Patienten, Bewohners oder Kunden geht es um das Erreichen von Lebensqualität und Kundenzufriedenheit. Die Ausprägung dieser Ergebnisdimension hängt davon ab, inwiefern es gelingt, Qualitäts- und Risikoansprüche, Raum-Zeit-Normen und die Vorgaben zur Wirtschaftlichkeit und Leistungsorientierung zu erfüllen. Die Abbildung 1 gibt einen Überblick über die vier Prozessebenen. Sie bilden das Fundament für ein effektives und effizientes Prozessmanagement.[1]

---

1 Vgl. *Gaitanides, M./Scholz, R., Vrohlings, A.* (1994), S. 15.

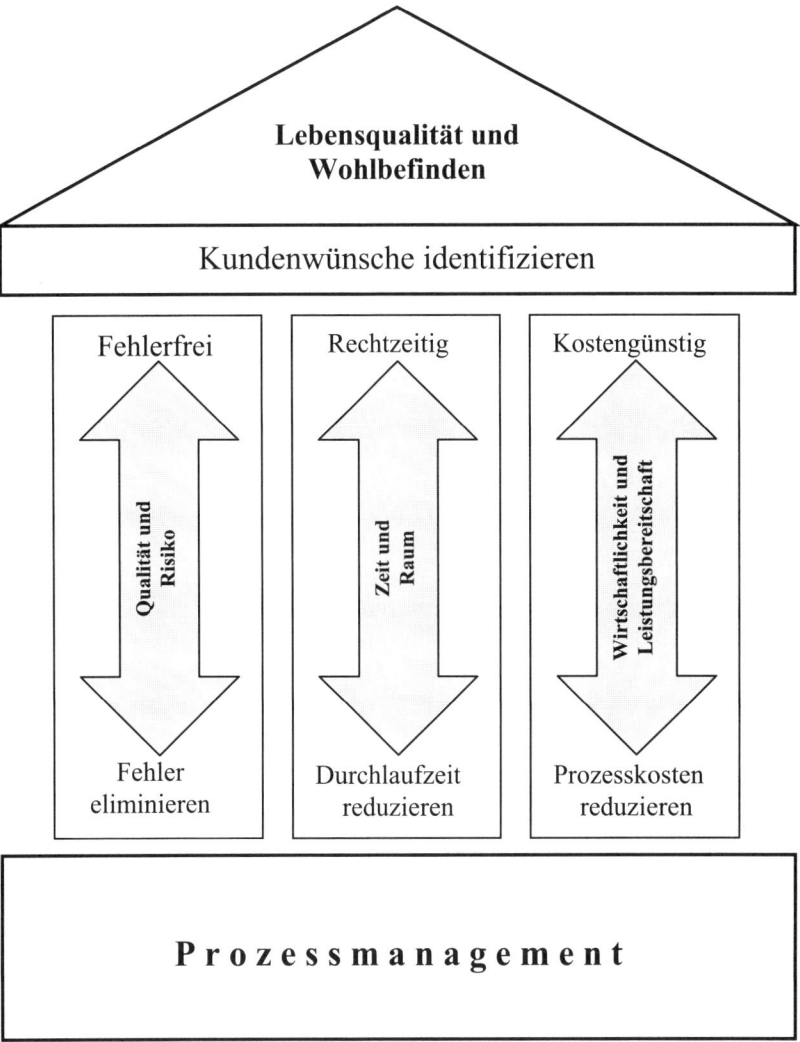

Abb. 1: Elemente des Prozessmanagements   **2**

    Quelle: In Anlehnung an *Gaitanides, M., Scholz, R./Vrohling, A.* (1994), S. 16.

1 Lebensqualität der Patienten und Kundenzufriedenheit

3 Zur Erreichung von **Lebensqualität der Patienten** und **Kundenzufriedenheit** muss das Prozessergebnis den Erwartungen und Wünschen des Patienten/Kunden entsprechen. Je mehr die tatsächlichen Prozessergebnisse mit der Ergebnisspezifikation übereinstimmen, desto höher ist das Wohlbefinden der Patienten und die Kundenzufriedenheit, d. h. der Lieferant muss die definierte Ergebnisnorm hinsichtlich Qualität und Risiko, Zeit und Raum sowie Wirtschaftlichkeit und Leistungsbereitschaft erfüllen. Die Nichterfüllung der Ergebnisnorm führt zu unzufriedenen Patienten/Kunden; eine ganzheitliche Optimierung der vorgenannten Prozessparameter führt hingegen zur Erhöhung von Lebensqualität und Kundenzufriedenheit.[2] Dabei ist zu berücksichtigen, dass das Ergebnis unterschiedliche Ausprägungen haben kann.[3] Der Output stellt die quantitative Ergebnisebene einer Leistung oder eines Prozesses dar (z. B. Anzahl der Blinddarmoperationen). Die qualitative Ergebnisebene beschreibt den „Effect", „Impact" oder „Outcome". Der Effect ist die unmittelbare objektive Wirkung von Handlungen (z. B. Wundprävention), der Impact bezeichnet die subjektiv erlebte Wirkung und impliziert die Berücksichtigung der Meinung des Patienten (Lebensqualität, Wohlbefinden, Zufriedenheit) und der Outcome bezieht sich auf die Auswirkungen der Tätigkeit auf die Unternehmung und ihre Umwelt (z. B. durch die Optimierung von Prozessen sinkt die Belastbarkeit bei den Mitarbeitern).

4 Im Hinblick auf die Messbarkeit der Ergebnisse ist neben der Outcomedimension insbesondere die Beurteilung der Impactdimension als problematisch anzusehen, da es keine festgelegtes Bedürfnis- und Verhaltensmuster der Patienten und Kunden gibt. Nach der WHO ist **Lebensqualität** in Anlehnung an den Gesundheitsbegriff[4]„die subjektive Wahrnehmung einer Person über ihre Stellung im Leben in Relation zur Kultur und den Wertsystemen, in denen sie lebt und in Bezug auf ihre Ziele, Erwartungen, Standards und Anliegen".[5] Auch

---

2 Vgl. ebenda, S. 87.
3 Vgl. *Bono, M. L.* (2006), S. 149.
4 „Die Gesundheit ist ein Zustand des vollständigen körperlichen, geistigen und sozialen Wohlergehens und nicht nur das Fehlen von Krankheit oder Gebrechen." (*WHO*).
5 Vgl. *Ackermann, A.* (2005), S. 18.

die **Zufriedenheit** eines Menschen, die Mehrdimensional ausgeprägt ist, ist nur schwer bestimmbar und messbar und hängt von verschiedenen Faktoren ab (z. B. Alter, Bildungsstand, sozialer Status, Gesundheitszustand).[6]

Ansatzpunkte für die Ermittlung der **Patienten– und Kundenbedürfnisse**, Erwartungen, Wünsche sowie der Zufriedenheitsgrad mit der Prozessleistung können schriftliche oder mündliche Befragungen sein. Hierfür stehen u. a. folgende Alternativen zur Auswahl[7]: **5**
- Befragungen mit Hilfe standardisierter Fragebögen
- Direkte Patienten- und Kundengespräche
- Nachfrageaktionen unmittelbar nach Leistungserbringung
- Arbeitskreise mit Patienten-/Kundengruppen
- Patienten-/Kundenbeschwerden.

Aus diesen Alternativen sind die Patienten-/Kundenbeschwerden neben den Umfragen die wichtigsten externen Indikatoren in Bezug auf die Prozessperformance. Beschwerden stellen die deutlichste Form der Kritik an der Output- bzw. Outcomenorm eines Prozesses dar. Durch ein schnelles Bearbeiten des Feedbacks von prozessualen Schwachstellen ergibt sich Chance, einen unzufriedenen in einen zufriedenen Patienten oder Kunden zu verwandeln. **6**

Allein die Tatsache, dass es in einer Unternehmung einen Beschwerdeführer gibt, der eine Beanstandung von kompetenter Seite sorgfältig bearbeitet und evtl. auch unbürokratische Lösungen finden kann, ist für eine erfolgreiche Kundenarbeit sehr hoch einzuschätzen. Wichtig ist hierbei, dass alle Beschwerden minutiös erfasst und an den verantwortlichen Prozesseigner weitergeleitet werden. Die vollständige Erfassung der Beschwerden bietet darüber hinaus den Vorteil, negative Trends schneller zu erkennen, und für die Unternehmung bietet sich damit die Möglichkeit, frühzeitig korrigierend einzugreifen.[8] **7**

Zu berücksichtigen sind bei den **Zufriedenheitsbefragungen** jedoch immer methodische Probleme und die Aussagekraft der Befragungen. *Stefan Görres* (1999) weist darauf hin, dass die Ergebnisse der Zufriedenheitsäußerungen häufig positiv verzerrt sind und dass hohe Zufriedenheitswerte nicht mit der Abwesenheit individueller Erfahrungen **8**

---

6 Vgl. *Görres, S.* (1999), S. 202.
7 Vgl. *Scholz, R./Vrohlings, A.* (1994a), S. 87.
8 Vgl. *Scholz, R./Vrohlings, A.* (1994a), S. 89 ff.

und Empfindungen des Patienten gleichzusetzen sind. Oft werden oberflächliche Fragen gestellt, die fast automatisch zu positiven Ergebnissen führen. Abgefragt werden zudem vorrangig strukturelle und prozedurale Merkmale wie Service- und Hotelleistungen (Unterbringung, Ausstattung, Verpflegung), organisations- und ablaufbezogene Aspekte (Wartezeiten, Terminvergabe) und die ärztliche und pflegerische Betreuung (Aufklärung, sozio-emotionale Unterstützung). Nicht berücksichtigt wird die Zufriedenheit der Patienten mit dem **Ergebnis des Behandlungsprozesses**. Argumente gegen den Einbezug subjektiver Bewertungskriterien sind die schwere Operationalisierbarkeit des Behandlungsergebnisses und die häufig unrealistische Erwartungshaltung der Patienten.[9]*Stefan Görres* (1999) verweist daher auf den aus den USA stammenden patientenzentrierten Ansatz von *Thomas L. Delbanco et al.* (1995), der inzwischen auch allgemeines Interesse außerhalb der USA in Kanada, Großbritannien und Deutschland gefunden hat. *Thomas L. Delbanco et al.* (1995) beschreiben einen strukturierten Ansatz, wie man Rückmeldungen von Patienten über ihre Erfahrungen mit der Versorgung erhalten kann und machen einen Vorschlag, wie diese Rückmeldungen zur Verbesserung der Qualität genutzt werden können.[10]

9 Im Mittelpunkt von Prozessbetrachtungen muss die Erhaltung und/oder Verbesserung der Lebensqualität und die Steigerung der Kundenzufriedenheit stehen. Da die „objektivierte" gemessene Lebensqualität nicht zwangsläufig der tatsächlich subjektiven Wahrnehmung von Lebensqualität entspricht[11], sollten weitere „weiche" Instrumente zum Einsatz kommen. Es ist eine Form von **Haltung** gegenüber den Patienten seitens der Mitarbeiter, aber auch eine Form von Haltung gegenüber den Mitarbeitern seitens der Führungsebene, die eine positive Wirkung erzeugen können und letztlich der gesamten Unternehmungskultur zugute kommen.

---

9 Vgl. *Görres, S.* (1999), S. 202.
10 Vgl. *Delbanco, Th. L. et al.* (1995), 231 ff.
11 Vgl. *Remmers, H.* (2007), S. 14.

2 Qualität und Risiko

Qualität ist im Zuge der Bemühungen vieler Krankenhäuser um eine **10** Zertifizierung ihrer Qualitätsbemühungen nach DIN EN ISO (Normenreihe 9000 ff.), KTQ, proCum Cert[12], EFQM[13] oder JCIA[14] zu einer immer bedeutungsvolleren Zielgröße geworden. Grundsätzlich ist unter dem Begriff Qualität die Übereinstimmung der tatsächlichen Eigenschaften eines Produktes oder einer Dienstleistung mit den vom Kunden geforderten Eigenschaften zu verstehen.[15] Nach der ISO 8402 wird Qualität ähnlich definiert: „Qualität ist die Gesamtheit von Eigenschaften und Merkmalen eines Produktes oder einer Dienstleistung, die sich auf deren Eigenschaften zur Erfüllung festgelegter oder vorausgesetzter Erfordernisse beziehen."[16] Qualität setzt sich aus einzelnen Teilqualitäten zusammen und wird durch diese operationalisierbar.[17] Damit geht es bei Qualitätsbetrachtungen nicht allein um die Beschaffenheit oder Güte einer Dienstleistung im Sinne eines produktbezogenen Qualitätsverständnisses, sondern um die perfekte Realisierung aller Patienten/Bewohner- und Kundenanforderungen.

Auch in der betriebswirtschaftlichen Literatur herrscht die Meinung, **11** dass eine Abkehr von den klassischen, funktionalitätsorientierten Qualitätsdefinitionen stattfinden muss, und dass im Hinblick auf die Erfüllung der Markterfordernisse der Patient/Bewohner oder Kunde stärker in die Qualitätsdefinition einzubinden ist. Es kommt auf die Anforderungen des Kunden an die Qualität an, z. B. im Hinblick auf Sicherheit, Zuverlässigkeit, Funktion, Beratung, Information.[18]

---

12 Um das Qualitätsprofil von kirchlichen Krankenhäusern zu stärken, hat die pro-Cum Cert GmbH das KTQ-Verfahren um Themen erweitert, die kirchliche Krankenhäuser in besonderem Maße prägen. Vgl. www.procumcert.de.

13 Das im Gesundheitswesen bisher weniger beachtete EFQM-Modell (European Foundation for Quality Management) ist einfacher strukturiert als das KTQ-Verfahren. Es umfasst die Säulen „Menschen", „Prozesse" und „Ergebnisse" und unterscheidet neun Kriterien, die aus fünf „Befähiger"-Kriterien (Voraussetzungen) und vier „Ergebnis"-Kriterien bestehen. Sie behandeln, welche Leistungen die Organisation erzielt. Dabei sind die „Ergebnisse" auf die „Befähiger" zurückzuführen und die „Befähiger" werden ihrerseits aufgrund der „Ergebnisse" verbessert. Vgl. www.deutsche-efqm.de.

14 Das bekannteste internationale Zertifizierungsverfahren ist das der Joint Comission Internatonal Accredation (JCIA). Das Verfahren wurde von der Joint on Accreditation of Healthcare Organizations (JCAHO) entwickelt, das auf der Basis US-amerikanischer Standards weltweit Akkreditierungen von Krankenhäusern ermöglicht. Vgl. *Knon, D./Goerig, R.-M./Kamiske, G. F.* (2004), S. 54 f.

15 Vgl. *Vahs, D.* (1997), S. 186.

16 *DIN ISO 8402* (1997), S. 7.

17 Vgl. *Kaltenbach, T.* (1993), S. 143 ff.

18 Vgl. *Haist, F./Fromm, H.* (1991), S. 5.

12 Um diese Mehrdimensionalität von Qualität greifbar zu machen, ist es notwendig, **Teilqualitäten** zu beschreiben. Qualität lässt sich dann ausgehend von der Dienstleistungsdefinition nach Potentialorientierung, Prozessorientierung und Ergebnisorientierung[19] in drei Kategorien unterscheiden[20]:

- **Potentialqualität:** Wahrnehmen der Strukturen und Potentiale des Dienstleistungsbetriebes (sachliche und personelle Ressourcen) unter dem Aspekt der Leistungsbereitschaft und der Leistungsnachfrage[21]
- **Prozessqualität:** Einschätzung der Prozesse der Dienstleistungserstellung
- **Ergebnisqualität:** Beurteilung des Leistungsergebnisses[22].

13 Um das subjektive Qualitätsempfinden des Patienten stärker zu betonen, stellt *Siegfried Eichhorn* (1997) mit der **Interaktionsqualität** eine weitere Qualitätsdimension in den Fokus der Betrachtungen. Da der Patient direkt am Dienstleistungsprozess beteiligt ist, rückt die Interaktion zwischen dem Dienstleister (z. B. Arzt, Pflegekraft) und dem Patienten in den Mittelpunkt des Leistungsgeschehens. Im Gegensatz zum Industriebetrieb – wo der Produktionsprozess durch die Systemmerkmale der Produktivfaktoren lenkbar ist – sind bei einer Dienstleistungsunternehmung durch die Beteiligung des Menschen nicht vorhersehbare Einflüsse während der Interaktion möglich.[23] Daraus ableitend lässt sich Interaktionsqualität als die wahrgenommene Qualität seitens des Patienten definieren. Die Definition der Qualität erhält durch die Betrachtung dieser Dimension individuelle, patientenorientierte Aspekte.[24]

14 Qualität im Sinne des Prozessmanagements ist die negative Abweichung von festgelegten Output- bzw. Outcomenormen. Die Abweichung lässt sich anhand von Fehlerraten ausdrücken, wobei ein Fehler immer die enttäuschte Erwartung des Patienten/Bewohners oder Kun-

---

19 Siehe Beitrag Prozesse in Dienstleistungsunternehmungen der Gesundheitswirtschaft, Gliederungspunkt 1.
20 Vgl. *Donabedian, A.* (1966).
21 Vgl. *Reis, C.* (1997), S. 321.
22 Vgl. *Eichhorn, S.* (1997), S. 21.
23 Vgl. ebenda, S. 23.
24 Nicht unerwähnt bleiben soll an dieser Stelle die gesellschaftliche Betrachtungsdimension, der Eichhorn ebenfalls eine hohe Bedeutung beimisst, da Krankenhäuser auf die Anforderungen der Gesellschaft und der Öffentlichkeit Rücksicht nehmen müssen. Dabei geht es um die Sicherheit von Leben und Gesundheit, den Schutz der Umwelt und des Eigentums sowie die Schonung der Ressourcen. Vgl. *Eichhorn, S.* (1997), S. 26.

den bedeutet. Folglich lässt sich eine qualitative Prozessverbesserung als **Verringerung von Fehlern** verstehen. Dabei sind auftretende Fehler nach dem Zeitpunkt und nach der Ursache des Auftretens zu unterscheiden. Entdeckt der Patient/Bewohner oder Kunde zuerst die mangelnde Qualität des Produktes oder der Dienstleistung, wirkt sich das nicht nur negativ auf seine Zufriedenheit aus, sondert schadet auch dem Image der Unternehmung.

Eng im Zusammenhang mit Qualität stehen **Risiken**. Beide Parameter   15
weisen vielfältige Verknüpfungen zueinander auf, und sind in ihrer Bedeutung doch sehr unterschiedlich. In der unternehmerischen Praxis sind sie kaum voneinander zu trennen. In der Theorie werden ihnen aber unterschiedliche Rollen beigemessen. Steht bei der Qualität bzw. beim Qualitätsmanagement die Wertoptimierung im Vordergrund, geht es beim Risiko bzw. Risikomanagement um eine Wertsicherung. Qualität bezieht sich auf Eigenschaften und Merkmale, die beeinflusst und kontrolliert werden können. Risiken schließen zusätzlich unsichere unternehmungsinterne, -übergreifende oder umweltbezogene Aspekte mit ein, die wiederum neue Risiken hervorrufen können.

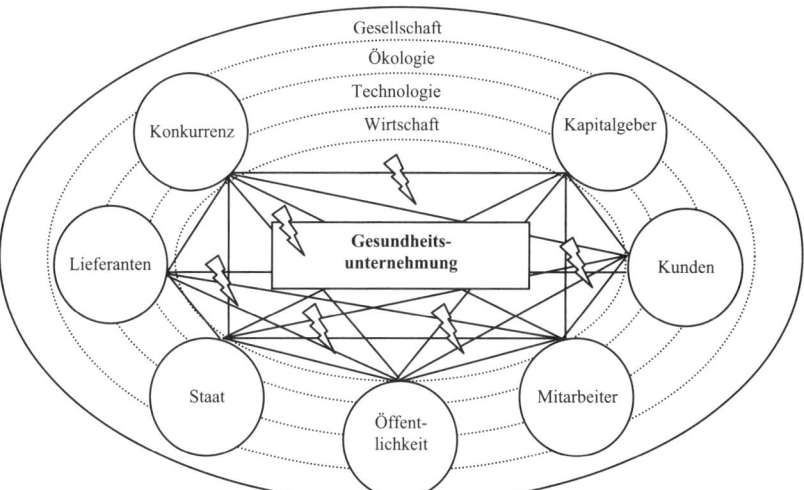

Abb. 2: Umweltbezogene Risikobetrachtung   **16**

Quelle: In Anlehnung an *Oswald, J./Henrichs, C.* (2008), S. 217.

In der Betriebswirtschaftslehre steht Risiko im Kontext der Ziele und   17
Zielerreichungsmöglichkeiten von Unternehmungen – insbesondere vor dem Hintergrund der Unsicherheiten und Ungewissheiten dieser

Zielerreichung bzw. der sie bedingenden Umstände sozio-kultureller, politisch-gesetzlicher, technischer, ökologischer und (innerhalb- wie außerhalb-) ökonomischer Art in ihrer Vernetztheit und Dynamik, womit Verlustgefahren und Gewinnchancen verbunden sind.[25] In dieser Sichtweise wird Risiko entweder ursachenbezogen als **Informationsdefizit**, wirkungsbezogen als Möglichkeit der **Zielverfehlung** oder als Kombination von Informationsdefizit und möglicher Zielverfehlung aufgefasst. Schlüssiger erscheint jedoch die kombinierte Risikoauffassung, die die ursachenbezogenen Interpretation als Voraussetzung für die wirkungsbezogene Zielorientierung versteht. Es kann nicht allein von einem Risiko gesprochen werden, wenn zukünftige Ereignisse unsicher sind. Ein Risiko impliziert zusätzlich immer, dass bestimmte Erwartungen nicht erfüllt werden und stellt damit auf die Zielbeziehung ab.[26] In diesem Sinne hat *Matthias Haller* (1986) sein Risikoverständnis formuliert: Risiken sind „die Summe aller Möglichkeiten, dass sich Erwartungen des Systems Unternehmung aufgrund von Störprozessen nicht erfüllen."[27] In einer jüngeren Veröffentlichung versteht auch *Johannes B. Kratzheller* (1997) in seinem organisationstheoretischen Ansatz unter Risiko „die Möglichkeit, dass Ziele des Systems Betrieb aufgrund von Störprozessen, die durch Fehlentscheidungen oder Fehlverhalten im Führungs- und Ausführungssystem des Betriebes induziert sind, nicht erreicht werden".[28] Unter Verweis darauf, dass die Art und Weise, wie eine Unternehmung organisiert wird, erhebliche Auswirkungen auf die Risikosituation hat, zeigt *Johannes B. Kratzheller*, dass die prozessorientierte Organisation wesentliche Aspekte aufweist, die zur Reduzierung des schwerwiegenden **Schnittstellenproblems** als wesentliche Fehler- und Risikoquelle in der Unternehmung beitragen kann.[29]

18 Bei der **prozessualen Risikobewältigung** werden die Kern-, Support- und Managementprozesse in ihre Bestandteile zerlegt und auf mögliche Risiken hin untersucht. Der Vorteil dieser Sichtweise besteht darin, dass sich einerseits die Unternehmungsfunktionen mit ihren Risiken integrieren lassen (z. B. Risiken im Bereich Patientengewinnung, bei der medizinischen und pflegerischen Betreuung, bei der Nachsorge, im Bereich Rechnungswesen, EDV/Technik, Küche, Logistik, Führungsrisiken) und dass andererseits die Risiken in den Ab-

---

25 Vgl. *Banse, G./Bechmann, G.* (1998), S. 41.
26 Vgl. *Braun, H.* (1984), S. 25 f.
27 Vgl. *Haller, M.* (1986), S. 18.
28 *Kratzheller, J. B.* (1997), S. 19.
29 Vgl. *Kratzheller, J. B.* (1997), S. 180.

läufen der Leistungserstellung und zwischen den ausführenden Stellen sichtbar werden (unternehmungsinterne und unternehmungsübergreifende Schnittstellenprobleme).[30]

Die Risikobewältigung vollzieht sich in den Phasen der Risikoidenti- **19**
fikation, Risikobewertung, Risikohandhabung und Risikokontrolle und führt im Aktivitätsbereich der Unternehmung zu **Sicherheitsmaßnahmen**.[31] Diese sind von der verantwortlichen Führungskraft umzusetzen. Beeinflusst werden die Maßnahmen vom täglich gelebten **Risikoverhalten**, der Risikoeinstellung und der Mitarbeitererfahrung.[32]

Ein etabliertes Risikobewältigungsinstrument im klinischen Bereich **20**
ist die **Fehlermöglichkeits- und Einflussanalyse** (Failure Mode und Effects Analysis – FMEA). Sie zielt darauf ab, auf Fehlermöglichkeiten und Fehlerauswirkungen vorbereitet zu ein, Fehler im Prozess systematisch zu bekämpfen und Fehler abzubauen sowie in Zukunft zu vermeiden.[33] In Gesundheitseinrichtungen kann sowohl die Konstruktions-, Prozess- als auch die System-FMEA Anwendung finden. Die Konstruktions-FMEA kann bei der Einführung neuer und bei der Veränderung des bestehenden Leistungsprogramms angewandt werden (z. B. Einführung von minimalinvasiven Eingriffsarten, Ausgliederung der Speisenversorgung). Die Prozess-FMEA untersucht und bewertet den Behandlungsprozess bzw. dessen Teilprozesse auf mögliche Risiken und deren Ursachen (z. B. Medikamentenversorgung des Patienten bzw. Bewohners). Die System-FMEA bezieht sich auf abgegrenzte Bereiche wie beispielsweise den OP[34] und beurteilt dort die möglichen Fehlereffekte – in der Regel mit Hilfe eines Zahlenfaktors von 1 (geringe Wahrscheinlichkeit) bis 10 (hohe Wahrscheinlichkeit). Bewertet werden bei den FMEAs die Auftretenswahrscheinlichkeit, Bedeutung und Entdeckungswahrscheinlichkeit. Die Multiplikation der Bewertungsfaktoren ergibt die sogenannte Risikoprioritätszahl (RPZ), die dazu dient, eine Risikorangfolge festzulegen, um Maßnahmen entsprechend der Dringlichkeit festzulegen.[35] Diese dreidimensionale Bewertungsmethode verwenden auch *Erika Sirsch* und *Karla Kämmer* (2008) in ihrer Risikopotentialanalyse (RiP®), die bei der Bestimmung, der Bewertung und sicheren Berücksichtigung der

---

30   Vgl. *Burger, A./Buchhart, A.* (2002), S. 40 f.; vgl. ausführlich *Zapp, W./Oswald, J./Otten, S./Henrichs, C.* (2008).
31   Vgl. ebenda, S. 27 ff.
32   Vgl. *von Rosenstiehl, L.* (1990), S. 121.
33   Vgl. *Kahla-Witzsch, H. A.* (2005), S. 57.
34   Vgl. *Middendorf, S.* (2006), S. 126 ff.
35   Vgl. *Kahla-Witzsch, H. A.* (2005), S. 61.

häufigsten **Risiken in der Pflegeprozessplanung** unterstützen soll.[36] Dazu werden die Risiken zunächst in einer RiP®-Tabelle mit 21 Erfassungskategorien erfasst und systematisch anhand eines Kriterienkatalogs (Risikoverzeichnis) eingeschätzt. Im Anschluss daran werden dann mit Hilfe der RiP®-Steuerungshilfe geeignete Maßnahmen aufgezeigt und Formulierungshilfen für die Benennung der Pflegeziele in der Pflegedokumentation gegeben.[37]

3 Zeit-Raum-Perspektive

21 Jeder Prozess bzw. jede Interaktion ist nach *Anthony Giddens* (1999) in Zeit und Raum verortet, d. h., sie findet an einem bestimmten Ort statt und dauert eine bestimmte Zeit.[38] Ein Altenheim, ein Krankenhaus oder eine Reha-Klinik muss Tag und Nacht für die Bewohner und Patienten da sein. Die Koordination der personellen und materiellen Ressourcen ist eine sehr komplexe Angelegenheit, was nach einem genauen Zeitplan der Aktivitäten verlangt. Die Pflegekräfte arbeiten während festgelegten Zeiträumen in unterschiedlichen Bereichen, müssen diese aber auch verlassen und andere Abteilungen durchwandern (z. B. Patienten im Krankenhaus vom OP abholen). Gleichzeitig müssen sie abwechselnd in Schichten ihre Arbeit verrichten. Die Unternehmungsorganisation kann somit nur funktionieren, wenn Ärzte, Pflegekräfte und die übrigen Mitarbeiter sowie die von ihnen benötigten Ressourcen sowohl zeitlich als auch räumlich integriert sind. Ein Verständnis dafür, wie Aktivitäten im **Raum** und in der **Zeit** verteilt sind, ist daher von grundlegender Bedeutung für die Organisationsgestaltung.

22 Im Rahmen des Optimierungsprozesses wird der Faktor Zeit als Leistungskriterium betrachtet. Durch eine erhöhte Prozessdauer steigen in der Regel die Kosten und das Wohlbefinden und die Zufriedenheit der Patienten und Bewohner nimmt ab. Das Messen der **Durchlaufzeit** ist aus diesen Gründen ein entscheidendes Kriterium. Die Durchlaufzeit enthält die komplette Zeitspanne von der Eingangsschnittstelle bis zur Ausgangsschnittstelle eines Prozesses oder einzelner Teilprozesse. Sie setzt sich aus der Durchführungszeit (Ausführungszeit und Rüstzeit), der Transferzeit und Liegezeit zusammen.[39] Die

---

36 Vgl. *Sirsch, E./Kämmer, K.* (2008), S. 148.
37 Vgl. ebenda, S. 152; vgl. auch *Zapp, W./Oswald, J./Otten, S./Henrichs, C.* (2008), S. 43 f.
38 Vgl. *Giddens, A.* (1999), S. 90.
39 Vgl. *Vahs, D.* (1997), S. 184.

Durchführungszeit ist die Zeit, die für die Erstellung des Produktes oder der Dienstleistung notwendig ist. Die **Transferzeit** spiegelt die Zeit der Übermittlung eines Prozessergebnisses vom Lieferanten zum Kunden wider. Die **Liegezeit** beinhaltet die Zeiten in denen ein Vorgang unbearbeitet in einem Prozess verweilt.[40] Sie kann als nichtwertschöpfende Tätigkeit durch eine umfassende Abstimmung der einzelnen Tätigkeiten verringert werden. Gleichzeitig können Schnittstellenprobleme durch die Zusammenfassung von Teilprozessen deutlich reduziert werden. Das Gleiche gilt für die **Rüstzeit**, die ein Bestandteil der Durchführungszeit ist.

Der **Raum** beschreibt den Ort der Leistungserstellung, d. h. die Gesundheitseinrichtung, das Patientenzimmer, den Besprechungsraum, den Operationssaal, die Lagerflächen, Transport- und Kommunikationswege sowie regionale und globale Netzwerke. Um einen optimalen Prozessablauf zu gewährleisten, ist eine Strukturierung des Raums notwendig. Eine Struktur legt die Positionen der Elemente – in diesem Fall die Räume – in einem System fest.[41] Dabei bezieht sich die Raumstrukturierung zum einen auf die räumliche Verteilung sämtlicher Unternehmungselemente (innerbetriebliche Raumstruktur) und zum anderen kennzeichnet es die geographische Anordnung des Unternehmungssystems selbst oder bei einem Gesundheitskonzern die Anordnung seiner Betriebsstätten an verschiedenen geographischen Orten (betriebliche Raumstruktur oder Standortwahl). Die betriebliche und innerbetriebliche **Raumstruktur** bilden den Rahmen für die raum-zeitliche Ordnung der Leistungsprozesse. Je nach Art dieser Prozesse wird ein Netz von Beziehungen der Raumstruktur untereinander und zum Umsystem der Unternehmung aufgebaut. Zur Ingangsetzung und Aufrechterhaltung der Dienstleistungsprozesse sind Transporte von Gütern, Informationen und Personen zwischen dem Unternehmungssystem (Krankenhaus, Altenheim, Reha-Klinik) und seinem Umsystem (Patienten, Ärzte, Lieferanten, Arbeitskräfte, Banken usw.) sowie zwischen der betrieblichen und innerbetrieblichen Raumstruktur erforderlich. Dabei hat die Zuordnung z. B. von Funktionszentren wie OP, Röntgen, Labor, oder Physiotherapie auf andere oder neue mögliche Standorte oder Räumlichkeiten innerhalb des Krankenhaussystems so zu erfolgen, dass die Leistungsprozesse aufgrund optimaler Wegestrecken zeitoptimal bewältigt werden können.[42]

23

---

40 Vgl. *Scholz, R./Vrohlings, A.* (1994b), S. 105.
41 Vgl. *Gomez, P.* (1981), S. 41 f. auch *Schulte-Zurhausen, M.* (2005), S. 34 f.
42 Vgl. *Zapp, W./Oswald, J.* (2009).

4 Wirtschaftlichkeit und Leistungsorientierung

24 Die Betrachtung aus Sicht der **Wirtschaftlichkeit** (Effizienz) setzt an bei der Frage, ob und inwieweit eine Tätigkeit oder ein Prozess sich am **Ökonomischen Prinzip** orientiert, was als Minimal- oder Maximalprinzip ausgeprägt ist. Ökonomisches Handeln bedeutet demnach, entweder ein gegebenes Ziel mit dem geringsten Aufwand zu erreichen (Minimalprinzip) oder mit den vorhandenen Mitteln ein größtmögliches Ergebnis (Maximalprinzip) zu realisieren. Allgemein wird Wirtschaftlichkeit ausgedrückt als Quotient von Output (Ertrag) zu Input (Aufwand)[43], d. h. es werden zwei Variablen in eine Relation zu einander gebracht, dessen Ergebnis eine Kennzahl ist. Diese Kennzahl kann als Entscheidungsgrundlage für die Ressourcenallokation (Verteilung der zur Verfügung stehenden Produktionsfaktoren) herangezogen werden. Wenn nun eine Gesundheitseinrichtung wirtschaftlich arbeiten will, muss das grundsätzliche Ziel sein, einen Quotienten zu erhalten, der größer Eins ist.[44]

25 Die Wirtschaftlichkeit konkretisiert sich als wertmäßigen, mengenmäßigen bzw. kombinierten Wirtschaftlichkeitsansatz[45]: Wertmäßige Wirtschaftlichkeit ist zum Beispiel das Verhältnis zwischen der günstigsten Kostensituation und der tatsächlich realisierten Kostensituation in Bezug auf eine ganz bestimmte Leistung[46] (Wirtschaftlichkeit = Ist-Kosten / Soll-Kosten); die „technische" Wirtschaftlichkeit oder auch Produktivität und **Leistungsfähigkeit** (Effektivität) bezeichnet die Ergiebigkeit der Leistungserstellung und drückt sich durch das Verhältnis von hervorgebrachten und verbrauchten Leistungen aus, ohne dass damit ein Werturteil verbunden ist[47] (Produktivität = Ergebnis der Faktoreinsatzkombination/Faktoreinsatzmengen). Sie gibt Antwort auf die Frage, mit welcher Menge an Einsatzfaktoren die Unternehmung eine bestimmte Menge an Output erzeugt hat. Im Zeitvergleich sind Änderungen in der Effizienz des Faktoreinsatzes bei der Leistungserbringung erkennbar.[48] Für die Betrachtung von Kostenwirtschaftlichkeiten reicht eine alleinige Wert- oder Mengenbetrachtung nicht aus. Vielmehr sind Wertgrößen um Mengengrößen zu ergänzen, da nur so eine optimale Ausbringungsmenge berechnet wer-

---

43 Vgl. *Glaser, H.* (1989), S. 1697 f.
44 Vgl. *Joos-Sachse, T.* (2001), S. 20 f.
45 Vgl. *Janssen, D.* (1999), S. 8; vgl. auch *Zapp, W./Bettig, U./Dorenkamp, A.*, (2005), S. 6.
46 Vgl. *Eichhorn, S.* (1975), S. 21.
47 Vgl. ebenda, S. 22.
48 Vgl. *Hopfenbeck, W.* (1989), S. 77.

den kann (Kostenwirtschaftlichkeit = Ausbringungsmenge/Kosten des Inputs).[49]

Nicht unbeachtet bleiben dürfen bei allen ökonomischem Betrachtungen die Parameter Qualität und Risiko, da auf der einen Seite ihre Vernachlässigung mit hohen Kosten verbunden ist (z. B. Warte- und Leerzeiten, Schadensersatzansprüche usw.). Auf der anderen Seite nutzt es der Gesundheitseinrichtung wenig, wenn durch bestimmte Maßnahmen die Qualität zwar gesteigert oder das Risiko gemindert werden kann, dieser Aufwand allerdings finanziell so erheblich ist, dass er den daraus resultierenden Nutzen weit übersteigt.[50] „Erst das Verhältnis aus Art und Menge der Leistungen, bzw. auch der Leistungsfähigkeit (d. h. auch der Vorhalteleistungen) dem Mitteleinsatz und der Qualität der erbrachten Leistung, ermöglicht […] Aussagen zur Wirtschaftlichkeit […].“[51] Gleichermaßen sind Risikobewältigungsstrategien ökonomisch abzuwägen, indem der optimale Sicherheitsgrad ermittelt wird.[52] Der wirtschaftlich optimale Sicherheitsgrad wird berechnet durch die Kosten, die durch den Risikoeintritt entstehen und die Kosten (z. B. Zeitaufwand durch den Mitarbeiter, ggf. beschädigtes Inventar), die durch die Bewältigung dieses Risikoeintritts verursacht werden (z. B. Anordnung von Überstunden, Einstellung eines Mitarbeiters, Modernisierung der Beleuchtung, Renovierung des Treppenhauses). **26**

Die Effektivität und Effizienz steht darüber hinaus im direkten Zusammenhang mit den Parametern Zeit und Raum, denn die entscheidungsrelevanten Kosten aus der monetären Bewertung der Zeit- und Raumgrößen ergeben sich hieraus.[53] Die Kosten eines Prozesses setzen sich aus den Kosten für die Durchführung der einzelnen Aktivitäten zusammen. Hierzu gehören neben den Ausführungs- und Transportkosten auch die Rüst- und Lagerkosten sowie die Kosten für Koordination der Abläufe und schließlich die Fehlerkosten.[54] Zielset- **27**

---

49 Vgl. *Zapp, W./Bettig, U./Dorenkamp, A.* (2005), S. 6.
50 Vgl. *Zapp, W./Otten, S.* (2008), S. 17.
51 *Janssen, D.* (1999), S. 12; vgl. hierzu auch *Dellmann, K./Pedell, L.* (1994), die auf die verschiedenen Facetten von Wirtschaftlichkeit hinweisen: Allgemeingültiges übergeordnetes Rationalprinzip (Wirtschaftlichkeit), Finanzwirtschaftliche Perspektive (Finanzwirtschaftliche Mehrperiodenbetrachtung), Güterwirtschaftliche Perspektive (Güterwirtschaftliche Einperiodenbetrachtung), Perspektive der Handlungsebene (Produktivität, Preise) und die Perspektive der kritischen Erfolgsmerkmale (Qualität, Zeit, Flexibilität). Vgl. *Dellmann, K./Pedell, L.* (1994), S. 1.
52 Vgl. ausführlich *Hölscher, R.* (2006), S. 357.
53 Vgl. *Schmidt, G.* (1997), S. 8.
54 Vgl. *Vahs, D.* (1997), S. 187.

zung der Prozesskostenmessung ist das Ermitteln kostenintensiver und unwirtschaftlicher Abläufe. Eine Senkung der Kosten kann durch Eliminierung nichtwertschöpfender Tätigkeiten, kürzere Durchlaufzeiten und erhöhte Prozessqualität erreicht werden.[55]

28 Neben der Wirtschaftlichkeit und Leistungsfähigkeit ist die **Leistungsbereitschaft** ein entscheidender Erfolgsparameter. Leistungsfähigkeit und Leistungsbereitschaft begründen zusammen die **Leistungsorientierung**. Auch wenn ein Krankenhaus fähig ist, Notfallpatienten zu behandeln oder eine radiologische Untersuchung durchzuführen, kann die Leistungserstellung an einer fehlenden Bereitschaft scheitern, weil beispielsweise kein Behandlungs-/Untersuchungsraum zur Verfügung steht oder das Zeitbudget ausgeschöpft ist.

29 Prozessoptimierungen werden auch scheitern, wenn die Fähigkeit durch vorhandenes Wissen hinsichtlich der Leistungserstellung bei den Mitarbeitern zwar vorhanden ist, aber die Mitarbeiter eine Leistungsbereitschaft ablehnen. Hier ist die Unternehmungsführung gefordert, Lokomotion (= Zielerreichung), Motivation (= individuelle Anreizbildung) und Kohäsion (= Gruppenbindung) zu gewährleisten.[56] Lokomotion bewirkt das „Wissen" zur erfolgreichen Aufgabenerfüllung. Das „Wollen" der Mitarbeiter hängt von der Erfüllung der Motivations- und Kohäsionsfunktion ab. Diese sozio-emotionale Lenkung oder auch Verhaltensbeeinflussung umfasst jene Aufgaben, welche die Motivation der Mitarbeiter im Hinblick auf die Aufgabenerfüllung sowie den Zusammenhalt, die Rücksichtnahme und die Aufrechterhaltung der inneren Harmonie der Arbeitsgruppe zum Inhalt haben.[57]

---

55 Siehe hierzu auch die Ausführungen zur Prozesskostenrechnung im Beitrag Prozesslenkung, Gliederungspunkt 2.
56 Vgl. *Bleicher, K./Meyer, E.* (1976), S. 39.
57 Vgl. *ebenda* S. 40.; siehe dazu ausführlich die Ausführungen im Beitrag Prozesslenkung, Gliederungspunkt Teil C.

Teil B

Vorgehensweise der Prozessgestaltung

Konzeptionelle Fundierung

Winfried Zapp/Julia Oswald

Schlagwortübersicht

1 Begriffsbestimmung

1.1 Definition Prozessgestaltung

1 Der Begriff **Gestalt** bezeichnet ergebnisbezogen ein Gebilde oder tätigkeitsbezogen eine Ereignisfolge. Gebilde oder Ereignisfolgen sind zwar aus unterschiedlichen Elementen oder Einzelvorgängen zusammengesetzt, werden jedoch nicht als bloße Summe dieser Komponenten wahrgenommen, sondern als ein einheitliches, von seiner Umgebung abgehobenes Ganzes.[1] Dementsprechend kann auch ein **System** als spezifische Gestalt begriffen werden.

Der Begriff **Gestaltung** beschreibt die Summe derjenigen Handlungen, die auf das Erschaffen einer Gestalt ausgerichtet sind. So ist der Begriff Gestaltung eng mit den zugrunde liegenden zielgerichteten Handlungen verbunden.[2] **2**

Eine Gesundheitseinrichtung kann als System von Elementen, Beziehungen und Regeln dargestellt werden, um das Verhalten der Mitarbeiter dieser Institution auf ein gemeinsames Ziel auszurichten. Die Leistungserstellung bedarf dabei einer sinnvollen Ordnung und Verknüpfung, um das Leistungsziel zu erreichen. Für die komplexe und dynamisch sich entwickelnde Gesundheitsinstitution ist die Ordnung der Aktivitäten und die Zusammenführung der einzelnen Arbeitselemente von großer Bedeutung.[3] Sie ist das Resultat menschlicher Tätigkeiten[4] und muss als künstliches System durch die **organisatorische Gestaltung** an neue und sich verändernde Umweltbedingungen angepasst werden.[5] **3**

Für eine Unternehmung ist der Aufbau organisatorischer Strukturen ein bedeutendes Instrument der Unternehmungslenkung, wobei die organisatorische Strukturierung Teilsysteme innerhalb der Organisation schafft (funktionale Differenzierung z. B. im Krankenhaus).[3] **4**

Daher fokussiert sich die **organisatorische Gestaltung** unter Beachtung personeller Ressourcen darauf, die Gesamtaufgabe einer Institution mit Hilfe der Arbeitsteilung auf die Mitglieder zu verteilen und ihre Koordination sicherzustellen.[6] **5**

Einerseits beinhaltet das die Bildung von Teilaufgaben, andererseits folgt daraus die gezielte Zusammenführung der Teilaufgaben. Hier entsteht ein Zielkonflikt: je stärker eine Organisation differenziert wird, desto größer ist der Integrations- bzw. Koordinationsbedarf.[3] Die **Differenzierung** beinhaltet deshalb die Frage nach der optimalen Teilung und Zuweisung von Arbeiten. Als Resultat einsteht ein differenziertes System, dessen Ausmaß an Differenzierung von dem Grad der Spezialisierung der Teilbereiche abhängt.[7] **6**

---

1 Vgl. *Fuchs, W./Klima, R. et al.* (1988), S. 280.
2 Vgl. *Selke, St.* (1997), S. 60 f.
3 Vgl. *Steinemann, H./Schreyögg, G.* (2005), S. 438.
4 Siehe zum Begriff „Tätigkeiten" weiter oben Beitrag Prozesse in Dienstleistungsunternehmungen der Gesundheitswirtschaft, Gliederungspunkt 2.2.
5 Vgl. *Schulte-Zurhausen, M.* (2005), S. 317.
6 Vgl. *Schulte-Zurhausen, M.* (2005), S. 45.
7 Vgl. ebenda.

7 In diesem Rahmen hat das **Analyse-Synthese-Konzept** nach *Erich Kosiol* (1976) in der traditionellen Organisationslehre einen hohen Stellenwert. Das Konzept beschreibt die Dimension der Ablauf- und Aufbauorganisation. Der Ausgangspunkt ist die Bildung von Teilaufgaben und ihre Verteilung auf Stellen und Abteilungen (Differenzierung). Anschließend erfolgt die Lösung der aufbauorganisatorischen Probleme durch die **Koordination** (Integration). Die Aufbauorganisation gibt den Grad der Arbeitsteilung vor. Ihr wird mehr Bedeutung beigemessen als der Ablauforganisation, die der Aufbauorganisation untergeordnet ist. Der klassische Ansatz vernachlässigt die Tatsache, dass normalerweise die Abläufe (**Wertschöpfungsketten**) stellenübergreifend sind, woraus intensive Abstimmungen und Kontrollen resultieren. Vielmehr ist die organisatorische Gestaltung von Wertschöpfungsketten für die Wettbewerbsfähigkeit entscheidend.[8]

8 In diesem Sinne ist die **prozessorientierte Organisationsgestaltung** als dauerhafte Strukturierung und kontinuierliche Optimierung von Prozessen definierbar. Hierbei steht der Prozess als Wertschöpfungskette im Fokus der Gestaltung. Im Unterschied zum klassischen Topdown-Ansatz des Analyse-Synthese-Konzepts, das die Ablauforganisation als Fortsetzung der Aufbauorganisation betrachtet, erfolgt die Stellen- und Abteilungsbildung unter maßgeblicher Berücksichtigung der spezifischen Erfordernisse eines effizienten Prozessablaufs. So ist die zeitlich-logische Ablauffolge das primäre Gestaltungskriterium.[9]

9 Die Autoren dieser Arbeit formulieren den Begriff **Prozessgestaltung** folgendermaßen:

Die Prozessgestaltung besteht aus der Analyse und dem Zusammenfügen der Teilprozesse zu einem Ganzen zur Ergebnisoptimierung im Hinblick auf Wirtschaftlichkeit und Leistungsorientierung, Zeit und Raum, Qualität und Risiko sowie Lebensqualität der Patienten und Bewohner und Kundenzufriedenheit.

10 Die Basis für die Prozessgestaltung bildet die Analyse in sich geschlossener Prozesse. Aufgrund von Analysen der Arbeitsabläufe werden bestehende Prozesse verbessert oder neue Prozesse entwickelt.[10] Zur Beschreibung wird dabei auf den Systemansatz als theoretisches Grundgerüst zurückgegriffen.

---

8 Vgl. *Schulte-Zurhausen, M.* (2005), S. 39 ff.
9 Vgl. *Vahs, D.* (2007), S. 230 f.
10 Vgl. ebenda.

1.2 Grundbegriffe des Systemdenkens

Mit dem systemtheoretischen Ansatz wird versucht komplexe Sach- **11**
verhalte und Zusammenhänge ganzheitlich zu erklären und zu beschreiben. Die heutige disziplinübergreifende Verwendung von Sys-
temkonzepten wurde durch den österreichischen Biologen *Ludwig
von Bertalanffy* (1951) eingeleitet, der in den 30iger Jahren eine Theorie der Selbstregulierungsfähigkeit offener biologischer Systeme
entwickelte. Die in den Naturwissenschaften weiterentwickelte Systemtheorie dient zur Erklärung von Prozessen des Wachstums, der
Anpassung und Selbstregulation.[11]

Die **Systemtheorie**[12] befasst sich mit generellen Verhaltenseigen- **12**
schaften, Strukturmustern und Mustern von Strukturveränderungen.
Die **Kybernetik**, als die Wissenschaft von der Steuerung und Regelung von Systemen, vervollständigt die Betrachtungsweise durch den
Blickwinkel aus Richtung der Information, Kommunikation und Lenkung.[13]

Daraus resultiert der praktische Anwendungsbezug im Zusammen- **13**
hang mit Organisationsproblemen durch die Verbindung von Systemtheorie mit der Kybernetik. Den beiden übergreifenden Wissenschaf-
ten liegt eine ganzheitliche Denkweise zugrunde. Diese Art der Betrachtung ermöglicht sowohl die Darstellung und Gestaltung der Systemstruktur, als auch des Systemverhaltens. Dabei stehen folgende

---

11 Vgl. ebenda, S. 38.
12 Stellt dabei die *Allgemeine Systemtheorie* mit seinen klassischen System-Um-
    welt-Modellen vor allem auf das Fließgleichgewicht zwischen System und Sys-
    temumwelt ab (vgl. *von Bertalanffy, L.* 1951), betrachtet die *Neue Systemtheorie*
    vor allem Unvorhersehbarkeiten und Strukturbrüche. In diesem Zusammenhang
    verbreiten sich seit 1970 zunehmend die selbstreferentiellen Systemansätze, die
    im Unterschied zu den klassischen System-Umwelt-Modellen, bei denen eine
    Anpassung des Systems an seine Umwelt von außen mit Hilfe der kybernetischen
    Lenkungsmechanismen „Regelung" und „Steuerung" möglich werden kann, da-
    von ausgehen, dass komplexe Systeme ihre Grenzen selbst konstruieren und sich
    dadurch ihre Selbsterhaltung und Identität sichern (Selbstorganisation) (Vgl.
    Neumann, R. (1995), S. 114 ff.): Systeme sind bezüglich ihrer Umwelt gleichzei-
    tig „offen" und „geschlossen", indem sie Impulse der Umwelt aufnehmen und
    gleichzeitig auch auf diese wirken. Vgl. *Görres, S.* (1999), S. 384. Sie konstruie-
    ren ihre Umwelt selbst und zwar in der Form, dass daraus vorteilhafte Bedingun-
    gen für die eigene Selbsterhaltung entstehen (Vgl. *Neumann, R.* (1995), S. 115).
13 Vgl. *Gomez, P.* (1981), S. 22. Zu den zentralen Begriffen dieser Disziplin zählen
    „Rückkopplung" und „Regelkreis". Kybernetische Überlegungen machen auf die
    vielfältigen Wechselwirkungen zwischen Systemvariablen sowie die daraus re-
    sultierenden Kreisläufe aufmerksam und betonen die zentrale Rolle der Umwelt
    für die Systemsteuerung (Vgl. *Wiener, N.* (1948).

Aspekte bei den systemtheoretisch-kybernetisch orientierten Ansätzen im Vordergrund[14]:

- Die **Selbstregelung**, beinhaltet die Fähigkeit, ohne Lenkung von außen einen bestimmten Sollwert zu erhalten;
- als **Anpassungsfähigkeit** wird die Befähigung verstanden, die Sollwerte veränderten Umweltbedingungen anzupassen;
- unter **Lernfähigkeit** wird das Vermögen verstanden, aus Erfahrungen zu lernen und Schlussfolgerungen für künftiges Verhalten zu ziehen;
- die **Selbstorganisation** beinhaltet die Verbesserung oder Erhaltung der Systemstruktur;
- unter **Automatisierbarkeit** wird die Möglichkeit verstanden, dass der Mensch weder permanent noch zu bestimmten Zeitpunkten in das System einzugreifen braucht.

Systemtheoretische Grundbegriffe

14 Bei einem **System** handelt es sich um ein, durch eine bestimmte Betrachtungsweise, von der Umwelt abgegrenzte Gesamtheit von **Elementen**, die miteinander in **Beziehung** stehen (Vernetzung). Dabei ist die Gesamtheit der Beziehungen nicht zufällig, sondern sie repräsentiert eine bestimmte Ordnung, die eine konstante **Struktur** des Systems bildet. Diese richtet sich nach dem Zweck der Systembildung. Die Struktur legt die Position der Elemente im System fest.[15]

15 Mit dem Begriff **Elemente** werden die einzelnen Teile eines Systems bezeichnet, bei denen keine weitere Zerlegung erfolgt. Sie stellen in der Betrachtung die kleinsten Einheiten dar und deren Struktur wird außer Acht gelassen.

16 Als **Beziehungen**[16] werden die Verknüpfungen der Elemente definiert. Sie sorgen dafür, dass die Aktivitäten der Systemelemente nicht autonom voneinander agieren, sondern sich gegenseitig in ihrem Verhalten beeinflussen.[17] Bezüglich der Beziehungen zwischen den Systemelementen in Institutionen ist eine generelle Unterscheidung in **materielle** und **informationelle Beziehungen** vorgenommen worden. Materielle Beziehungen konkretisieren den Austausch realer Ob-

---

14 Vgl. *Vahs, D.* (2007), S. 38 ff. dazu auch: *Schulte-Zurhausen, M.* (2005), S. 29.
15 Vgl. *Gomez, P.* (1981), S. 41 f. auch *Schulte-Zurhausen, M.* (2005), S. 34 f.
16 Beziehungen werden in der Literatur unterschiedlich bezeichnet: z. B. spricht *Luhmann* von „Interdependenzen"; *Beer* (1967) verwendet den Begriff der „Konnektivität".
17 Vgl. *Schulte-Zurhausen, M.* (2005), S. 34 f.

jekte zwischen den Systemelementen, dagegen beinhalten informationelle Beziehungen den Austausch von Informationen.[18]

In der allgemeinen **Systemtheorie** bestehen keine Einschränkungen **17** im Bezug auf die Art der **Elemente**, alle Dinge und Sachverhalte sind als Element oder System darstellbar. So können Elemente innerhalb eines Systems selbst als System – durch die Bildung von Elementen niederer Ordnung – betrachtet werden. Sie bilden **Subsysteme** innerhalb eines Systems. Durch die Bildung von Sub- bzw. Teilsystemen auf verschiedenen Ebenen entsteht eine hierarchische Ordnung.[19]

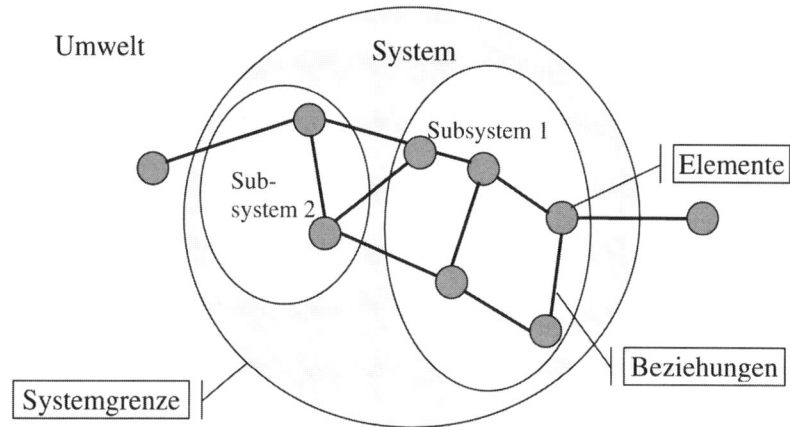

Abb. 1: Aufbau eines Systems　　　　　　　　　　　　　　　　**18**
　　　Quelle: In Anlehnung an *Vahs, D.* (2007), S. 38.

Eine Folge von zusammenhängenden Tätigkeiten der Elemente ist als **19** **Prozess** beschreibbar. Mittels der Tätigkeiten wird ein Input zu einem Output verarbeitet. Entsprechend werden Prozesse als Austauschprozesse von Energie, Materie und Informationen interpretiert.[20] Die zeitliche Abfolge der zu einem Prozess gehörenden Aktivitäten bildet die Prozessstruktur. Dabei können Prozess und Struktur nicht eindeutig voneinander abgegrenzt werden, da sie eng miteinander verwandt sind: Die Struktur bildet die Basis für Prozesse, gleichermaßen können Prozesse zu Veränderungen der Struktur beitragen[21], denn Prozesse erzeugen aus sich heraus eine Dynamik, die durch Selbstorganisation eine eigene Prozessstruktur entwickelt.[22]

18　Vgl. ebenda, S. 37.
19　Vgl. *Fuchs, H.* (1972), S. 49.
20　Vgl. *Bleicher, K.* (1979), S. 5.
21　Vgl. *Schulte-Zurhausen, M.* (2005), S. 35.
22　Vgl. *Miebach, B.* (2009), S. 59.

Systemverhalten

20   Ein expandierendes System ist gezwungen sich auszudifferenzieren und bildet so neue Subsysteme, die dazu neigen sich zu verselbstständigen. Dieser Sachverhalt lässt sich am Beispiel des Systems Krankenhaus verdeutlichen. Durch die medizinische und naturwissenschaftliche Entwicklung entstand im Krankenhaus ein solcher Differenzierungsvorgang, der zur Entstehung neuer klinischer Disziplinen führte. Die wiederum das Leistungsspektrum von Krankenhäusern erweiterten. Es entstanden neue Abteilungen, Kliniken und Funktionsbereiche, die in die Gesamtorganisation einzugliedern waren. Dies bedingte eine verstärkte Arbeitsteilung, eine erhöhte Anforderungen an die Ausbildung und eine Ausdifferenzierung der Gesundheitsberufe, woraus ein erhöhter Komplexitätsgrad der Institution Krankenhaus folgt. Mit dieser Entwicklung ist die Regelung der Zuordnung der Subsysteme zum System und die Lösung des Problems der Systemlenkung verbunden. Denn mit steigender Spezialisierung und Autonomie der einzelnen Arbeitsbereiche wird es schwieriger, sie in die Gesamtorganisation zu integrieren und zur Kooperation zu befähigen.[23]

2   Gestaltungskonzeption (St. Galler Modell)

21   Konzeptionell hat sich für eine rationale Organisationsgestaltung das St. Galler Managementmodell durchgesetzt. Der in den 1960er Jahren an der Universität St. Gallen entwickelte Bezugsrahmen für das Management, der 1974 von *Hans Ulrich* als Wegbereiter der **systemorientierten Managementlehre**[24] im deutschsprachigen Raum gemeinsam mit *Walter Krieg* erstmals publiziert und später zunächst von *Knut Bleicher* (1991) und dann von *Johannes Rüegg-Stürm* (2003) weiter

---

23   Vgl. *Gärtner, H.* (1997), S. 126 ff.

24   Ursprünglich hatte *Beer* 1959 die systemkybernetischen Überlegungen auf das Management übertragen. Vgl. *Beer, St.* (1967). Ausführlich dargestellt wurden sie später von *Malik* (1986), der insbesondere die Beherrschung von Komplexität als Grundproblem des Managements erkannte und von *Ulrich* (1968/1984), der als Begründer des St. Galler Management-Modells 1972 den Schwerpunkt seiner Forschung auf die Entwicklung einer Lehre von der Unternehmungsführung sozialer Systeme legte. Als sein Nachfolger entwickelte *Bleicher* 1991 das Konzept zu einem „Konzept Integriertes Management" weiter, mit dem wesentliche Probleme des Managements strukturiert durchdacht und zu einem integrativen Gesamtkonzept zusammengefügt werden. Vgl. *Bleicher* (1991). Bleicher war es zudem bereits in seinem Werk über „Perspektiven für Organisation und Führung von Unternehmungen" aus dem Jahr 1970 gelungen, eine Verbindung zwischen den vorher meist getrennt gesehenen Phänomenen der „Organisation" und der „Führung" herzustellen. Vgl. *Bleicher, K.* (1971); *Ulrich, H.* (2001), S. 363.

entwickelt wurde, legt eine integrierende Managementsichtweise zugrunde. Durch ein ganzheitliches, synthetisch-vernetztes Denken sowie die Integration vielfältiger Einflüsse in einem Netzwerk von Beziehungen ergibt sich ein Denkmuster für den Umgang mit Systemen. Mit dem normativen, strategischen und operativen Management sind drei **Dimensionen** zu unterscheiden, die auf der Suche nach neuen Denkansätzen hilfreich sind und die es ermöglichen, differenzierte Lösungen für die gewachsenen Managementherausforderungen zu erarbeiten. Die konzeptionellen Vorgaben des normativen und strategischen Managements sind wegweisend für das operative Management. Sie besitzen eher eine Entwicklungs- und Gestaltungsfunktion, während die operative Dimension lenkend in die Unternehmungsentwicklung eingreift.[25]

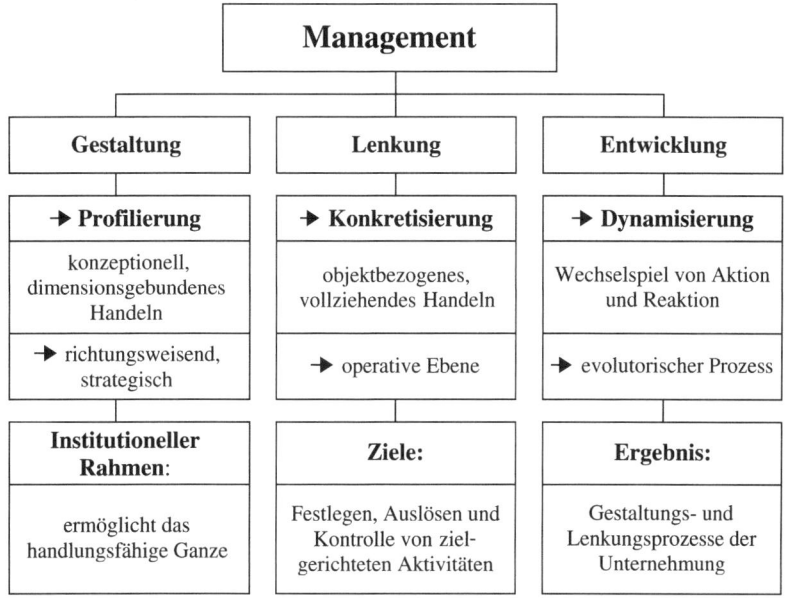

Abb. 2: *Gestaltung, Lenkung und Entwicklung als Funktion des*   **22**
Managements
Quelle: In Anlehnung an *Bleicher, K.* (2004), S. 60.

Die drei interdependenten Dimensionen des normativen, strategi-   **23**
schen und operativen Managements orientieren sich an der **Managementphilosophie** der Unternehmung[26], die grundlegende Einstellungen, Überzeugungen und Werthaltungen des Managements erfasst[27]

---

25 Vgl. *Bleicher, K.* (2004), S. 77.
26 Vgl. ebenda, S. 79 ff.
27 Vgl. *Ulrich, P./Fluri, E.* (1992), S. 53.

und über die Wahl von Aktivitäten, Strukturen und Verhalten vermittelt wird. Normen werden zu Programmen konkretisiert, die in Vorgaben für Aktivitäten verwandelt werden. Die Managementstrukturen finden sich in Organisations-, Managements- und Dispositionssystemen. Sowohl die **Aktivitäten** als auch die **Strukturen** dienen der menschlichen Verhaltensbeeinflussung.[28]

24 Auch in Gesundheitseinrichtungen sind die Wahrnehmungsmöglichkeiten von Komplexität und Veränderung an eine Grenze gestoßen, die zu einer Überforderung der Entscheidungsträger führen. *Siegfried Eichhorn* (2008) empfiehlt daher in seinem Konzept eines **integrierenden Krankenhausmanagements** die systemorientierte Denkweise auch für Krankenhäuser: „Die immer komplexer werdende Problemlandschaft kann nicht mehr wie bisher durch analytisches Denken allein erfolgreich gelöst werden. Es muss vielmehr ergänzt werden durch eine ganzheitliche integrierende Betrachtung. Notwendig wird ein umfassendes systematisches Denken, das ein gedankliches Wechselspiel zwischen Teil und Ganzheit, das Einordnen von Teilerkenntnissen in Gesamtkonzepte sowie ein wechselseitiges Denken auf unterschiedlichen Abstraktionsebenen erlaubt".[29]

25 Die Begriffe „Denken" oder „Entwickeln", „Gestalten" und „Lenken" sind nach diesem Konzept damit als wesentliche Bausteine für eine prozessorientierte Konzeption anzusehen.

26 Nach *Knut Bleicher* (2004) sind **Prozesse** Lenkungs-, Gestaltungs- und Entwicklungsobjektes des operativen Managements (siehe Abb. 3). Auch wenn dieser Managementebene grundsätzlich der effektive und effiziente Vollzug normativer Missionen und strategischer Programme zukommt (Lenkung), so beobachtet er derzeit einen Trend zur „simultanen Symbiose" vor allem des strategischen und operativen Managements.[30] Unter dem zwingenden Einfluss einer Sicherung des Problemlösungspotenzials der bestehenden Gesundheitsunternehmung, der Verbesserung der Wettbewerbsfähigkeit und der Sicherung der Qualität[31] finden wesentliche Schwerpunktverlagerungen zu Gunsten des operativen Managements statt. Danach gilt es auch, im operativen Management eine **Verbesserung** oder **Neugestaltung von Prozessabläufen** zu erreichen. Das strategische Management gibt dafür die Vorgaben, indem es die Wertschöpfungskette mit ihren Schwerpunktaktivitäten mit Blick auf die Patienten/Bewohner und Kundenbedürfnisse definiert.

---

28 Vgl. *Bleicher, K.* (2004), S. 87.
29 Vgl. *Eichhorn, S.* (2008a), S. 115.
30 Vgl. *Bleicher, K.* (2004), S. 460.
31 Vgl. *Zapp, W.* (2008a), S. 263.

Die operative Prozessentwicklung, -gestaltung und -lenkung sieht sich dabei mit drei korrekturbedürftigen Problemen konfrontiert: die unzureichende Patienten- und Kundenorientierung, das vernachlässigte Qualitätsbewusstsein und die unzureichende Dienstleistungsgestaltung.[32]

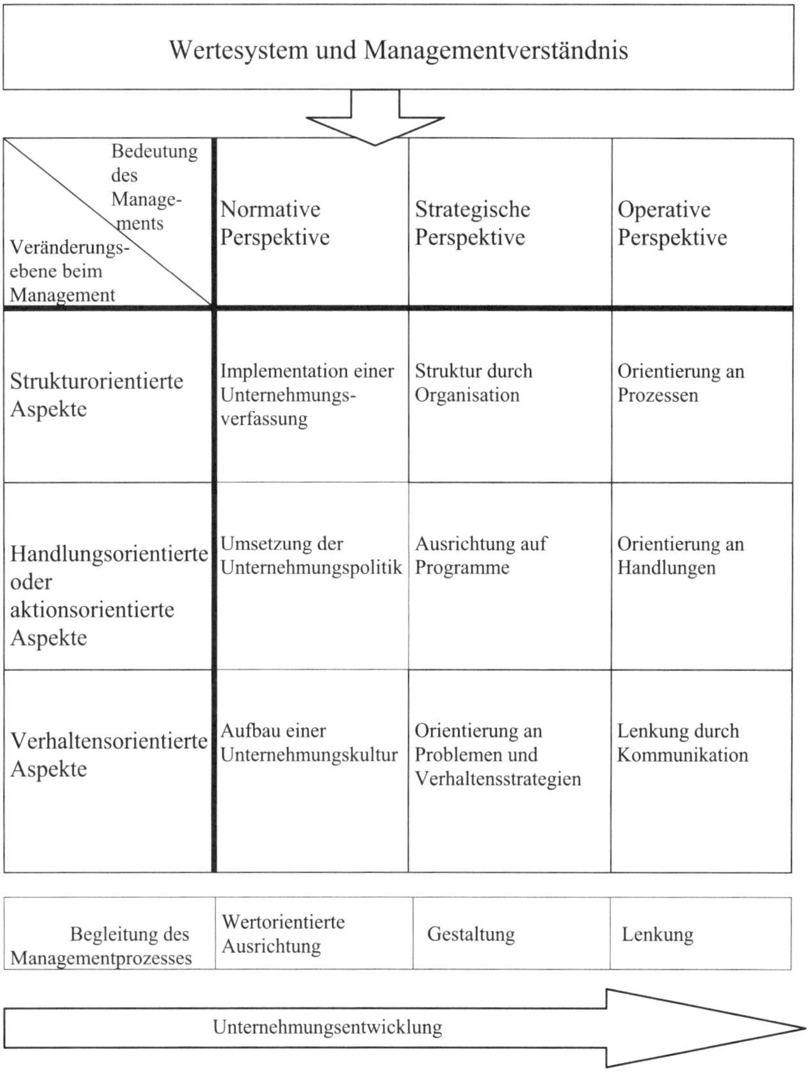

Wertesystem und Managementverständnis		

Bedeutung des Managements / Veränderungsebene beim Management	Normative Perspektive	Strategische Perspektive	Operative Perspektive
Strukturorientierte Aspekte	Implementation einer Unternehmungsverfassung	Struktur durch Organisation	Orientierung an Prozessen
Handlungsorientierte oder aktionsorientierte Aspekte	Umsetzung der Unternehmungspolitik	Ausrichtung auf Programme	Orientierung an Handlungen
Verhaltensorientierte Aspekte	Aufbau einer Unternehmungskultur	Orientierung an Problemen und Verhaltensstrategien	Lenkung durch Kommunikation
Begleitung des Managementprozesses	Wertorientierte Ausrichtung	Gestaltung	Lenkung

Unternehmungsentwicklung

Abb. 3: Managementverständnis in Anlehnung an das St. Gallener Modell **27**
  Quelle: In Anlehnung an *Bleicher, K.* (2004), S. 88, 463.

---

32 Vgl. *Bleicher, K.* (2004), S. 462.

28 In Anlehnung an *Siegfried Eichhorn* (2008) sollten sich Prozessoptimierungsbemühungen in Gesundheitsunternehmungen auf folgende Schwerpunkte konzentrieren[33]:

- Dominanz der Arbeitsprozesse über die Aufbaustrukturen: Die Gesamtorganisation der Einrichtung muss sich nach dem Ablauf der Kern-, Support- und Managementprozesse richten.
- Funktionsüberschreitender Charakter der Prozessorganisation: Im Unterschied zur verrichtungsorientierten Ablauforganisation, die auf die funktionalen Aufgabenspezifizierung ausgerichtet ist, hat die Prozessorganisation die ganzheitliche Vorgangsbearbeitung zum Ziel und hat sich damit vor allem auch auf die Schnittstellen zu konzentrieren.
- Patienten- und Kundenorientierung: Eliminierung aller Blindleistungen und Konzentration auf wertschöpfende Aktivitäten. Dreh- und Angelpunkt sind hierbei die Patienten- und Kundenbedürfnisse.
- Selbstkontrollen der einzelnen Prozesse: Intelligente Abstimmung von Prozessmanagement mit dem Ressourcenmanagement sowie der Prozessstruktur und der Aufbaustruktur auf dem Weg des Selbstcontrolling der Prozesse.

29 Häufig bekommen die operativen prozessorientierten Bemühungen ein strategisches und normatives Format, nämlich dann, wenn gravierende Eingriffe in Arbeitsweisen, Organisations- und Personalstrukturen sowie unternehmungskulturelle Entwicklungen die Folge sind.[34] Grundsätzlich können auch isolierte Prozesslösungen nicht gewollt sein, da sie im Widerspruch zum vernetzten Managementgedanken stehen. In diesem Sinne bedarf es einer ständigen Kontrolle isolierter Teillösungen dahingehend, dass sie als Stellgröße für andere Bereiche des Unternehmungssystems früh genug erkannt und eliminiert werden.[35]

30 In dieser Abhandlung steht neben der prozessorientierten Gestaltung die Lenkung im Vordergrund. Den Zusammenhang wollen wir an dieser Stelle noch einmal verdeutlichen, bevor wir weiter in die Prozessgestaltung einsteigen: **Lenkung** bedeutet „die konzeptionell gestalteten normativen und strategischen Vorgaben durch operatives Handeln des Managements umzusetzen."[36] Nach dem kybernetischen Ansatz

---

33 Vgl. *Eichhorn, S.* (2008b), S. 162 f.
34 Vgl. *Bleicher, K.* (2004), S. 465.
35 Vgl. *Eichhorn, S.* (2008b), S. 165.
36 Siehe *Bleicher, K.* (2004), S. 452.

hält Lenkung ein System durch Steuerung und Regelung unter Kontrolle.[37] Organisationssysteme weisen jedoch im Sinne der systemtheoretisch-kybernetischen Perspektive eine hohe Komplexität auf, was die Lenkung erschwert. Eine Möglichkeit zur Komplexitätsreduzierung bietet die Strukturierung, d. h. die Gestaltung der Organisation und der Managementsysteme. Dadurch wird eine strukturelle Redundanz im Sinne einer **Reserve an Lenkungskapazität** geschaffen, woraus sich eine höhere Robustheit gegenüber Störungen ergibt.[38] Damit stellt folglich die **Prozessgestaltung** die Rahmenvorgabe dar, die an das Management weitergegeben wird, um von dort aus die Prozesse zu lenken. Die Prozessgestaltung selbst ist somit ein Orientierungsmaßstab.

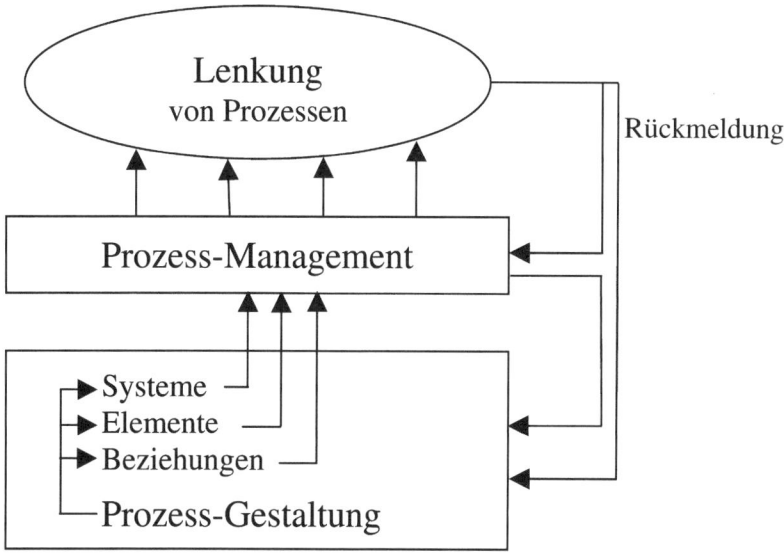

Abb. 4: *Prozessgestaltung als Orientierungsmaßstab für das Management*   **31**

---

37   Vgl. *Bleicher, K./Meyer, E.* (1976), S. 61, auch: *Mirow, H.M.* (1969), S. 93.; vgl. hierzu ausführlich die Ausführungen im Beitrag Prozesslenkung.
38   Vgl. *Schwaninger, M.* (2004), S. 9 f.

3 Systemtheoretische Grundstruktur

3.1 Elementorientierte Prozessgestaltung

32 In der Organisationslehre werden Aufgaben, Menschen, Informationen und Sachmittel als Elemente des Systems Unternehmung angesehen[39]; im Gesundheitsbereich ist der Patient oder Bewohner als spezifisches Betrachtungsobjekt in besonderer Weise zu beachten.

3.1.1 Objektorientierte Ausgestaltung

33 Mit dem Begriff **Objekt** wird die Art des Gegenstandes bezeichnet, auf den sich die Verrichtungen beziehen.[40] Im Krankenhaus werden Röntgen- und Laborleistungen, Physikalische Therapie und andere therapeutischen Leistungen und Diagnoseverfahren eingesetzt und angewendet. Die Behandlung des **Patienten** stellt aber dennoch den zentralen Wertschöpfungsprozess dar[41]; so dass der Patient das zentrale Objekt ist, nach dem sich die Tätigkeiten richten. Der Unternehmungszweck der Stationären Altenhilfe besteht in der Erhaltung, Verbesserung und Unterstützung der Lebensqualität und des Wohlbefindens der **Bewohner** sowie der Förderung des Gesundheitszustandes,[42] so dass die Pflege der Bewohner, die soziale Betreuung der Bewohner und die Verpflegung und Unterkunft der Bewohner als wesentliche Kernprozesse aufgefasst werden können mit dem Bewohner.

Der Patient bzw. Bewohner steht somit im Mittelpunkt der Prozesse. Er ist aber nicht nur ein **Objekt** von Tätigkeiten. Die Unternehmungsprozesse weisen nicht nur auf die Patienten- der Bewohnerzentrierung hin, vielmehr ist der Patient oder Bewohner auch Subjekt und Handelnder in diesen Prozessen, die vielfach an ihm durchgeführt werden. Die Beziehungen zwischen dem Patienten oder Bewohner zum Personal der Gesundheitseinrichtung sind in den Prozessen von besonderer Wichtigkeit. Die Subjektsichtweise des Leistungsempfängers stellt deshalb besondere Anforderungen an die Prozessgestaltung. Diese Sichtweise bietet so die Möglichkeit die Beziehungsstruktur der beteiligten Abteilungen und Berufsgruppen in besonderer Weise aufzudecken und zu gestalten.

---

39 Vgl. *Schulte-Zurhausen, M.* (2005), S. 35.
40 Vgl. *Vahs, D.* (2007), S. 41.
41 Vgl. *Feinen, R.* (1999), S. 188.
42 Vgl. *Zapp, W./Funke, M./Schnieder, S.* (2000), S. 54.

3.1.2 Potentialorientierte Ausgestaltung

Potentiale kann man als bestimmtes Leistungs- oder Nutzungsvermögen bezeichnen. Hierbei wird zwischen ökonomischen (Ziele), humanen (Personal) und technischen Potentialen (Sachmittel) differenziert: Aus dem ökonomischen Potential leiten sich die einzelnen Aufgaben der Unternehmung ab. Die Aufgaben werden durch Personen als humane Potentiale mit Hilfe der technischen Potentiale in Form von sachlichen Hilfsmitteln erfüllt.[43]   **34**

Ziele und Aufgaben

Als Potential bietet das Aufgaben- und Zielsystem Orientierung für das System der Gesundheitseinrichtung und dessen Subsysteme, in der Form, dass alle Elemente und Beziehungen sich nach den Zielen ausrichten.[44] Aufgrund ihrer verhaltenssteuernden Wirkung, sind **Ziele** im Rahmen der Prozessgestaltung nicht zu vernachlässigen. Als Sollzustand geben sie den Anstoß für die gestalterischen Maßnahmen, die den Ist-Zustand in den Soll-Zustand überführen sollen. Gleichzeitig geben sie die Richtung der Veränderungen an.[45]   **35**

Daher sind die Ziele im Vorfeld der Lösungssuche zu definieren, ohne Ziele wird der organisatorische Gestaltungsprozess beeinträchtigt. Die Bestimmung der richtigen Ziele ist wichtig, da falsche Ziele zu irrelevanten Lösungen führen.[46]   **36**

Im Rahmen der Prozessgestaltung ist es sinnvoll nach   **37**
- Systemzielen,
- Vorgehenszielen
- und Rahmenbedingungen zu unterscheiden.

Systemziele beschreiben anzustrebende Bedingungen, die am Ende eines Gestaltungsprozesses erreicht werden sollen. Sie symbolisieren die Systemleistung, bzw. die Eigenschaften des Soll-Zustandes. **Vorgehensziele** umfassen die Forderungen, die für das Erreichen der Systemziele zu erfüllen sind. Sie beeinflussen die Art und Weise des Gestaltungsprozesses. Als **Rahmenbedingungen** gelten die im Gestaltungsprozess nicht beeinflussbaren Größen.[47]   **38**

---

43   Vgl. *Bleicher, K./Meyer, E.* (1976), S. 19.
44   Vgl. ebenda, S. 20 f.
45   Vgl. *Gemünden, H. G.* (1995), S. 254.
46   Vgl. *Schulte-Zurhausen, M.* (2005), S. 353 f.
47   Vgl. ebenda, S. 353 f.

39 Aus dem Systemziel werden die Sachziele abgeleitet, aus denen die zu erfüllenden Aufgaben resultieren. Die Systemziele bilden eine Art organisatorischer Richtschnur, somit liefert die organisatorische Struktur ihrerseits einen Beitrag zur Zielerreichung.[48]

40 Als Systemziel für Unternehmungen im Gesundheitswesen ist die Erfüllung der Versorgungsauftrags der Bevölkerung unter Beachtung der Leistungsfähigkeit und Kostenwirtschaftlichkeit zu sehen.[49]

Personen und Sachmittel

41 Für die Leistungserbringer im Gesundheitswesen sind die Leistungspotentiale –**Personal** und **Sachmittel**– von entscheidender Bedeutung für die Leistungsbereitschaft. Bedingt durch die Tatsache, dass Gesundheitsleistungen nicht lagerfähig sind, sind ihre richtige Dimensionierung und Qualität wichtige Faktoren für wirtschaftliches und zielgerichtetes Handeln. Die Potentiale und die Kapazitäten sind möglichst flexibel und bedarfsgerecht zu gestalten.[50]

42 Im Bezug auf die **Prozessgestaltung** sind die beiden Elemente – Personal und Sachmittel – Ansatzpunkte für die Gestaltung der Wirtschaftlichkeit und der Patienten- bzw. Bewohnerorientierung. Die Prozessgestaltung soll einen Betrag dazu leisten, sie hinsichtlich ihrer quantitativen und qualitativen Kapazitäten anzupassen. Einerseits steht die Vermeidung großer Überkapazitäten im Vordergrund, andererseits ist die bedarfsgerechte Versorgung im Sinne der Versorgungsaufträge zu gewährleisten.[51]

43 Von Bedeutung für die Prozessgestaltung in Gesundheitseinrichtungen ist das Potential Personal, mit einem Anteil bis zu 70 Prozent an den Gesamtkosten. So ist das zur Aufgabenerfüllung notwendige Personal vorzuhalten.[52] Bei der Potentialbereitstellung ist aus der Qualitätsperspektive zwischen der Leistungsbereitschaft als quantitative Bereithaltung personeller und technischer Kapazitäten im konkreten Nachfragefall einerseits und der generellen Leistungsfähigkeit als Vorhaltung qualitativ zur Leistungserstellung geeigneter personeller und technischer Kapazitäten andererseits zu differenzieren. Leistungsbereitschaft und Leistungsfähigkeit beeinflussen beide das Qua-

---

48 Vgl. *Bleicher, K.* (1972), S. 176 f.
49 Vgl. *Haubrock, M.* (2007), S. 153 ff.
50 Vgl. *Haiber, T.* (1997), S. 121 ff.
51 Vgl. ebenda, S. 129.
52 Vgl. *Büchi, R./Chrobok, R.* (1997), S. 119 f.

litätsniveau der bereitgestellten Potentiale hinsichtlich Sachzielerreichung bzw. Patientenorientierung.[53]

Die Prozessgestaltung ist ein Instrument um den zeitbezogenen wirtschaftlichen Einsatz der Personalressourcen sicherzustellen. Sie soll beispielsweise eine zeitgerechte Aufgabenerfüllung, eine angemessene und gleichmäßige Arbeitsbelastung der Mitarbeiter und die Anpassungsflexibilität gegenüber Veränderungen in der Aufgabenerledigung gewährleisten.[54] Die Austauschbarkeit von Personal- und Sachmittel ist in Gesundheitseinrichtungen sehr begrenzt.[55]

44

3.1.3 Aktionsorientierte Ausgestaltung (Willensbildungsprozess)

Der **Willensbildungsprozess** ist als eine Verbindung zwischen Elementen und Beziehungen zu sehen und verläuft querschnittartig über sämtliche Prozesse hinweg. Tätigkeiten als Grundlage für Prozesse setzen einen Willensbildungsprozess voraus. Als Aktionen kommen die verschiedenen Phasen des Willensbildungsprozesses der
- Willensbildung,
- Willensdurchsetzung,
- Willensrealisation und
- Willenssicherung

in Betracht.

45

Die operative **Willensbildung** soll im vorgebenden Rahmen aufgetretene Probleme bei der Zielerreichung erkennen, analysieren, Alternativen anbieten und abwägen und eine Lösung auswählen. Die Willensbildung besteht aus der Planung, womit die Anregungs- (Problemerkennung und -analyse) und Suchphase gemeint ist, sowie die Bewertung und die Auswahl einer als geeignet erscheinenden Entscheidung. In der Entscheidungsphase (Optimierungs-, Auswahlphase) werden die Handlungsmöglichkeiten im Hinblick auf die Zielerreichung beurteilt.

46

Die **Willensdurchsetzung** umfasst das Treffen der Entscheidung durch das Management und die Legitimation zur Lenkung, Steuerung, Regelung und Veranlassung von Tätigkeiten. Die Veranlassung

47

---

53 Vgl. dazu auch die Ausführungen im Beitrag Betrachtungsebenen von Prozessen, Gliederungspunkt 4.
54 Vgl. *Büchi, R./Chrobok, R.* (1997), S. 119 f.
55 Vgl. hierzu die Ausführungen zur Dienstleistung im Beitrag Prozesse in Dienstleistungsunternehmungen der Gesundheitswirtschaft, Gliederungspunkt 1.

stellt das Bindeglied zur Realisation dar.[56] Die **Willensrealisation** ist die tatsächliche Umsetzung und deren tatsächlicher Verlauf.

48 Die **Willenssicherung** überprüft die vorgenommenen Entscheidungen, Maßnahmen, Ergebnisse und das persönliche Verhalten der Mitarbeiter, indem über eine Abweichungsanalyse Veränderungen eingeleitet werden können.

Maßnahmen der Willenssicherung	Durchfürung von:
• Entscheidungsorientiertes Vorgehen	
• Maßnahmenorientiertes Vorgehen	• Abweichungsanalysen
• Ergebnisorientiertes Vorgehen	• Einleitung von Veränderungen
• Mitarbeiterorientiertes Vorgehen	

49 *Abb. 5: Willenssicherung*

50 Dieser Willensbildungsprozess darf bei der Prozessgestaltung nicht als abgeschlossen betrachtet werden. Vielmehr unterstützt er die Prozesse dadurch, dass die Mitarbeiter als selbstständig handelnde Personen die Prozessabläufe begleiten und bei Abweichungen in den Prozessen, in den Ausgangsbedingungen oder bei Veränderungen bei Patienten selbst, wieder Tätigkeiten bei sich selbst oder bei anderen in Gang setzen.

3.2 Beziehungsorientierte Prozessgestaltung

51 Bei der Prozessgestaltung sind die **Systembeziehungen** von besonderer Bedeutung. Sie verknüpfen die Systemelemente und Subsysteme miteinander. Bei der Betrachtung der Beziehungen ist zwischen solchen zu unterscheiden, die sich innerhalb eines Systems entfalten (intrasystemisch) und jenen, die zwischen Elementen eines Systems und seiner Umwelt bestehen (intersystemisch). Organisatorisch betrachtet verknüpfen sie die Systemelemente und Subsysteme der Unternehmung als **Verteilungsbeziehungen** und als **Arbeitsbeziehungen**. Ergebnis der Gestaltung von Verteilungsbeziehungen ist die Aufbauorganisation, bei der den Personen Aufgaben zugeordnet werden, die sie mit Hilfe von Sachmitteln zu erfüllen haben. Die Ablauforganisation als Ergebnis der Arbeitsbeziehungsgestaltung konkretisiert sich im Austausch von materiellen und immateriellen Objekten.[57]

---

56 Vgl. *Bleicher, K.* (2004), S. 452 f.
57 Vgl. *Bleicher, K.* (1991), S. 20, S. 39 ff., S. 95.

3.2.1 Ausgestaltung der Arbeitsbeziehungen

Die einzelnen Subsysteme der Organisation werden durch **Arbeitsbe-**   **52**
ziehungen verknüpft. Sie werden verdeutlicht durch den Austausch
von materiellen und immateriellen Objekten. Entsprechend handelt es
sich dann um eine Arbeitsbeziehung, wenn ein Output eines Subsys-
tems zum Input eines anderen wird.[58] Diese Arbeitsteilung erfordert
zwangsläufig Abstimmungsbedarf. Daher ist die Abstimmung bei der
Ausgestaltung der Beziehungen von besonderer Bedeutung.

Ausgestaltung der materiellen Beziehungen

Die Ausgestaltung der **materiellen Prozesse** erfolgt traditionell ab-   **53**
lauforientiert, dabei steht das räumliche und vor allem das zeitliche
Ineinandergreifen im Vordergrund, hierbei liegt das Augenmerk der
Prozessgestaltung auf die **räumliche** und **zeitliche Anordnung** der
Systemelemente.[59]

Als räumlicher Aspekt ist grundsätzlich die Anordnung der Arbeits-   **54**
plätze zu sehen, sie legt die Länge der Transportwege fest und beeinflusst so die Durchlaufzeit. Die **räumliche Ausgestaltung** ist in Abhängigkeit der Organisation der Leistungserstellung zu betrachten.[60]
Allgemein wird als Ziel der räumlichen Gestaltung die Minimierung
der Transportzeit angesehen, dass durch die räumliche Anordnung der
Arbeitsplätze in der Prozessfolge erreicht werden soll.[61]

In einer Gesundheitsunternehmung wie dem Krankenhaus ist die   **55**
räumliche Ausgestaltung durch ortsgebundene Verrichtungssysteme
gekennzeichnet (z. B. OP, Radiologie), die oft interdisziplinär genutzt
werden. Dies erfordert den Transport des Patienten zu den Leistungsstellen.[62] Von daher ist die zeitliche Koordination und Ausgestaltung
der Transportwege von größerer Bedeutung, als die räumliche Ausgestaltung, wobei zu beachten ist, dass beide Ausgestaltungsebenen (die
räumliche und die zeitliche) sich gegenseitig bedingen.[63] Bei der **zeit-**
lichen Ausgestaltung rückt die **Durchlaufzeit** im Mittelpunkt der
Betrachtung.

---

58   Vgl. *Bleicher, K.* (1972), S. 179.
59   Vgl. *Vahs, D.* (2007), S. 225.
60   Vgl. *Schulte-Zurhausen, M.* (2005), S. 107 f.
61   Vgl. ebenda, S. 99 f.
62   Vgl. *Seelos, H.-J.* (1993), S. 113.
63   Siehe dazu die Ausführungen im Beitrag Betrachtungsebenen von Prozessen,
     Gliederungspunkt 3.

56 Materielle Prozesse resultieren aus dem Zusammenwirken von Menschen und Sachmittel zur Bearbeitung des materiellen Arbeitsobjektes. Diesen Tatbestand repräsentiert, bezogen auf das Arbeitsobjekt, die Durchlaufzeit. Generell wird die minimale Durchlaufzeit der Patienten und der Arbeitsobjekte angestrebt. Hierzu werden Regeln aufgestellt, die den zeitlichen Ablauf und die mengenmäßige Auslastung gestalten sollen. Dabei ist das Problem zu lösen, dass neben der minimalen **Durchlaufzeit** auch die maximale Auslastung angestrebt wird. Diesen Zielkonflikt beschreibt das „Dilemma der Ablauforganisation".[64] Beispielsweise konkurriert im Krankenhaus die maximale Auslastung einzelner Funktionsabteilungen zu den Kernarbeitszeiten mit einem optimalen Durchlauf des Patienten im Rahmen des Behandlungsprozesses.

57 So wird bei der zeitlichen Ausgestaltung der materiellen Beziehungen, mit dem Ziel der Durchlaufzeitreduktion, eine bessere Verzahnung der Teilprozesse angestrebt. Dafür ist im Krankenhaus die Betrachtung des gesamten Behandlungsprozesses samt Schnittstellen notwendig, um so die Arbeitsbeziehungen darzustellen.[65]

58 Mit der Verzahnung der Teilprozesse ist die **Abstimmung** verbunden. Aus dem Beziehungsgeflecht zwischen den Subsystemen resultieren Schnittstellen und Interdependenzen, die Koordinationsbedarf bedingen. Dieser steigt mit dem Grad der Arbeitsteilung, mit der Intensität und Komplexität der Beziehungen und der räumlichen Distanz. Mit Hilfe der Prozessgestaltung ist der Koordinationsbedarf zu reduzieren oder abzudecken.[66]

Ausgestaltung der immateriellen Beziehungen

59 **Informationsprozesse** sind gekennzeichnet durch immaterielle Beziehungen, ihr Gegenstand ist der Austausch von **Information** zwischen den Subsystemen. Als Input empfangen sie Informationen, aus diesen werden die in der Regel neue Information erstellt, die wiederum als Output anderen Prozessen zugeleitet werden.[67]

60 Informationen sind die Basis für betriebliche Entscheidungen und sie vernetzen sämtliche Prozesse miteinander. Deshalb wird ein

---

64 Vgl. *Schulte-Zurhausen, M.* (2005), S. 98 ff.
65 Vgl. *Adam, D./Gorschlüter, P.* (1999), S. 102.
66 Vgl. *Schulte-Zurhausen, M.* (2005), S. 203 ff.
67 Vgl. ebenda, S. 119 f.

reibungsloser Prozessablauf von der Gestaltung der Informations- und den damit verbundenen Kommunikationsbeziehungen beeinflusst.[68]

Die detaillierte und zugleich allgemeingültige Beschreibung von **Informationsprozessen** ist schwierig. Grundsätzlich gehören zu einem Ablauf des Informationsprozesses die fünf Grundaktivitäten: Aufnahme, Transformation, Speicherung, Übermittlung und Abgabe von Informationen.[69] Aber dabei können, bedingt durch die Aufgabenstellung, die Einzelschritte und deren Reihenfolge variieren. Jedoch kann für Handlungsempfehlungen der organisatorischen Gestaltung eine Einteilung in sogenannte Grundtypen erfolgen.[69] **61**

Hier zu nennen wäre der Ansatz von *Arnold Picot* und *Ralf Reichewald* (1987), bei dem die Aufgabenstellung des Informationsprozesses im Vordergrund steht: Zur Differenzierung werden bestimmte Merkmale, wie die Eigenschaft der Problemstellung, der Informationsbedarf, der Kooperationsbedarf und der Lösungsweg aufgeführt. Mit Hilfe dieser Merkmale ergeben sich drei unterschiedlichen Aufgabentypen der Informationsverarbeitung:[70] **62**

Bei dem **einzelfall-orientierten Informationsprozess** ist die Informationsverarbeitung nicht formalisierbar. Der Komplexitätsgrad der Aufgabenstellung ist hoch und sie ist kaum planbar. Die Kommunikationspartner stehen in der Regel vorab nicht fest und der Informationsbedarf ist kaum oder gar nicht bekannt. Der Lösungsweg ist offen. **63**

Der **sachfall-orientierten Informationsprozess** besteht aus Aufgaben mit wechselnder Problemstruktur. Gewisse Regeln und Richtlinien bestimmen den Ablauf, der aber nicht schematisch erfolgen muss, sondern Sachverstand voraussetzt. Der Informationsaustausch erfolgt mit wechselnden Kommunikationspartnern mit unterschiedlicher Intensität, hierbei ist der Informationsbedarf vorab nicht exakt bestimmbar. Im Normalfall ist die Kommunikationsform schriftlich und vollzieht sich unter Einhaltung des Dienstweges. **64**

Im **routinefall-orientierten Informationsprozess** sind die Problemstellungen vornehmlich konstant. Dadurch besteht die Möglichkeit den Lösungsweg fast komplett zu formalisieren und zu standardisie- **65**

---

68 Vgl. *Vahs, D.* (2007), S. 180.
69 Vgl. *Schulte-Zurhausen, M.* (2005), S. 119 f.
70 Vgl. *Picot, A./Reichwald, R.* (1987), S. 61 ff.

ren. Die Kommunikation erfolgt mit festgelegten Kommunikationspartnern mit einem weitgehend bestimmten Informationsbedarf.

66 Die aufgeführten Varianten sind als idealtypisch zu verstehen, um den grundsätzlichen Zusammenhang zwischen Aufgabenstellung und Informationen zu verdeutlichen.[71]

67 Die Informationsprozesse müssen so gestaltet werden, dass sie die Anforderungen der jeweiligen Aufgaben unterstützen. Je nach Ausprägung ergeben sich verschiedene Ansprüche.

68 Die Abwicklung bei einzelfall-orientierten Aufgaben ist improvisatorisch geprägt und bedingt eine hohe Flexibilität. Ein spontaner, direkter unbürokratischer Informationsaustausch ist von besonderer Bedeutung. Informationen sind dann direkt und fallbezogen zu beschaffen. Die Gestaltung der Kommunikationswege muss einen unmittelbaren Informationsaustausch mit verscheidenden Kommunikationspartnern gewährleisten.

69 Die sachfall-orientierten Aufgaben sind als administrativ anzusehen. In der Regel werden die Informationen schriftlich auf vorgegebenen Dienstwegen ausgetauscht. Bei der Ausgestaltung steht daher die Erleichterung der schriftlichen Dokumentation und Kommunikation im Vordergrund.

70 Der Charakter der routinefall-orientierten Aufgaben ist deterministisch. Prägend ist die Mensch-Maschine-Kommunikation. Im Vordergrund stehen hier schnelle Antwortzeiten und eine sichere Informationsübertragung.[72]

3.2.2 Ausgestaltung der Verteilungsbeziehungen

71 Verteilungsbeziehungen entstehen durch die sachliche Zuordnung von Aufgaben, Personen und technischen Hilfsmitteln zueinander. Durch **Verteilungsbeziehungen** entstehen organisatorische Einheiten, die „aufbaumäßig" in einem Gefüge neben-, über- und untereinander angeordnet werden. Aus diesem resultiert die aufbauorganisatorische Gliederung einer Unternehmung. Durch die formale Darstellung der Organisation wird Art und Umfang der Arbeitsteilung und die Art der Koordination festgelegt, mit dem Ergebnis von Über-

---

71 Vgl. *Schulte-Zurhausen, M.* (2005), S. 121 f.
72 Vgl. *Schulte-Zurhausen, M.* (2005), S. 122 f.

bzw. Unterstellungsverhältnissen. Die Art und der Umfang einer Spezialisierung zeigt sich in der Ausprägung der organisatorischen Einheiten (Stelle, Abteilung bzw. Bereich). Meist werden mehrere Stellen zu einer Abteilung zusammengefasst, mehrere Abteilungen zu einem Bereich.[73]

72 Leitungsstellen (Instanzen) zeichnen sich dadurch aus, dass sie Entscheidungs- und Leitungsaufgaben wahrnehmen, während die übrigen Stellen Ausführungsaufgaben verrichten. Sie sind mit besonderen Rechten und Pflichten ausgestattet und daher werden an ihre Inhaber auch besondere Anforderungen gestellt. Bei diesen Rechten und Pflichten handelt es sich um Entscheidungs- und Weisungsbefugnisse und um Verantwortung.[74]

73 Die **Prozessgestaltung** richtet die Prozessabläufe in das Zentrum der Gestaltung, verzichtet aber nicht auf Strukturen, Konfigurationen oder Abteilungen. Der Prozessgedanke führt nicht zur Auflösung von OP-Abteilungen, fokussiert aber auf Schnittstellen. Insoweit ist sicherzustellen, dass nicht rigide Abteilungsstrukturen, sondern spezialisierte Teams in überlappender Weise zusammenarbeiten.

74 Neben traditionellen Ein-, Mehr- und Stabliniensystemen[75] stellt die **Matrixorganisation** auf die Überlagerung von funktions- und objektbezogenen Organisationsstrukturen ab. Im Krankenhaus wird die Patientenversorgung in den medizinischen Fachabteilungen erbracht, die z. B. mit den Teilbereichen der Verwaltung kooperieren, ohne dass die Verwaltungsleitung eingeschaltet wird. Benötigt die chirurgische Fachabteilung z. B. Materialien, so kann sie sich unmittelbar an die Materialwirtschaft wenden (siehe folgende Abbildung).[76]

---

73 Vgl. *Bleicher, K./Meyer, E.* (1976), 20 f., 95.
74 Vgl. *Kieser, A./Kubicek, H.* (1992), S. 82 ff.
75 Vgl. *Vahs, D.* (2007), S. 112 f.
76 Vgl. *Bleicher, K/Meyer, E.* (1976), 119 f.

Matrixorganisation

75 *Abb. 6: Beispiel einer Matrixorganisation im Krankenhaus*
Quelle: In Anlehnung an *Hauke, E.* (2007), S. 178.

76 Die direkten Kommunikationswege entlasten die Leitungsspitze und können so zu schnelleren Problemlösungen führen. Mit einer Matrixorganisation wird eine bessere Nutzung der Ressourcen erreicht, die Arbeit in Gruppen wird intensiviert, wodurch die Fehlerrisiken abnehmen. Es werden jedoch hohe Anforderungen an die Konfliktfähigkeit und Konflikttoleranz der Mitarbeiter gestellt und somit ist das Stresspotential dieser Organisationsform höher als das anderer Organisationsformen.[77]

77 Die nachfolgende Abbildung 7 fasst die systemtheoretischen Ausführungen zusammen, indem sie einen Überblick über die Systemelemente und -beziehungen der Organisation einer Unternehmung gibt.

---

77 Vgl. *Kieser, A./Kubicek, H.* (1992), S. 135 ff.

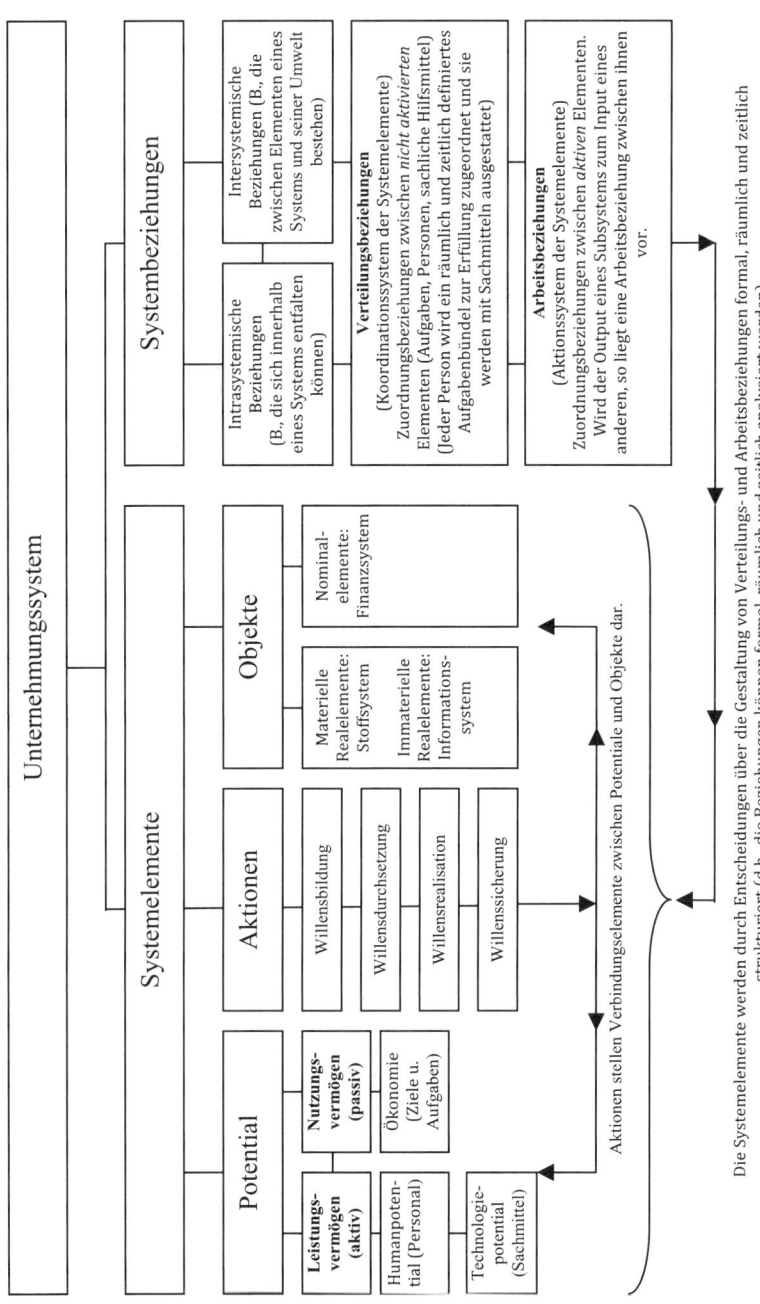

Abb. 7: Organisationssystem der Unternehmung   **78**

    Quelle: In Anlehnung an *Bleicher, K./Meyer, E.* (1976), S. 17 ff.

4 Ablauftheoretische Darstellung

4.1 Prozessorientierung

79 Die Grundlage des Prozessmanagements liegt in der Erkenntnis, dass alle untereinander verknüpften, sich gegenseitig beeinflussenden Tätigkeiten in einer Wertschöpfungskette einer Unternehmung auch ein Endprodukt liefern. **Prozessorientierung** bedeutet somit, dass ein Unternehmung nicht grob in einen produktiven Fertigungsbereich und in einen unproduktiven Verwaltungsbereich eingeteilt werden darf, sondern vielmehr als ein Leistungsgeflecht anzusehen ist, dass insgesamt eine **Wertschöpfung** erzielt.[78] Eine Vielzahl dieser Leistungen wird in einem Unternehmungsbereich erbracht, aber anderen Unternehmungsbereichen zur Verfügung gestellt (z. B. Personalbereitstellung). Somit ist ein Unternehmungsbereich bzw. -Prozess Lieferant und ein anderer Kunde. Die Unternehmung selbst stellt sich so auch als ein Geflecht von internen **Kunden-Lieferanten-Beziehungen** dar, von deren Qualität maßgeblich die Wettbewerbsfähigkeit abhängt.[79]

80 Anhand der folgenden Abbildung lässt sich das System der Kunden-Lieferanten-Beziehungen verdeutlichen.

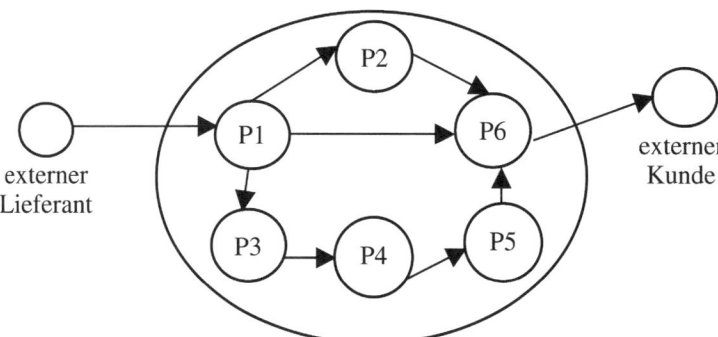

81 *Abb. 8: Die Unternehmung als offenes System von Prozessen*
Quelle: In Anlehnung an: *Haist, F./Fromm, H.* (1991), S. 95.

82 Erkennbar ist z. B., dass P1 interner Lieferant von P2 und P3 ist und P6 interner Kunde von P1, P2 und P5; P4 hat mit P3 nur einen internen Lieferanten, mit P5 nur einen internen Kunden. Ein Unternehmen lässt sich daher als komplexes, offenes System von Prozessen mit ei-

---

78 Vgl. *Scholz, R./Vrohlings, A.* (1994c), S. 22.
79 Vgl. ebenda.

ner Vielfalt von Beziehungen zwischen Lieferanten und Kunden darstellen.[80]

Patienten/Bewohner- und Kundenorientierung

Die Patienten-/Kundenzufriedenheit gilt als zentraler Erfolgsfaktor **83** des Prozessmanagements. Folgerichtig bedeutet Patienten-/Kundenorientierung eine klare Ausrichtung der Unternehmung auf die legitimen Wünsche und individuellen Bedürfnisse der Patienten und Kunden. Kunde ist aus Sichtweise der Prozessorientierung derjenige, der einen Output nachfragt, unabhängig davon, ob es sich um einen internen Kunden handelt, also denjenigen, der der Unternehmung angehört und von den Aktivitäten der Unternehmung betroffen ist (z. B. Mitarbeiter der weiterverarbeitenden Abteilung), oder ob es einen externen Kunden, diejenigen Personen und Institutionen, die nicht der Unternehmung angehören, aber von den Aktivitäten der Unternehmung tangiert werden, (z. B. den Käufer eines Produktes) betrifft.[81]

Kerngedanke ist hierbei, interne sowie externe Kunden-Lieferanten- **84** Beziehungen als gleichartig gelten zu lassen und als Schnittstellen anzusehen. Zur Gewährleistung eines optimalen Prozessablaufes sollte der Leistungsaustausch zwischen Kunde und Lieferant an jeder Schnittstelle (Grenze zwischen den organisatorischen Einheiten) abgestimmt werden. Von der Güte der Kunden-Lieferanten-Beziehung hängt die gesamte Leistungsfähigkeit des Prozesses ab. Somit heißt Prozessorientierung generell auch Kundenorientierung.[82] Die Patientenorientierung umfasst das Wohlbefinden und die Zufriedenheit der Patienten sowie die Erreichung einer vorgegebenen Qualität.

Patientenorientierung bedeutet letztlich das stetige Bestreben der hu- **85** manitären, ethischen und spirituellen Befriedigung der Wünsche der Patienten und das konsequente Bemühen um das Wohlbefinden und die Zufriedenheit des Patienten. Da es sich bei der Patientenorientierung um ein dynamisches Phänomen handelt, muss sie durch stetigen Wandel der Ansprüche und Erwartungen der Patienten fortlaufend überprüft werden.

Schnittstellen

Der Begriff Schnittstelle bezieht sich in der Betriebswirtschaftslehre **86** auf die Interaktion von Menschen oder organisatorischen Teileinhei-

---

80 Vgl. *Haist, F./Fromm, H.* (1991), S. 94.
81 Vgl. *Juran, J. M.* (1993), S. 76.
82 Vgl. *Scholz, R./Vrohlings, A.* (1994c), S. 22.

ten in Betrieben bei der Lösung einer Aufgabe.[83] Die Literatur zur Schnittstellenproblematik konzentriert sich vor allem auf die funktionale Spezialisierung innerhalb einer Organisation.

87 Als repräsentativ für diese Sichtweise kann folgende Definition gelten: „Der Schnittstellenbegriff (…) bezieht sich vor allem auf Organisationsgebilde, in denen komplexe Aufgaben mehrerer spezialisierter Untereinheiten (wie Abteilungen) arbeitsteilig zugeordnet werden."[84] Somit entstehen Schnittstellen aus mindestens zwei unterschiedlichen, durch organisatorische Kriterien voneinander abgegrenzten Teilbereichen.[83] Hieraus folgt die Unterbrechung von Prozessen und die Aufteilung von interdependenten Vorgängen auf verschiedene Aufgabenträger.[85]

Schnittstellen in stationären Einrichtungen

88 Das Gesundheitswesen ist durch ein komplexes Zusammenwirken einer Vielzahl teils sehr heterogener Systemelemente zu charakterisieren. Die aufgeführten Begriffsbestimmungen lassen sich somit auch auf das Organisationsgebilde von Krankenhäusern, Reha- und Fachkliniken, Einrichtungen der Stationären Altenhilfe usw. anwenden. Die Gesamtaufgabe zum Beispiel des Krankenhauses – die Diagnose, die Therapie und die Unterbringung eines Patienten – erfordert eine funktionale Spezialisierung. Voraussetzung für das Erlernen und Beherrschen der einzelnen Tätigkeitsfelder ist spezielles Wissen und bestimmte Fähigkeiten der Mitarbeiter.[86] Somit wird der Behandlungsprozess durch zahlreiche Berufsgruppen in spezialisierten Teilbereichen durchgeführt. Daher lassen sich auf den Patienten bezogen Schnittstellen im Krankenhaus als Wechsel der arbeitsteilig handelnden Bezugspersonen oder als Übergang in die verschiedenen Funktionsbereiche bzw. Einrichtungen innerhalb der internen und krankenhausübergreifenden Versorgungskette bezeichnen.[87]

89 Betrachtet man die Organisationsstrukturen im Krankenhaus, so haben diese Schnittstellen, durch bewusste oder notwendige Arbeitsteilung entstanden, bedeutenden Einfluss auf Zeit, Qualität und Kosten.[88] Jede Schnittstelle im Prozess bedeutet eine Unterbrechung der

---

83 Vgl. *Brockhoff, K./Hauschildt, J.* (1993), S. 399.
84 *Köhler, R./Görgen, W.* (1991), S. 527.
85 Vgl. *Köhler, R./Görgen, W.* (1991), S. 527; vgl. hierzu auch *Zapp, W./Erlemann, C./Torbecke, O.* (2000).
86 Vgl. *Picot, A./Schwarz, A.* (1995), S. 586 ff.
87 Vgl. *Badura, B./Feuerstein, G.* (1994), S. 13 ff.
88 Vgl. *Zapp, W./Erlemann, C./Torbecke, O.* (2000), S. 6.

Behandlung und Versorgung des Patienten mit einer entsprechenden Transport- und Wartezeit. Voraussetzung für die Implementierung einer **prozessbezogenen Organisation** ist eine berufsgruppenübergreifende Kooperation und Koordination zwischen den Bereichen Medizin, Pflege, Versorgung und Verwaltung. Die Koordination und Zusammenarbeit muss durch folgende Merkmale geprägt sein:

- Die Verwaltung, Wirtschafts- und Versorgungsabteilung stellt eine Serviceeinrichtung für Medizin und Pflege dar, die diese mit Informationen, notwendiger Infrastruktur und personellen Ressourcen versorgt.
- Die Medizin und Pflege unterstützen die Verwaltung bei der Erfassung von Informationen, der Ermittlung von Schwachstellen und berücksichtigen auch die wirtschaftlichen Aspekte des Krankenhauses.[89]

Schnittstellenkoordination

90 Jeder Funktionsbereich in einer stationären Einrichtung bearbeitet nur einen Teil des **Behandlungsprozesses**, d. h. es besteht eine funktionsübergreifende Abfolge von Tätigkeiten, die zum Gesamtprozess beitragen. Aus dieser funktionalen Aufgabenzerlegung resultieren die Schnittstellen.[90]

91 Durch sie und die damit verbundenen Interdependenzen ergibt sich der **Koordinationsbedarf** zwischen den verschiedenen Abteilungen. Die Tätigkeiten der einzelnen Bereiche sind auf das Gesamtziel abzustimmen. Der Bedarf an Koordination ist vom Grad der Arbeitsteilung abhängig.

92 Je mehr sich ein Prozess in einzelne Teilschritte aufteilt und diese in spezialisierten Organisationseinheiten durchgeführt werden, desto größer ist der Abstimmungsbedarf. Ferner bestimmt die Komplexität und Intensität der Beziehungen zwischen den getrennten Teilbereichen das Maß der Absprachen und Vorgaben.[91]

93 Die Abstimmung der einzelnen Bereiche kann durch verschiedene Formen der **Koordination** erfolgen:

94 - Koordination durch persönliche Weisung
  Die Koordination erfolgt durch Vorgesetzte. Dafür sind formale Unter- und Überordnungsbeziehungen die Grundlage. Die Koordinationsaufgaben werden von Leitungsstellen mit Entschei-

---

89 Vgl. *Jeschke, H.* (1995), S. 416.
90 Vgl. *Müller, D.* (1998), S. 110.
91 Vgl. *Schulte-Zurhausen, M.* (2005), S. 203 ff.

dungs- und Weisungsbefugnissen wahrgenommen. Abzustimmende Sachverhalte werden solange in der Hierarchie nach oben geleitet, bis sich eine gemeinsame zuständige Leitungsstelle findet. Hierbei ist die Koordination von der Organisationsstruktur und von der Persönlichkeit der Vorgesetzten abhängig. Sie können eine Entscheidung fällen oder weiterleiten.[92]

95 • Koordination durch Selbstbestimmung

Sie erfolgt zwischen gleichrangigen Organisationseinheiten auf der Grundlage nichthierarchischer Kommunikation. Hierbei stimmen die Stelleninhaber, deren Aktivitäten voneinander abhängen, ihre Handlungen aufeinander ab. Dafür sind gute soziale Kontakte, Offenheit und gegenseitiges Vertrauen die Basis.[93]

96 • Koordination durch Programme

Problemstellungen, die sich in ähnlicher Weise wiederholen, lassen sich organisatorisch standardisieren. Dabei kann sich die Standardisierung auf die Arbeitsprozesse, die Arbeitsergebnisse und die Fähigkeiten des Personals beziehen. Die Standardisierung von Arbeitsprozessen erfolgt durch Regeln und Programme. Bei Regeln handelt es sich um generelle Verfahrensrichtlinien, während Programme sich auf bestimmte Situationen beziehen. Mit einer Standardisierung werden Abstimmungsprobleme durch Verhaltensvorschriften vorweggenommen. Um die Verhaltensvorschriften zu erhalten, werden vorher die Prozesse detailliert beschrieben und unabhängig von Personen sowie Ereignissen dauerhaft geregelt. Arbeitsergebnisse sind durch eine Festlegung des Outputs in Bezug auf Quantität und Qualität standardisierbar. Die Vorgabe der Quantität erfolgt durch Pläne. Mit Produkt- und Leistungsspezifikationen wird die zu erreichende Qualität vorgegeben. Die Fähigkeiten des Personals können durch bestimmte Verhaltenserwartungen standardisiert werden. So werden vom Stelleninhaber bestimmte Qualifikationen und Kenntnisse erwartet. Die Koordination beruht darauf, dass der Stelleninhaber in seinem bisherigen Berufsleben die erwarteten Verhaltensmuster erlernt hat und sie auch anwendet.[94]

97 Nach *Alfred Kieser* und *Herbert Kubicek* (1992) werden vier verschiedene **Koordinationsinstrumente**, wie in folgender Abbildung gezeigt, unterschieden.

---

92 Vgl. ebenda, S. 210 f.
93 Vgl. ebenda, S. 211 ff.
94 Vgl. *Schulte-Zurhausen, M.* (2005), S. 212 ff.

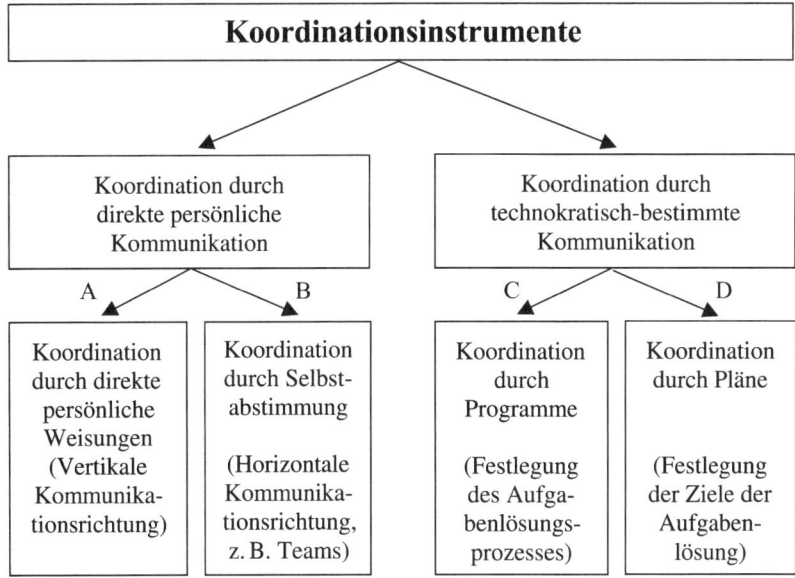

Abb. 9: Koordinationsinstrumente **98**

> Quelle: In Anlehnung an: *Kieser, A./Kubicek, H.* (1992), S. 104 – 107; vgl.
> auch *Zapp, W.* (2002), S. 98.

Diese Gliederung setzt an den Medien an, mit deren Hilfe eine Koor- **99**
dination erfolgt, und unterscheidet diese Medien aus der Sicht der von
diesen Entscheidungen betroffenen Organisationsmitglieder. Die beiden ersten Mechanismen beruhen auf einer unmittelbaren persönlichen Kommunikation zwischen Organisationsmitglieder. Im Fall (A)
handelt es sich um eine vorwiegend vertikale, im Fall (B) um eine
vorwiegend horizontale Kommunikation. Diese beiden Koordinationsinstrumente werden auch als personenorientiert bezeichnet, weil
die betroffenen Organisationsmitglieder die Entscheidungen als ein
sichtbares Ergebnis der Handlungen genau identifizierbarer Personen
erfahren. Die Mechanismen (C) und (D) enthalten demgegenüber
zwar auch verbindliche Festlegungen, die Urheber können jedoch oft
nicht unmittelbar identifiziert werden. Dementsprechend werden sie
als unpersönlich und technokratisch bezeichnet.[95]

---

95 Vgl. *Kieser, A./Kubicek, H.* (1992), S. 103 ff. Die Veröffentlichung von Kieser
    und Walgenbach (2007) ergänzt „Interne Märkte" und „Unternehmenskultur".
    Diese Begriffe lassen sich in das ursprüngliche Konzept (s. o.) integrieren.

4.2 Prozessverantwortung

100 Vom organisatorischen Standpunkt aus sind Prozesse stations- und funktionsübergreifend, d. h. sie durchlaufen organisatorische Einheiten und Verantwortungsbereiche. Mitarbeiter in den einzelnen Abteilungen neigen dazu, den Prozess in ihrer Abteilung zu optimieren, ohne die Auswirkungen auf andere Abteilungen zu berücksichtigen. Diese ungewollte Suboptimierung kann vermieden werden, wenn nur eine Person für einen Prozess funktions- und abteilungsübergreifend die Verantwortung trägt.

101 Die **Prozessverantwortlichkeit** heißt hier, den Prozess zu definieren, zu messen und zu lenken, um ihn fortlaufend zu verbessern, sowie ein hohes Maß an Handlungskompetenz. Der Verantwortliche fungiert als Mittler zwischen Zulieferer und Abnehmer.[96] Hier zeigt sich, dass die Prozessorientierung nicht als Ersatz der Ablauforganisation angesehen werden kann. Die Arbeitsbeziehungen, die die Prozesse darstellen, und die Verteilungsbeziehungen, die die Konfiguration der Institution abbilden, sind miteinander verwoben. Eine einseitig ausgerichtete Prozessbetrachtung führt zu einer Engführung.

102 Ein **Prozessverantwortlicher** oder besser ein **Prozessbegleiter** kann nur agieren, wenn die Prozesse klar im Ablauf definiert sind, da er sonst als Schwachstellen-Koordinator reagieren muss. Die Frage ist also, ob über die Prozessgestaltung die Abläufe aufeinander abgestimmt werden können, oder ob sie zur Unterstützung eines Machtpromotors bedürfen.

4.3 Prozessmodule

103 Der Ablauf im einzelnen Prozess und die Beziehungen zum vor- und nachgelagerten Prozess werden in der folgenden Abbildung dargestellt. Wie aus der Abbildung ersichtlich ist, bildet diese Betrachtungsweise von Prozessen den Ausgangspunkt für eine strukturierte Darstellung von Arbeitsabläufen. Die Komplexität der Betriebsabläufe wird auf die Einfachheit der Basiskomponenten reduziert. Ein komplexer Vorgang kann in viele überschaubare Teilvorgänge zergliedert werden, bei denen der Aufbau eines Prozessmoduls zu erkennen ist. Jeder Prozess ist demnach durch die Faktoren Input, Verarbeitung und Output zu beschreiben.

---

96 Vgl. *Füermann, T./Dammasch, C.* (2002), S. 35.

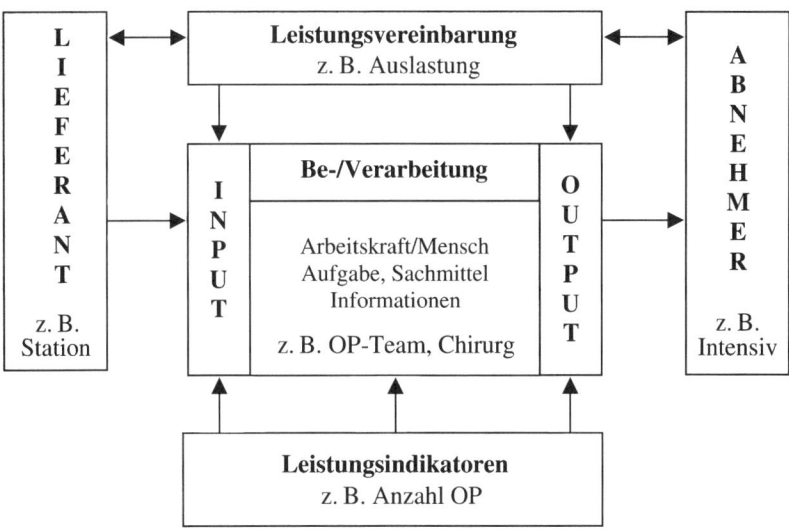

Abb. 10: Basiskomponenten des Prozessmanagemnts – Prozessmodule   **104**
Quelle: In Anlehnung an: *Pfohl, H.-C./Krings, M./Betz, G.* (1996), S. 248.

Diese Basiskomponenten haben folgende Bestandteile: **105**
- Input-/Output-/Outcome-Norm   **106**
  Informationen, Dienstleistungen oder Material sind Input wie Output des eigentlichen Verarbeitungsschrittes, und für die Effizienz aller Prozesse ist die Qualität von Input und Output ein wichtiger Faktor. Die Zufriedenheit des Abnehmer/Kunden ist abhängig von der Übereinstimmung der Output-/Outcome-Norm mit dem tatsächlichen Prozessergebnis.
- Be-/Verarbeitung   **107**
  Mit Hilfe vorbestimmter Abläufe wird aus einem Input ein Output/Outcome generiert, wobei Prozessmanagement versucht, kontinuierliche Verbesserungen an diesen Abläufen zu erzielen.
- Leistungsvereinbarung   **108**
  Die **Leistungsvereinbarung** dient dazu, den Koordinationsbedarf zwischen Lieferant und Kunde zu verringern. Hierfür hat eine möglichst präzise Abstimmung bzgl. der Input- und Outputnormen zu erfolgen.
  Um eine gemeinsame Zielvorgabe von Abnehmern/Kunden und Lieferanten zu treffen, wird in der Literatur eine solche Prozess-Vereinbarung als sog. Kunden-Lieferanten-Vereinbarung empfohlen.[97]

---

97 Vgl. *Trill, R.* (1999), S. 143.

109 • Leistungsindikatoren

Sowohl im Prozess selbst als auch an den Prozessschnittstellen sind Kontrollpunkte zu definieren. Aus den dort gewonnenen Daten werden Kennzahlen errechnet, mit denen sich Prozessfortschritt, korrekter Prozessablauf und korrekte Übergabe im Vergleich zum vorher festgelegten Ziel messen lassen. Mit Hilfe eines solchen Kennzahlensystems erfolgt ein regelmäßiger Abgleich zwischen Soll-Vorgaben und Ist-Ergebnissen. Festgestellte Abweichungen dienen dem Prozessmanagement als Basis für Steuerungsaktivitäten.[98]

4.4 Prozessabschnitte

110 Von der Idee einer Prozessgestaltung bis zu ihrer Umsetzung vergeht in der Regel viel Zeit, so dass es sinnvoll ist Prozessabschnitte zu definieren, an denen festgelegte Ergebnisse erreicht werden müssen. *Guido Fischermanns* (2009) versteht diese Prozessabschnitte als Projektphasen. Sie sind „ein zeitlicher Abschnitt des Projektlebenszyklus, der sachlich gegenüber anderen Abschnitten getrennt ist."[99] Die Prozessabschnitte folgen dem PDCA-Zyklus von Prozessplanung, Prozessrealisation und Prozesseinführung.[100] Bei der **Prozessplanung** wird zwischen der strategischen und operativen Planung unterschieden. Die Durchführung der strategischen Prozessplanung orientiert sich an den Vorgaben der strategischen Unternehmungsziele. Ergebnis dieser Planung sind die Vorgaben für die Hauptprozesse.[101] Inhalt der operativen Prozessplanung ist zum Beispiel die Überprüfung, ob ablauforganisatorische Maßnahmen mit den personellen Veränderungen harmonisieren.[100] Die **Prozessrealisation** konzentriert sich nur auf die operative Ebene.[101] Hier wird „gehandelt", indem z. B. Arbeitsanweisungen verfasst werden, Software implementiert wird oder Mitarbeiter qualifiziert werden. Im Rahmen der **Prozesseinführung** werden die realisierten Lösungen in den operativen Betrieb übernommen.[100]

111 Auch *Michael Gaitanides* (2007) hat sich mit Prozessabschnitten befasst und sie analog zu den **Lebenszyklusphasen** eines Produktes oder einer Unternehmung[102] mit den Phasen der Entstehung, des

---

98   Vgl. *Scholz, R./Vrohlings, A.* (1994c), S. 23.
99   *Fischermanns, G.* (2009), S. 178.
100 Vgl. *Fischermanns, G.* (2009), S. 179.
101 Vgl. *Binner, H. F.* (2008), S. 431.
102 Vgl. hierzu z. B. das Phasenmodell im St. Galler Managementmodell. Vgl. *Bleicher, K.* (2004), S. 529 ff.

Wachstums, der Reife und der Veralterung betrachtet. Unter Verweis auf *Wilfried Krüger* und *Christian Homp* (1997) beschreibt er folgende Prozessabschnitte[103]:

- **Identifikation:** Entwurf von Geschäftsprozessen
- **Entwicklung:** Kompetenzorientierter Aus- und Aufbau der Prozesse auf der Basis der verfügbaren Ressourcen und Fähigkeiten
- **Integration:** Gezielte Bündelung und Integration von Ressourcen in Prozessen
- **Nutzung:** Ausschöpfung der Prozessstärken und dadurch Verwertung von Wettbewerbsvorteilen
- **Transfer:** Übertragung der Kernkompetenzen aus der Prozessorganisation auf andere Produkte und Dienstleistungen.

Eine erfolgreiche Prozessmodellierung und -integration verleitet häufig zu Selbstsicherheit bei den Unternehmungen. Die Folge ist ein **Erlahmen der Entwicklungsimpulse** bis hin zur Stagnation.[104] Es ist Aufgabe des Prozessmanagements, es gar nicht soweit kommen zu lassen oder hier eine Wende zu vollziehen, indem durch permanente Verbesserungen ihrer Prozessroutinen die Kompetenzen weiterentwickelt werden.[105] Anpassungsprozesse, die damit einhergehen und vom Prozesscontrolling angestoßen werden, sollten sich auf folgende Kriterien konzentrieren:[106] **112**

1. Entwicklungspotential: Vorhandensein weiterer Potentiale in den Geschäftsprozessen, die zum Auf- oder Ausbau von Kernkompetenzen beitragen.
2. Entwicklungsaussichten: Nutzbarkeit der aus den Geschäftsprozessen entstandenen Kernkompetenzen für andere Zwecke.
3. Transferpotential: Übertragungsmöglichkeiten vorhandener Geschäftsprozesse auf andere Leistungen oder Leistungsbereiche.
4. Transferaussichten: Risiken und Chancen bei der Übertragung der Geschäftsprozesse.
5. Kompetenzschutz: Bewertung der Imitationsmöglichkeiten der Prozesse.
6. Kompetenzspezifität: Abschätzung, ob Kernkompetenzen an spezifische Prozesse gebunden sind.
7. Wachstumsstrategie: Wachstumspotentiale der vorhandenen Geschäftsprozesse und den daraus abgeleiteten Kompetenzen.

---

103 Vgl. *Krüger, W./Homp, Ch.* (1997), S. 95.
104 Vgl. *Krüger, W./Homp, Ch.* (1997), S. 96.
105 Vgl. *Gaitanides, M.* (2007), S. 235.
106 Vgl. *Gaitanides, M.* (2007), S. 235 nach *Krüger, W./Homp, Ch.* (1997), S. 98.

8. Timingstrategie: Marktfolger- oder -führerschaftspotentiale der vorhandenen Geschäftsprozesse und den daraus abgeleiteten Kompetenzen.

113 Sind die Anpassungsprozesse erfolgreich, kann die Unternehmungsposition auf Dauer gehalten werden.[107]

---

107 Vgl. *Gaitanides, M.* (2007), S. 236.

Vorgehensweise und Ablauf der Gestaltung von Prozessen

Winfried Zapp/Silja Otten

Schlagwortübersicht

1 Praeleminarien zur Prozessanalyse

1.1 Prozessidentifikation

1 Eine Prozessanalyse deckt Prozesse auf, die zum einen ineffektiv und nicht wertschöpfend sind oder zum anderen den Kundenbedürfnissen nicht entsprechen. Ferner werden Optimierungspotentiale in einer Unternehmung erkannt. Die Identifikation der Prozesse beinhaltet das Erkennen der in einer Institution ablaufenden Prozesse und ist daher eine wichtige Voraussetzung der Prozessanalyse.

2 In der Literatur werden zwei Ansätze zur Prozessidentifikation beschrieben, die **deduktive** und die **induktive** Vorgehensweise.[1] Bei

---

1 Vgl. *Gaitanides, M./Ackermann, I.* (2004), S. 15; *Becker, J./Meise, V.* (2004), S. 123 ff.

der deduktiven Prozessidentifikation gibt es grundlegende, allgemeingültige Prozesse, die in allen Unternehmungen vorkommen. Die Prozesse werden deduktiv und auf der Basis idealtypischer Geschäftsprozesse identifiziert, indem allgemeine Rahmenprozesse unternehmungsspezifisch differenziert und ihre Strukturen auf Basis wettbewerbskritischer Erfolgsfaktoren generiert werden.[2] Bei der induktiven bzw. individuellen Prozessidentifikation wird von der Annahme ausgegangen, dass entsprechend der Kundenbedürfnisse und der Wettbewerbssituation die Prozesse in jeder Unternehmung unterschiedlich sind und anhand der individuellen Problemlage induktiv identifiziert werden müssen. Das Verfahren geht von den Kundenbedürfnissen aus, wobei die Prozesse zielgerichtet als spezifische Kunden-Lieferanten-Beziehungen definiert werden.[3] Das **Prozessergebnis** beinhaltet entsprechend den Fähigkeiten und der sich daraus ergebenden möglichen Bündelung von Ressourcen wettbewerbskritische Leistungen, die die Stärken und Schwächen der Unternehmung im Vergleich zu den Konkurrenten reflektieren. Erst die Formulierung dieser Kompetenzen führt zur Identifikation von Kernprozessen. Wettbewerbsstrategische Problemformulierung und Prozessidentifikation sind somit kreative und innovative Handlungen, die demzufolge von erfahrenen Mitarbeitern oder Arbeitsgruppen erbracht werden sollten.[4]

Die Auswahl zwischen den genannten Verfahren beeinflusst letztendlich den Umfang und Intensität des Wandels in der Unternehmung maßgeblich. Ein radikaler Wandel, wie er häufig gefordert wird, scheint insbesondere bei der induktiven Prozessgenerierung denkbar.[5]   3

Ein Krankenhaus, ein Altenheim oder eine ambulante Einrichtung besteht aus einer Vielzahl von Prozessen. Um es als Prozessmodell abbilden zu können, bietet sich zunächst eine Konzentration auf die charakterisierenden Prozesse an.[6] Ausgangspunkt ist der Unternehmungszweck der Gesundheitsunternehmung. So gilt es als wesentliche Aufgabe zum Beispiel eines Krankenhauses das Bereitstellen und das Erbringen der medizinischen und pflegerischen Leistungen, unter   4

---

2 Vgl. *Gaitanides, M./Ackermann, I.* (2004), S. 15.
3 Vgl. ebenda.
4 Vgl. *Gaitanides, M./Ackermann, I.* (2004), S. 16.
5 Vgl. ebenda, S. 17.
6 Vgl. *Gaitanides, M./Scholz, R./Vrohlings, A.* (1994), S. 6 und *Scholz, R./Vrohlings, A.* (1994), S. 84.

der Berücksichtigung des mindestens gesetzlichen und selbst gewählten Anspruchsniveaus.[7] Entsprechend ist der Patient Verursacher aller Leistungen im Krankenhaus, die Veränderung seines Gesundheitszustandes ist die eigentliche Zielsetzung und das Produkt des Krankenhauses, für das es die Vergütung erhält.[8] Hieraus ergeben sich als Kernprozess die medizinisch-pflegerischen und therapeutischen Leistungen sowie die Leistungen von anderen beteiligten Berufsgruppen. Kernprozesse reichen von den Schnittstellen der Lieferanten bis hin zu den Schnittstellen der Kunden, sind funktions- und abteilungsübergreifend angesiedelt und setzen sich aus einer unterschiedlichen Anzahl von inhaltlich zusammenhängenden **Hauptprozessen**, in der ersten Ebene und **Teilprozessen** in der darauf folgenden Ebene zusammen.

5 Weiterhin gibt es in einer Unternehmung Prozesse, die ausschließlich von unternehmungsinternen Kunden nachgefragt werden bzw. die die **Kernprozesse** unterstützen und für deren reibungslosen Ablauf sorgen. Diese Prozesse, die so genannten **Supportprozesse**, sollten von den Kernprozessen getrennt betrachtet werden, da sie keinen unmittelbaren Nutzen für die externen Kunden stiften und somit nicht direkt zum strategischen **Wettbewerbsvorteil** beitragen.[9] Supportprozesse sind prinzipiell zum Outsourcing geeignet oder zur Ausgestaltung als eigenes Profitcenter oder Costcenter.

6 Im Gesundheitsbereich ist die Einteilung von Kern- und Supportprozessen nicht ganz einfach und immer wieder zu hinterfragen, weil die Gesundung des Patienten im Vordergrund steht und der Support anderweitig erstellt werden kann. Deshalb wird auch als weiterer Prozesstyp der **Managementprozess** benannt.[10] Während Kernprozesse auf unternehmungsspezifische Prozesse abstellen, unterstützen die Supportprozesse diese Tätigkeiten. Managementprozesse gestalten und lenken beide vorgenannten Prozesstypen und schaffen damit eine Integrationsleistung. Auch der Kernprozess muss auf seine unternehmungsspezifische Bedeutung hin untersucht werden.[11]

---

7 Vgl. *Zapp, W./Oswald, J.* (2009a), S. 58.
8 Vgl. *Feinen, R.* (1999), S. 192 f.
9 Vgl. *Osterloh, M./Frost, J.* (2006), S. 38 f.
10 Vgl. *Zapp, W./Oswald, J.* (2009a), S. 52.
11 Vgl. *Zapp, W.* (2008a), S. 253.

1.2 Prozessauswahl

Mit der sich an die Prozessidentifikation anschließenden Prozessaus- **7**
wahl wird das problemorientierte Herauslösen von Prozessen bezeichnet, da nur die wesentlichen Prozesse bzw. Teilprozesse genauer
untersucht werden sollen. Von Bedeutung sind hierbei generell das
Nutzenpotential für die Prozessanalyse und die eventuell folgenden
Gestaltungsschritte. Weiterhin sind die Patienten- bzw. Kundensicht-
weise zu beachten, die **Rationalisierungsreserven** zu erkennen und
die Erfolgschancen sowie die Machbarkeit des Projektes einzuschätzen.[12]

Für eine Prozessgestaltung bieten sich zunächst ausgewählte Teil- **8**
prozesse des Behandlungsprozesses wie beispielsweise der Ablauf
im Operationsbereich oder die pflegerische Versorgung von Patienten an, da mit Blick auf eine patientenorientierte Prozessgestaltung
auch möglichst patientennahe Abläufe optimal gelenkt werden sollten.

2 Prozessdarstellung

2.1 Prozessabgrenzung

Nach der Prozessauswahl erfolgt die gegenseitige Abgrenzung der **9**
Prozesse voneinander. Dabei werden die Grenzen der Betrachtung für
die Prozessanalyse fixiert. Durch eine konkrete Benennung von Beginn und Ende des Prozesses bzw. Teilprozesses können Überschnei-
dungen zu angrenzenden Prozessabläufen vermieden werden.[13] Nach
Gaitanides (1983) ist die Prozessabgrenzung ein subjektiver Ent-
scheidungsprozess des Betrachters.[14] Oft ergeben sich aber aus dem
inhaltlichen Zusammenhang für Prozessbeginn und -ende weitgehend
natürliche **Prozessgrenzen**, wie beispielsweise der Behandlungsprozess von der Patientenaufnahme bis zur Entlassung des Patienten Die
Prozessabgrenzung erfolgt meist bezüglich vor- und nachgelagerter
Aktivitäten, aber auch die nebengelagerten und inhaltlich verwandten
Aktivitäten werden miteinbezogen.

---

12 Vgl. *Pfohl, H.-C./Krings, M./ Betz, G.* (1996), S. 246 f.
13 Vgl. ebenda.
14 Vgl. *Gaitanides, M.* (1983), S. 64 f.

10 Schon bei der Prozessabgrenzung ist zu beachten, dass die Prozessgestaltung über Abteilungsgrenzen hinweg erfolgen kann, so dass die so genannte **Prozessverantwortung** von allen beteiligten Abteilungen wahrgenommen werden muss. Empfehlenswert ist hier ein Prozessteam, das sich aus den verschiedenen Akteuren einzelner Bereiche zusammensetzt und die Prozessverantwortung wahrnimmt.[15]

2.2 Prozessdekomposition

11 Um einen Prozess analysieren zu können, muss die **Komplexität** und die **Dynamik** des Prozesses reduziert werden, dadurch wird er übersichtlicher und strukturierter. Hierbei wird der Prozess in seine Teilprozesse und dieser wiederum in seine **Teilschritte** zerlegt. Der schrittweise Vorgang erfolgt solange, bis eine weitere Zerlegung nicht mehr sinnvoll oder möglich ist. So entsteht eine hierarchische Gliederung des Prozesses, in dem sich die **Hierarchieebenen** durch den Grad der Detaillierung unterscheiden.

12 Die **Zerlegung** der Prozesse kann **horizontal** und **vertikal** erfolgen. Die vertikale Darstellung geht von einer bestehenden Organisationsstruktur aus. Innerhalb der Bereiche bzw. Abteilungen werden die einzelnen Prozesse aus funktionaler Sicht modelliert, wobei Schnittstellen und funktionsübergreifende Aspekte unzureichend berücksichtigt werden. Das **Optimierungspotential** beschränkt sich größtenteils auf Bereichs- bzw. Abteilungsebenen. Die horizontale Darstellung hingegen stellt den Prozess unabhängig von den Bereichen bzw. Abteilungen in den Vordergrund. Vorteil dieser Darstellungsform ist die Abbildung der vollständigen Prozesse mit den entsprechenden Schnittstellen, wodurch eine prozessuale, bereichsübergreifende Optimierung möglich ist. Die folgende Abb. 1 zeigt den Hauptprozess „Medizinischer Behandlungsprozess" zerlegt in zwei Teilprozessebenen.

---

15 Vgl. *Schmidt-Rettig, B.* (1999), S. 212.

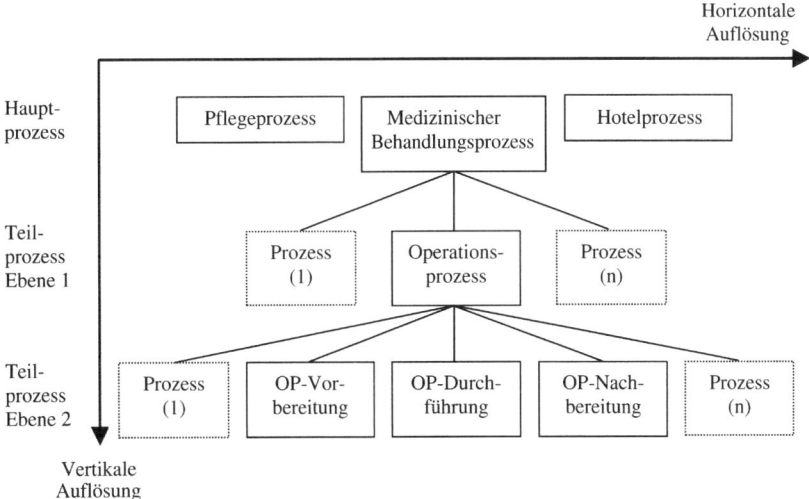

Abb. 1: Vertikale und horizontale Auflösung eines Hauptprozesses in   **13**
seine Teilprozesse
Quelle: in Anlehnung an *Straub, S.* (1997), S. 224.

2.3   Prozessabbildung

Nach der Zerlegung der Prozesse erfolgt die Prozessdarstellung. Hier-   **14**
zu lässt sich die folgende Abb. 2 als ein Ausgangsmodell der Erfassung und Darstellung von Prozessanalysen, die in einem Krankenhaus
durchgeführt wurden, ableiten. In dem dargestellten Modell wird der
Prozess „Patientenaufnahme auf der Station" in seine **Teilprozesse**
und **-schritte** zerlegt. Zu jedem dieser Teilschritte existieren „**Inputs**"
und „**Output**". Unter Inputs werden die Ereignisse oder Dokumente
gezählt, die vorhanden sein müssen, um den Teilschritt durchführen
zu können. Der Output ist das Ergebnis des Teilschrittes, der dann
wiederum für einen anderen Teilschritt derselben oder einer anderen
Berufsgruppe als „Input" benötigt wird. Auf diese Weise werden die
Schnittstellen ermittelt; dabei ergeben sich bereits erste Detailproble-
me, die zu lösen sind, um den Ablauf reibungsfreier zu gestalten.

Woher	Input	Tätigkeit	Output	Wohin	Bemerkungen
	• Gemeldeter Patient	**Auslösendes Ereignis**			
• Gefäß-chirurgische Ambulanz • Arzt	• Aufnahmeplan • Anzahl Entlassungen • Telefon	**Station/Zimmer zuweisen**	• Neuaufnahmen auf Aufnahmeplan zugewiesen	• Aufnahme- und Dienstzimmer	1. nicht alle Entlassungen rechtzeitig bekannt 2. kein Entlassungsstandard bzgl. Uhrzeit 3. Aufnahmeplan nicht zuverlässig
• Bettenzentrale	• Neuer aktueller Aufnahmeplan	**Zimmer vorbereiten**	• Zimmer und Bett vorbereitet		4. Betten müssen geholt und bezogen werden 5. Betten- und Nachtschrankmangel 6. zu wenig freie Betten
• Aufnahme	• Patient au Station	**Patient begrüssen**	• Pflege informiert	• Patient im Lichthof	7. Patient meldet sich nicht immer 8. Patient wartet im falschen Lichthof 9. kein Geschirr für Tee/Kaffee im Lichthof 10. Weg von Dienstzimmer zu Lichthof weit 11. Wartezeit oft lange, keine Lektüre/Musik/Fernsehen im Lichthof
• Patient • Angehörige • Grüne Damen	• Vollständige Unterlagen?	**Unterlagen entgegennehmen**	• Sortierte Unterlagen	• Akte • Patient	12. Laboraufkleber nicht ausgedruckt 13. Was sind „vollständige Unterlagen" (definiert?)
• Lager	• Sortierte Unterlagen • Befundmappe • Formulare (Standard)	**Patientenakte anlegen**	• Angelegte Patientenakte	• Aufnahmezimmer	
• Lager • Küche • Patient	• Essenskarten, Rohrpost • Speiseplan • Diätangaben	**Verpflegung sichern**	• Ausgefüllte Essenskarten	• Küche (über Rohrpost oder hinbringen)	14. zu wenig Speisepläne (müssen in Ambulanz kopiert werden) 15. Rohrpost nur bis 11.15 16. Mangel an Rohrpostbomben 17. Essen muss selbst geholt werden
• Bettenzentrale	• Freies, bezogenes Bett • Nachtschrank	**Zimmer zeigen**	• Patient im Zimmer/Bett		18. Patient unzufrieden über Anzahl der Mitpatienten und über Sanitäreinrichtungen
		Ende			

15 *Abb. 2: Teilschritt: Station – Patientenaufnahme*
Quelle: GSG Consulting, GmbH, Herne.

16 Mit der Darstellung der im Krankenhaus vorhandenen Prozesse wird die Voraussetzung für spätere **Gestaltungsmaßnahmen** geschaffen. Die Darstellung soll eine wertfreie Ordnung jener wichtigen Informationen gewährleisten, aus denen eine klare Prozessbeschreibung und

Definition der Schnittstellen hervorgeht. Die wesentliche Aufgabe einer Darstellung der Prozessabläufe ist die Schaffung von Transparenz, um allen Prozessbeteiligten ein einheitliches Verständnis über Inhalte und Ziele der Prozesse zu vermitteln.[16] Wichtig bei der Darstellung von Prozessen ist eine kurze und prägnante Beschreibung in einer einheitlichen unternehmungsbezogenen Sprachform. **Ablaufdiagramme** sind zur vereinfachten Darstellung einzelner Arbeitsschritte unter Berücksichtigung der Abhängigkeiten zwischen den internen und externen Kunden sowie Lieferanten dienlich. Eine zu umfangreiche Darstellung birgt die Gefahr, dass Teilprozesse zu detailliert und somit zu unübersichtlich für die Mitarbeiter beschrieben werden und von den wesentlichen Informationen ablenken.[17] Daher sollte ein **Detaillierungsgrad** gefunden werden, der zweckmäßig und innerhalb der jeweiligen Prozessebene einheitlich ist. Zur Bestimmung eines optimalen Detaillierungsgrades muss eine Orientierung an dem Prozessumfang erfolgen. Dazu können Interviews mit den am Prozess Beteiligten oder Erfassungen des Ist- Zustandes durch Beobachtung behilflich sein.

Zur Darstellungsform der Prozesse wird in der Literatur eine Vielzahl von Techniken beschrieben. Exemplarisch lassen sich an dieser Stelle das **Vierdimensionale Prozessdiagramm** (VPD-Diagramm) oder die **Ablauf-Matrix** nennen,[18] die für die Darstellung der patientenorientierten Prozesse geeignet sind.   **17**

Die Bezeichnung „Vierdimensionale Prozessdarstellung" (VPD-Diagramm) resultiert aus der Darstellung der Kriterien. Mit dem VPD-Diagramm werden die wichtigsten Kriterien wie die Tätigkeiten, das dafür benutzte System bzw. Medium (das den Arbeitsschritt unterstützt), die durchführende Funktion sowie ein Schlüsselindikator abgebildet. Im oberen Bereich wird zur leichteren Orientierung der übergeordnete Teilprozess aufgeführt, während im mittleren Bereich der Prozessfluss beschrieben wird, wobei die Tätigkeiten den Funktionsbereichen zugeordnet sind. Tätigkeiten, die relativ unabhängig vom Kernprozess verlaufen und deren Anfang nicht zugeordnet werden kann, sind unter der Bezeichnung parallele Tätigkeiten gesondert aufgeführt. Im unteren Drittel werden die eingesetzten Hilfsmittel und ein Indikator, wie z. B. die Qualität, die Durchlaufzeit oder ein Kostenindikator, abgebildet.   **18**

---

16 Vgl. *Scholz, R./Vrohlings, A.* (1994d), S. 38 ff. und *Pfohl, H.-C./Krings, M./ Betz, G.* (1996), S. 246 f.
17 Vgl. *Helbig, R.* (2003), S. 79.
18 Vgl. *Scholz, R./Vrohlings, A.* (1994a), S. 50 ff.

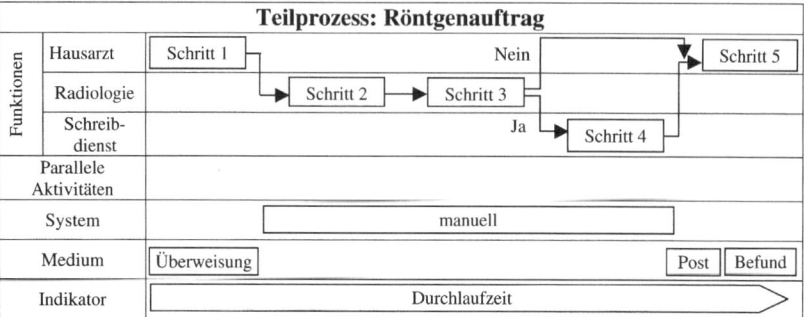

19 *Abb. 3: Aufbau eines VPD-Diagramm*

Quelle: in Anlehnung an *Scholz, R./Vrohling, A.*, (1994a), S. 51.

20 Wie zuvor erwähnt, sind die Stärken des VPD-Diagramms in der Darstellung von Schnittstellen bzw. im Wechsel der Verantwortung zu sehen. Ferner erhält der Betrachter einen Überblick über die eingesetzten Bearbeitungs- und Informationsmittel.

21 Die Schwächen werden bei Abläufen mit wenigen **Schnittstellen** deutlich. Wenn kein Aufgabenwechsel stattfindet, befindet sich die Darstellung immer in einer Zeile, der zur Verfügung stehende Platz wird nicht ausgenutzt. Außerdem ist die Darstellung von verschiedenen Varianten des Prozesses durch die starre Funktionszuordnung infolge des geringen Platzangebotes nur schwer zu bewerkstelligen.[19]

22 Die Ablauf-Matrix gleicht vom Aufbau grundsätzlich dem VPD-Diagramm. Nur in der Darstellung der Tätigkeiten unterscheiden sie sich voneinander. Im Gegensatz zum VPD-Diagramm werden die Tätigkeiten in einer separaten Leiste aufgeführt, und die Funktionen werden diesen mit Hilfe von Matrixschnittpunkten zugeordnet. Hierbei werden Tätigkeiten und Entscheidungen durch eigene Symbole dargestellt. Klar und übersichtlich wird zwischen Tätigkeiten und Entscheidungen bei der Darstellung unterschieden. Mit der Ablauf-Matrix können die Verzweigungen mittels des vorhandenen Platzangebots übersichtlich dargestellt werden. Die Stärke der Ablaufmatrix liegt in der Konzentration auf die Ablauffolge und in der Darstellung von Verzweigungen und Schnittstellen. Tätigkeiten, in patientennahe und patientenferne Tätigkeiten unterteilt, werden je in einer gesonderten Zeile aufgeführt.

---

19 Vgl. ebenda.

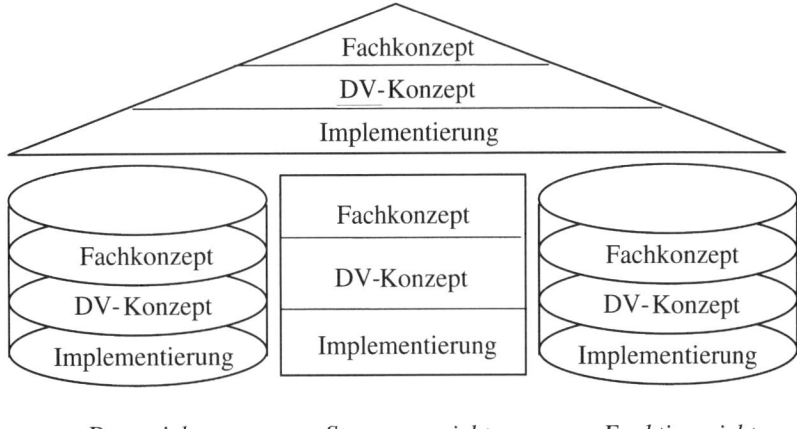

Datensicht   *Steuerungssicht*   *Funktionssicht*

Abb. 4: Aufbau einer Ablauf-Matrix   **23**

Quelle: in Anlehnung an *Scholz, R./Vrohlings, A.* (1994d), S. 51.

Die folgende Abbildung stellt die Vielzahl von Teilprozessen im   **24**
Krankenhaus in Form einer **Wertschöpfungskette** dar.

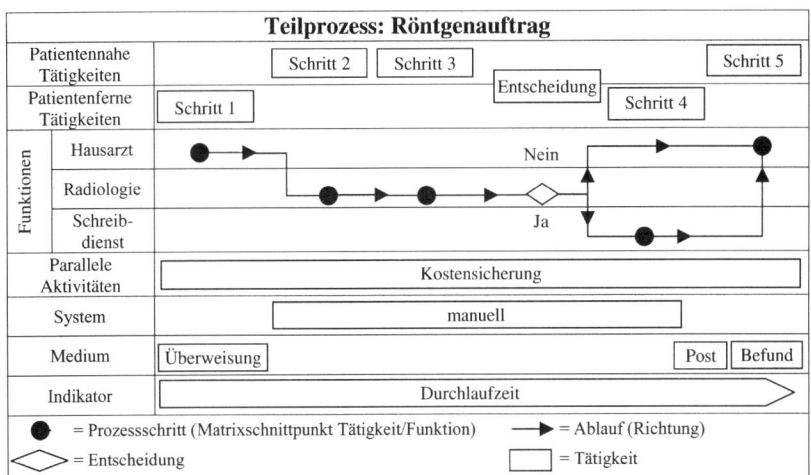

Abb. 5: Teilprozesse im Krankenhaus   **25**

Quelle: in Anlehnung an: *Scheer, A.W./Chen, R./Zimmermann, V.* (1996),
S. 79.

Ein weiteres Kriterium zur aussagefähigen Prozessdarstellung ist die   **26**
Erfassung der Indikatoren Qualität, Kosten, Zeit und Kundenzufriedenheit. Bestehende Leistungsvereinbarungen, z. B. einzuhaltende

Richtlinien sollten ebenfalls in die Darstellung aufgenommen werden.[20]

27 Die Architektur integrierter Informationssysteme (kurz: ARIS), die 1991 von *August-Wilhelm Scheer* entwickelt wurde, stellt Methoden in einem Rahmenwerk für die **Geschäftsprozessgestaltung**, Planung und Einführung von anforderungsgerechten Informationssystemen bereit. Das „ARIS-Haus" ermöglicht eine ganzheitliche Sicht der verschiedenen Komponenten eines Prozesses aus unterschiedlichen Blickwinkeln.

- Komponenten: Fachkonzept, Datenverarbeitungskonzept, Implementierung
- Blickwinkel: Organisationssicht, Datensicht, Steuerungssicht, Funktionssicht[21]

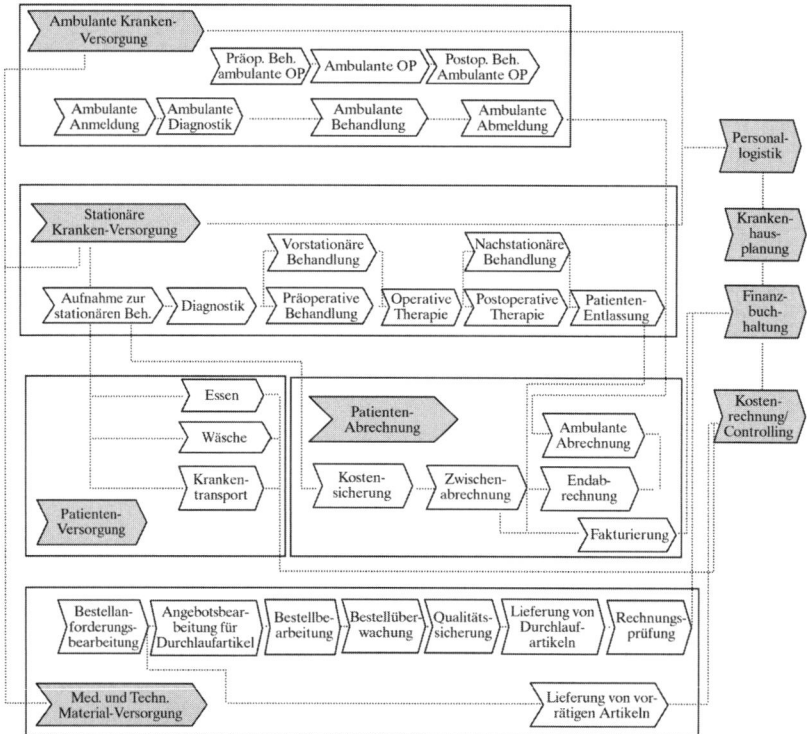

28 *Abb. 6: ARIS-Konzept (Architektur Integrierter Informationssysteme)*
       Quelle: in Anlehnung an: *Scheer, A.W.* (1992).

---

20 Vgl. *Scholz, R./Vrohlings, A.* (1994d), S. 41 ff.
21 Vgl. *Scheer, A.W./Chen, R./Zimmermann, V.* (1996), S. 78.

Das in Abb. 6 dargestellte ARIS-Konzept zielt auf eine durchgängige **29** Beschreibung von der organisatorischen Problemstellung bis hin zur informationstechnologischen Implementierung. Es beinhaltet drei Beschreibungsebenen:[22]

- Fachkonzept: Inhaltliche Beschreibung der Ausgangsproblemstellung im Rahmen semantischer Modelle, die sich an den Zielsetzungen der Organisation orientieren und die Sprache der Mitglieder der Organisation verwenden.
- DV-Konzept: Hier werden die Fachmodelle Anforderungen der EDV-technischen Umsetzung in allgemeiner Form angepasst. Das DV-Konzept enthält Strukturen, die für die technische Umsetzung geeignet sind
- Implementierung: Beschreibung der physischen Realisierung von Anwendungssystemen.

Die Ebene des Fachkonzeptes wird in ARIS weiter in vier unter- **30** schiedliche Sichten gegliedert. Um die Komplexität der Beschreibung von Abläufen zu reduzieren, wird der Gesamtzusammenhang zuerst in die einzelnen Sichten nach Daten, Funktionen und Organisation zerlegt. Diese vier Sichten haben die folgenden Bedeutungen:[23]

- In der Datensicht wird die in einer Organisation notwendige Informationsbasis beschrieben. Bezogen auf die Aufgabenbereiche in Krankenhäusern werden hier z. B. Patientenstammdaten, Falldaten, OP-Daten etc. beschrieben.
- In der Funktionssicht wird die allgemeine Aufgabenstruktur beschrieben. Eine Gesamtaufgabe wird in Teilaufgaben zerlegt.
- In der Organisationssicht wird die formelle Aufbaustruktur (Über- und Unterordnungsbeziehungen, Weisungsbefugnisse etc.) dargestellt.
- In der Steuerungssicht werden die Abläufe/Prozesse dargestellt. Hier werden die Aspekte der Daten,- Funktions- und Organisationsmodelle zusammengeführt und als „Ereignisgesteuerte Prozessketten" (EPK) in ihrer Ablauffolge beschrieben grafisch wiedergegeben.

---

22 Vgl. ebenda, S. 80.
23 Vgl. ebenda, S. 81.

2.4 Schnittstellenanalyse

31 Die Gesamtaufgabe eines Krankenhauses, die Diagnose, die Therapie und die Unterbringung eines Patienten, erfordert eine funktionale Spezialisierung. Voraussetzung für das Erlernen und Beherrschen der einzelnen Tätigkeitsfelder ist spezielles Wissen und bestimmte Fähigkeiten der Mitarbeiter.[24] Somit wird der Behandlungsprozess durch zahlreiche Berufsgruppen in spezialisierten Teilbereichen durchgeführt. Schnittstellen – bezogen auf den Patient – lassen sich als Wechsel der arbeitsteilig handelnden Bezugspersonen oder als Übergang in die verschiedenen Funktionsbereiche bzw. Einrichtungen innerhalb der internen und krankenhausübergreifenden Versorgungskette bezeichnen.[25] Betrachtet man die **Organisationsstrukturen** im Krankenhaus, so haben diese Schnittstellen, durch bewusste oder notwendige Arbeitsteilung entstanden, bedeutenden Einfluss auf Zeit, Qualität und Kosten. Jede Schnittstelle im Prozess bedeutet eine Unterbrechung der Behandlung und Versorgung des Patienten mit einer entsprechenden Transport- und Wartezeit. Voraussetzung für die Implementierung einer prozessbezogenen Organisation ist eine berufsgruppenübergreifende Kooperation und Koordination zwischen den Bereichen Medizin, Pflege, Versorgung und Verwaltung.[26]

32 Die Analyse der vorhandenen Schnittstellen dient der Entschlüsselung und Gestaltung komplexer Systemstrukturen. Hier werden die Abfolge und das Ineinandergreifen der einzelnen Teilprozesse des gesamten Prozesses nachvollzogen. Dabei richtet sich die Aufmerksamkeit auf Brüche im zeitlichen Ablauf, auf Mängel der inhaltlichen Abstimmung sowie auf **Kommunikationsdefizite** zwischen den Teilbereichen.[27]

3 Prozesswürdigung

33 Nach der Erfassung des Ist-Standes folgt die Prozesswürdigung. Durch sie erfolgt die Wertung des Ist-Standes, d. h. das Aufdecken von Schwachstellen und Gewinnung von Erkenntnissen über Verbesserungspotentiale. In diesem Zusammenhang können die Leistungen

---

24 Vgl. *Picot, A./Schwarz, A.* (1995), S. 586 ff.
25 Vgl. *Badura, B./Feuerstein, G.* (1994), S. 13 ff.
26 Vgl. hierzu Beitrag Kozeptielle Fundierung, Gliederungspunkt 4.1 Prozessorientierung.
27 Vgl. *Feuerstein, G.* (1993), S. 49 ff.

und die Strukturmerkmale beurteilt und eine **Ursachenanalyse** von Problemen, Stärken bzw. Schwächen durchgeführt werden. So können einerseits unter statischen Gesichtspunkten – basierend auf der Prozessdarstellung – fehlerhafte und unzweckmäßige Strukturen und Abläufe betrachtet werden. Daneben können dynamische Aspekte berücksichtigt und bewertet werden, z. B. nach Zeit, Qualität und Kosten.[28]

Zur Identifikation von Schwachstellen und Verbesserungsmöglich-keiten eignen sich eine qualitative und eine quantitative Analyse. Wird zum ersten Mal eine Prozessanalyse durchgeführt, eignet sich insbesondere die qualitative Analyse.[29] Anhand dieser Analyse kann ein Prozesscontrolling aufgebaut werden, das Kennzahlen für die quantitative Methode bereitstellt. Das Ziel der Prozessanalyse ist schließlich die Anfertigung einer vollständigen widerspruchsfreien Liste aller Schwachstellen und Verbesserungspotenziale auf Basis der erhobenen Daten.[30]   **34**

In einem Team sollten die Probleme, mögliche Ursachen und darauf aufbauende Verbesserungsvorschläge diskutiert werden. Eine mögliche Ergebnisdarstellung bietet die Abb. 7. Eine interdisziplinäre Arbeitsgruppe kann die unterschiedlichen Berufsgruppen in dem Team bündeln, so dass Absprachen, Schnittstellen und Probleme direkt vor Ort angesprochen, diskutiert und zu einer teamorientierten Lösung zusammengeführt werden können. Dabei steht natürlich neben den Mitarbeitern der Kunde oder der Patient im Mittelpunkt der Überlegungen.[31]   **35**

---

28   Vgl. *Pfohl, H.-C./Krings, M./Betz, G.* (1996), S. 246 ff.
29   Vgl. *Helbig, R.* (2003), S. 108 ff.
30   Vgl. *Schwegmann, A./Laske, M.* (2005), S. 179.
31   Vgl. *Zapp, W.* (2008a), S. 262.

	Problem	mögliche Ursache	Verbesserungsvorschlag
A	Unangemeldete Patienten stören den Terminplan	Zu viele Patienten wurden einbestellt, Patienten wurden informiert, dass sie unangemeldet kommen können	Es werden weniger Patienten einbestellt, Patienten erhalten für die Nachuntersuchung einen festen Termin
B	Patient ist nicht immer über alle therapeutischen Möglichkeiten informiert	Fehlende Information n die einweisenden Ärzte	Es soll Rundschreiben an einweisende Ärzte verfasst werden, in dem darauf hingewiesen werden soll, dass bei Einweisung/Überweisung des Patienten: a) die Überweisung/Einweisungen ausführlicher sein sollen b) bei Varizen die Blutabnahme bereits in der Praxis erfolgen soll c) die Medikamente des patienten mitgeteilt werden sollen
C	Kein Arzt ist für die Duplex-Untersuchung vorhanden	Arzt nicht erreichbar	Arzt jetzt durch Handy besser erreichbar
D	ICPM- und ICD-Code sind häufig nicht in der EDV vorhanden	Bisher nur ein Verantwortlicher	Ein Oberarzt sollte dies in Zukunft überprüfen und bei Urlaub Vertretung benennen
E	Zu wenig freie Betten	Nicht genügend Personal zur Bettenaufbereitung	Zusätzliche Beschäftigung von zwei Frauen in der Bettenzentrale, die Betten beziehen, Uhrzeit zwischen 14.00 Uhr und 15.00 Uhr, eventuell zwischen 13.00–14.00 Uhr, mehr Betten müssen aufbereitet werden
F	Wartezeit für Patienten oft lange, keine „Unterhaltung" im Lichthof	Zu viele Patienten gleichzeitig einbestellt	Wartezeit für Patienten soll durch Lesematerial, Musik u. ä. im Lichthof angenehmer gestaltet werden

36 *Abb. 7: Problemlösungen*

Zur Visualisierung von Problemzusammenhängen kann auch das **Ur-** **37**
sachen-Wirkungsdiagramm bzw. **Ishikawa-Diagramm** herangezogen werden, das mit einem geringen Aufwand zu erstellen ist und
komplizierte Zusammenhänge anschaulich darstellen kann (Abb. 8).
Zu jeder der aufgeführten Perspektiven wurde die Frage gestellt:
„Was sind die möglichen Ursachen für zu lange Durchlaufzeiten bei
der Behandlungspflege in der Stationären Altenhilfe?"[32]

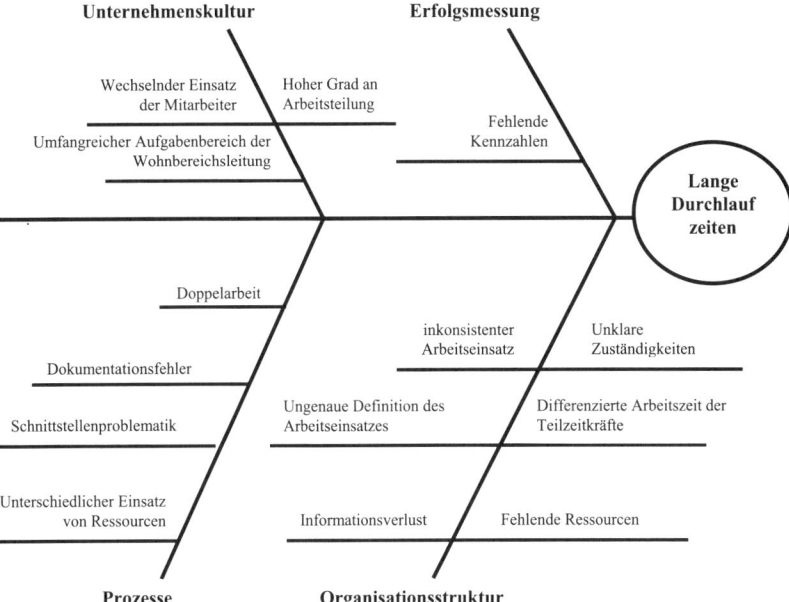

Abb. 8: Ishikawa-Diagramm für das Problem „Lange Durchlaufzeiten" **38**
in der Stationären Altenhilfe

Quelle: in Anlehnung an *Zapp, W./Gerlach, M./Feddermann, S. (2006)*,
S. 82.

Die Darstellung von wechselseitigen Beziehungen zwischen Ursa- **39**
chen und ihren Wirkungen können allerdings in dem Ishikawa-Mo-
dell nicht realisiert werden, da dieses zu Unübersichtlichkeit führt.
Zur Differenzierung der einzelnen Ursachen kann es sinnvoll sein,
dass weitere Ursachen hierfür in zusätzlichen Ebenen gesondert dargestellt werden. Anhand dieser Visualisierung lässt sich eventuell erkennen, dass die gleiche Ursache zu mehreren Problemen führt.
Wenn dies erkannt wird, ist eine Priorisierung dieser Problemursache

---

32   Vgl. *Zapp, W./Gerlach, M./Feddermann, S. (2006)*, S. 81 ff.

mit den dazu gehörigen Prozessen nötig, um geeignete Lösungsansätze zu entwickeln.

4 Prozessstruktur

4.1 Begriffsdefinition

40 Prozess und Struktur können schwer voneinander abgegrenzt werden, da sie eng miteinander verwandt sind. Ein Prozess beschreibt eine Folge von zusammenhängenden Tätigkeiten, mit denen ein Input zu einem Output/Outcome verarbeitet wird. Entsprechend werden Prozesse als Austauschprozesse von Energie, Materie und Informationen interpretiert.[33] Die zeitliche Abfolge der zu einem Prozess gehörenden Aktivitäten bildet die **Prozessstruktur**. Eine Struktur legt die Positionen der Elemente in einem System fest.[34]

41 Demnach ist die Struktur die Basis für Prozesse, dagegen können Prozesse zu Veränderungen der Struktur beitragen.[35] Erst die Kombination mit einer Struktur macht den Prozess folglich sinnvoll. Umgekehrt gilt dieses genauso, denn ohne das Kennen der Prozessabläufe ist ein Strukturaufbau nicht unmöglich. Lange Zeit, geprägt von dem **Analyse-Synthese-Konzept** von *Erich Kosiol* als klassischer Top-down-Ansatz, herrschte eine getrennte Beachtung von Prozess und Struktur. Ausgehend von dem Unternehmungsziel wurde eine Gliederung der unternehmerischen Abteilungen, Stellen und Instanzen vorgenommen (**Aufbauorganisation**). Anhand dieser wurden die zur Erreichung des Zieles durchzuführenden Arbeitsabläufe räumlich und zeitlich abgestimmt (**Ablauforganisation**). In der deutschen Betriebswirtschaftslehre nimmt der Trend zu, von der Trennung abzusehen, da dieses sowohl auf der praktischen als auch auf der konzeptionellen Ebene nicht sinnvoll ist.[36]

42 Mit der Schaffung einer Prozessstruktur erfolgt also eine **Abstimmung** der Prozesse aufeinander und eine Integration in die Organisation. Auch der Prozess selbst muss in Routineprogramme oder Abläufe überführt und integriert werden; er muss mit der Konfiguration und der Organisationsstruktur abgestimmt sein. Zu hinterfragen ist grundsätzlich, ob sämtliche Prozesse in Form einer Prozessorganisation ab-

---

33 Vgl. *Bleicher, K.* (1979), S. 5.
34 Vgl. *Gomez, P.* (1981), S. 41 f. auch *Schulte-Zurhausen, M.* (2005), S. 34 f.
35 Vgl. *Schulte-Zurhausen, M.* (2005), S. 35.
36 Vgl. *Schreyögg, G.* (1999), S. 120 f.

zubilden sind oder inwieweit die Prozesse in die bestehende Aufbau-
und Ablauforganisation zu integrieren sind.[37]

4.2 Prozessstruktur

Wenn die Kernkompetenzen einer Unternehmung in Prozessen er- **43**
bracht werden, dann ist eine weitere Untergliederung in den Kernprozessen sinnvoll. Für die horizontale Segmentierung ist die Triage-Idee
hilfreich,[38] die allerdings mit der Berücksichtigung der krankheitsori-
entierten Segmentierung zu einem Quadrat wird.[39]

4.2.1 Funktionsorientierung

Die funktionale Segmentierung ähnelt stark einer funktionalorientier- **44**
ten Unternehmungseinteilung bzw. der traditionellen Form der Arbeitsteilung (Abb. 9). In den einzelnen **Funktionseinheiten** wird dabei prozessorientiert gedacht und strukturiert. Zu den in der Abteilung
aufgeführten Abteilungen, die auch als Kostenstellen geführt werden
können, liegen zahlreiche prozessorientierte Abhandlungen vor.[40] Für
die Gesamtunternehmung gilt, dass weiterhin der Aufbaugedanke dominiert und der Prozessgedanke nur in den Abteilungen integriert ist.
Es unterbleibt somit eine gesamtsystemische Prozessorientierung.

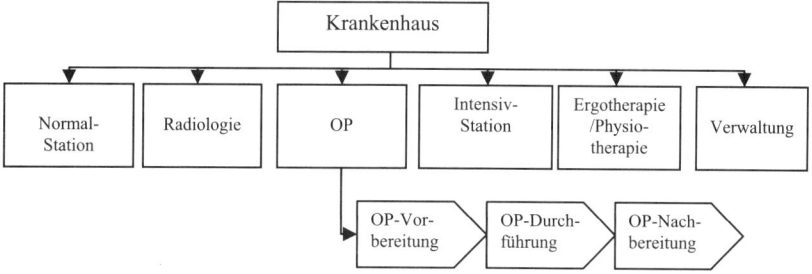

Abb. 9: Funktionale Segmentierung **45**
    Quelle: in Anlehnung an *Zapp, W.* (2008a), S. 269.

---

37   Vgl. *Zapp, W.* (2008a), S. 266 ff.
38   Vgl. *Osterloh, M./Frost, J.* (2006), S. 51.
39   Vgl. *Zapp, W.* (2008a), S. 270.
40   Vgl. ebenda, S. 269.

4.2.2 Komplexitätsorientierung

46 Hinter der zweiten Segmentierungsvariante steckt die Idee, Teilprozesse nach Komplexitätsgraden zu bilden und verschiedenen Prozess-Teams ganzheitliche Aufgaben zuzuordnen.[41] Es weist eine Kombination aus dem horizontalen Prozessgedanken und der vertikalen Strukturierung auf. Bei der Segmentierung nach Problemhaltigkeit erfolgt eine Einteilung des bisher einheitlichen Verfahrens in verschiedene Prozessvarianten (Abb. 10). Zu unterscheiden sind:[42]

a) Routinefälle: z. B. Abrechnung mit AOK und Privatpatienten;

b) Mittelsschwere Problemfälle: z. B. Probleme aufgrund der langen Verweildauer, der Abrechnungsproblematik usw.

c) Komplexe Fälle: z. B. Überweisung fehlt oder fehlerhaft; DRG-Eingruppierung fehlt oder ist als unklarer Fall tituliert.

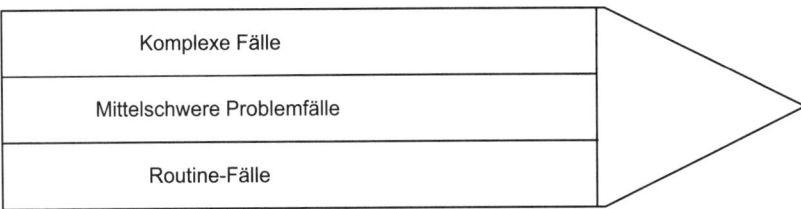

47 *Abb. 10: Komplexitätsorientierte Segmentierung*

48 Die Vorteile des Vorgehens liegen darin, dass problembehaftete und normale Prozessabläufe in einer eigenen Systematik routinisiert werden.[43] Für jede **Prozess-Variante** kann ein eigener optimaler Weg gefunden werden. Allerdings stehen nur drei Prozess-Varianten zur Auswahl: **Normale**, **Problembehaftete** und **Komplexe**. Ausnahmen müssen somit nicht immer gesondert mit einem differenzierten Lösungsweg ausgewiesen und behandelt werden. Sie können als Untervarianten der drei Blöcke definiert werden. Vorteil ist auch, dass die Kunden- bzw. Patientenorientierung in der Segmentierung nach Problemhaftigkeit schon integriert ist.

49 Bei dieser Art der **Strukturierung** werden die einfachen Normal-Fälle von den Problemfällen ausgegrenzt, so dass nicht anspruchsvolle Tätigkeiten isoliert und von weniger qualifizierten Personalkräften erfüllt werden können. So wären zwar Kosteneinsparungen umsetzbar,

---

41 Vgl. *Osterloh, M./Wübker, S.* (1999), S. 30.
42 Vgl. *Zapp, W.* (2008a), S. 269.
43 Vgl. ebenda.

aber **Job-enlargement-** oder **Job-enrichment-Programme**[44] würden nur für mittelschwere Problemfälle und komplexe Fälle umsetzbar sein, nicht aber für die Bündelung der Routinefälle.[45] Ein weiterer Nachteil liegt in der Feststellung der Komplexität während des Prozessablaufes. Das Nichterkennen des Komplexitätsgrades kann zu einer falschen oder verspäteten Zuordnung der Prozesse führen. Daraus resultieren enorme Zeit- und Geldverluste.[46]

In den oben genannten Beispielen wurden die Aufgaben der Verwal- **50** tung differenziert. Grundsätzlich zu hinterfragen ist, ob nach diesem Vorgehen im Gesundheitsbereich überhaupt differenziert werden kann.[47] Am Beispiel medizinisch-pflegerischer Behandlungsfälle treten die problematischen Verknüpfungen schnell zutage: Einfache OP's (Blindarm, Hüfte usw.) werden anders organisatorisch strukturiert und betreut als Transplantationen usw. Eine solche Prozessstruktur ist über die gesamte Gesundheitseinrichtung schwer vorstellbar, da oft erst im Laufe der OP selbst die Komplikationen auftreten.

4.2.3 Kundenorientierung

Die kundenorientierte Prozessgliederung erfolgt horizontal nach ein- **51** zelnen **Kundengruppen** (z. B. Privat- und Geschäftskunden) und weist so Ähnlichkeiten zum **Key-Account- Management** auf.[48] Die Gemeinsamkeit besteht in der kundenspezifischen Ausrichtung. Als Gliederungsschema für den Krankenhausbereich ist eine Unterteilung in Privat- und Kassenpatienten denkbar (Abb. 11).[47] Im Krankenhausalltag nimmt diese Art der Unterteilung zu, da man mittlerweile die ökonomische und marketingwichtige Bedeutung der Privatpatienten erkannt hat. Durch die Segmentierung nach Kundengruppen entstehen eine Spezialisierung und eine Anpassung der Wertschöpfungskette des Prozess-Teams an die Wertschöpfungskette der Kundschaft.[49] Als Vorteil ist auf die enge persönliche Beziehung zum Kunden hinzuweisen. Dieser Vorteil schlägt allerdings in einen Nachteil um, wenn die Prozesse im Privat- wie im Geschäftskundenbereich identisch sind.

---

44 Job-Enlargement beschreibt die horizontale Komprimierung, wobei lediglich der Tätigkeitsbereich der Mitarbeiterinnen und Mitarbeitern erweitert wird; hingegen beinhaltet das Job-Enrichment eine Erweiterung der Entscheidungsbefugnisse, damit findet eine vertikale Komprimierung statt.
45 Vgl. *Zapp, W.* (2008a), S. 270; *Osterloh, M./Frost, J.* (2006), S. 53.
46 Vgl. *Osterloh, M./Wübker, S.* (1999), S. 30.
47 Vgl. *Zapp, W.* (2008a), S. 270.
48 Vgl. *Osterloh, M./Frost, J.* (2006), S. 63.
49 Vgl. *Osterloh, M./Wübker, S.* (1999), S. 31.

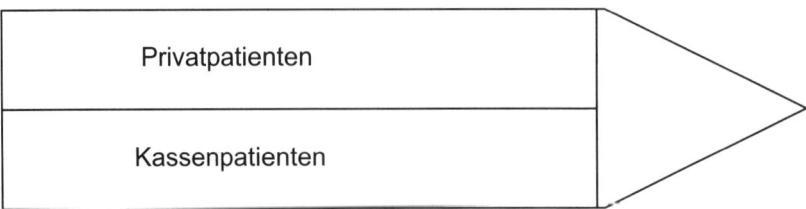

52 *Abb. 11: Kundenorientierte Segmentierung*

53 Für Dienstleistungsunternehmungen, wie Banken oder Versicherungen, mag diese Segmentierung sinnvoll sein, im Krankenhaus allerdings sollte sie nicht allein und nicht als erstes bzw. einziges Differenzierungskriterium angewendet werden, da die Leistungen im Krankenhaus von einer Varianten- und Produkten-Vielfalt geprägt sind.[50]

4.2.4 Krankheitsorientierung

54 Um die Behandlungsprozesse im Krankenhaus prozessorientiert gestalten zu können, steht mehr das Krankheitsbild im Vordergrund der Prozessgestaltung, an dem sich eine unterschiedliche Musterbildung orientieren kann.[51] Die einzelnen DRGs würden dann zu einer Prozessstruktur verknüpft.

4.3 Organisationsstruktur

55 Steht die Prozessstruktur fest, so ist eine Integration in die Organisationsstruktur notwendig. Mit der nachfolgenden Abb. 12 werden verschiedene Möglichkeiten von prozessorientierten Organisationsformen dargestellt.

---

50 Vgl. *Zapp, W.* (2008a), S. 270.
51 Vgl. ebenda.

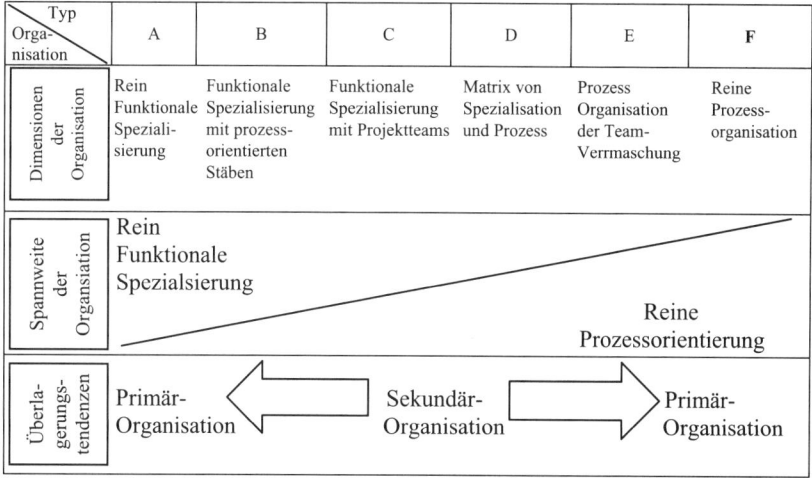

Typ Organisation	A	B	C	D	E	F
Dimensionen der Organisation	Rein Funktionale Spezialisierung	Funktionale Spezialisierung mit prozessorientierten Stäben	Funktionale Spezialisierung mit Projektteams	Matrix von Spezialisation und Prozess	Prozess Organisation der Team-Verrmaschung	Reine Prozessorganisation

Abb. 12: Organisationsbetrachtung der Prozesse unter verschiedenen Perspektiven **56**
Quelle: In Anlehnung an *Fink, C. A.* (2003).

Ausgangspunkt bildet dabei der Typ A, die funktionale Organisation, **57** wie sie im Krankenhaus mit der Trennung von Diagnose – Therapie – Hotelleistung bekannt ist. Diese kann in eine funktionale Organisation mit prozessorientierten Stäben (Typ B) oder mit prozessorientierten Projektteams (Typ C) integriert werden. Dabei werden für die Prozesse Stäbe oder Projekte eingerichtet, die in der bestehenden funktionalen Organisation die Prozessbegleitung wahrnehmen. Prozesse dominieren hier nicht, sie sind als derivative Struktur zu verstehen. Die Verantwortung ist in der Linie verankert und die ist funktional ausgerichtet. Stäbe stellen eine dauerhafte Struktur dar. Die Gestaltung der Stäbe oder Projekte können nach der oben erwähnten Triage erfolgen.

Projektteams sind in der Regel auf Zeit angelegt und unterscheiden **58** sich von Abteilungen vor allem durch ihren informalen Zusammenhalt. In den Projektteams unterbleibt weitgehend eine Unterscheidung in Leitungs- und Ausführungsaufgaben. Die **Sachzielerreichung** steht im Vordergrund. Bedingt durch die hohe Interaktionsdichte existiert eine Vielzahl von Kommunikationsbeziehungen.[52] Für das Prozessteam steht durch die Fokussierung auf Prozesse das Krankheitsbild mit dem entsprechenden Patienten im Mittelpunkt. Dieses wird in der Entwicklung eines Behandlungsprozesses deutlich, wenn

---

52 Vgl. *Bleicher, K.* (1981), S. 41 f.

sich die Mitglieder des Prozessteams den Belangen der Patienten schwerpunktmäßig widmen und die Prozesse entsprechend dem Patienten gestalten. Gegenüber dem Stab ist bei der Einführung von Projektteams die Gestaltungs-, Entscheidungs- und Implementierungsfreiheit höher; Prozesse sollen zur Umsetzungsreife geführt und verbindlich umgesetzt werden.[53] Die Vor- und Nachteile von Projektteams lassen sich in der Abb. 13 nachvollziehen.

Projekt-Teams	
Vorteile	Nachteile
- Primus inter Pares schafft Aufgabenorientierung - Fokussierung auf Aufgabenorientierung schafft Ausrichtung auf Zielerreichung - Freiräume in der Aufgabenorientierung schafft Motivation der personellen Ressourcen - Freiräume in der Innenstruktur unterstützt Flexibilität und Anpassungsfähigkeit	- Prinzip von Aufgabe, Kompetenz und Verantwortung wird verwässert - Kompromisslösungen können demotivierend wirken - Überstimmte Gruppenmitglieder neigen zu illoyalem Verhalten - Zeitaufwand steigt bei konsensusbildenden Abstimmungen - Tendenz zu Subkulturbildung

59 *Abb. 13: Vor- und Nachteile von Projektteams*

Quelle: In Anlehnung an *Bleicher, K.* (1981), S. 42 f. *Osterloh, M./Frost, J.* (2006), S. 112 f.

60 Eine stärkere organisatorische Einbindung geht vom **Prozessreferenten** oder **Prozessowner** aus, der neben seiner funktionalen Aufgabe die Zuständigkeit, Begleitung und Entscheidungsbefugnisse für einen Prozess übernimmt. Seine Einbindung bleibt aber in einer funktionsorientierten Organisation bestehen; er überlagert diese Primärorganisation durch den Prozessgedanken.[54] Dieses Modell wird auch als das Paten-Modell tituliert: Die Mitarbeiter sind in die Organisation eingebunden und gleichzeitig als Pate für einen Prozess zuständig.[55]

61 Während in den bisherigen Modellvarianten das funktionale traditionelle Organisationsverständnis dominierte, wird ab dem Matrixmodell (Typ D) der Prozessgedanke dem funktionalen Prinzip gleichgestellt (s. Abb. 14).

---

53 Vgl. *Osterloh, M./Frost, J.* (2006), S. 114.
54 Vgl. ebenda, S. 116.
55 Vgl. *Osterloh, M./Frost, J.* (2006), S. 210 f. sprechen vom „Götti-Sytsem" als schweizerischer Ausdruck für Pate.

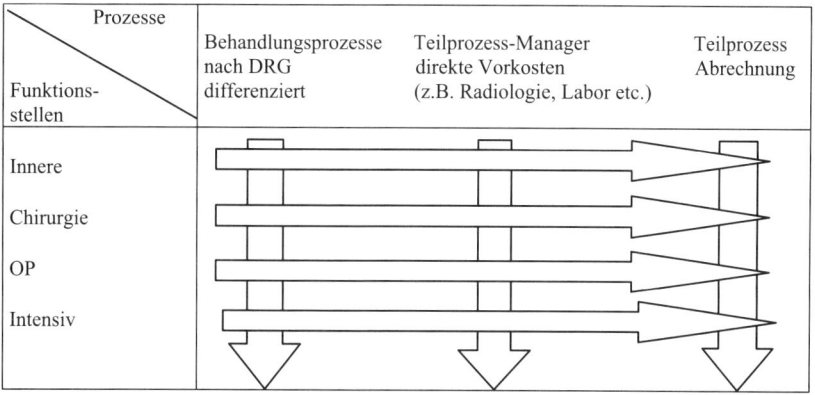

Abb. 14: Matrix von Prozess und Funktion   **62**

Quelle: In Anlehnung an *Zapp, W.* (2008a), S. 273.

In der Matrix-Organisation werden im Gegensatz zu eindimensiona-   **63**
len Organisationsmodellen unterschiedliche Aufgaben nicht hinterei-
nander harmonisiert, sondern gleichzeitig und gleichberechtigt nebeneinander verfolgt.[56] In der Prozess-Funktions-Matrix werden neben
den Prozessen – als Behandlungsprozesse für diverse DRGś oder
Teilprozesse für Leistungs- oder Abrechnungsprozesse – auch Funk-
tionsstellen (OP, Intensiv usw.) berücksichtigt. Der Prozessgedanke
hat sich von dem Stabs- und Projektteam-Gedanken emanzipiert und
sich organisatorisch festgesetzt.

Theoretisch ist die Matrixstruktur gut zu handeln; in der Praxis wird   **64**
die Organisationsstruktur allerdings dadurch beeinträchtigt, dass die
Verantwortlichen ihre persönlichen Machtansprüche zurückstellen,
weil in der Struktur eine Gleichberechtigung angelegt ist. Gerade im
medizinisch-pflegerischen Handeln gibt es aber eine Fülle von Aufgaben, Aufträgen und Situationen, die eine gleichberechtigte Austa-
rierung nicht oder nur schwer erlauben. Die Frage der Dominanz der
Prozesse vor der Funktionalisierung ist auch hier nicht gegeben. Die
Prozesse bewegen sich letztlich immer in Abhängigkeit von der Spezialisierung, wenn auch theoretisch gesehen gleichberechtigt.[57] Mit
der Matrix-Organisation wechselt die Organisationsstruktur von der
Funktionorientierung nun endgültig zu der ausgewiesenen Berücksichtigung der Prozesse zu einer Prozessorganisation.[58] Im Vordergrund stehen nun Prozessorganisationen, in denen die Prozesse im

---

56   Vgl. *Bleicher, K.* (1981), S. 114.
57   Vgl. *Zapp, W.* (2008a), S. 273.
58   Vgl. zum Begriff Prozessorganisation vertiefend: *Zapp, W.* (2008a).

Mittelpunkt der Strukturierung stehen und in unterschiedlichen Varianten auftreten.

65 Die **Teamvermaschung** (TYP E) geht von Kernprozessen aus, die die Organisationsstruktur bestimmen. Dieses Organisationsmodell der Teamvermaschung dreht gewissermaßen das Referentenmodell um und holt funktionale Strukturen in die Kernprozesse. Die gesamte Organisation ist somit prozessartig organisiert. Sie hat aber Organisationseinheiten, in denen Aufgaben nach verschiedenen Mustern zusammengeführt wurden. Bei Krankenkassen können Prozesse nach Privat- und Geschäftskunden strukturiert werden. Gleichzeitig sitzen die Mitarbeiter in regionalen Büros und versehen hier die Prozesse mit ihrem Fach- und Spezialwissen.[59]

66 Für den Krankenhausbereich und damit für die Strukturierung der Behandlungsprozesse könnte das Modell der Teamvermaschung so aussehen, dass die Ärzte, Pflegekräfte und weiteres fachspezifische Personal in Abteilungen oder Center organisiert sind (s. Abb. 15). Dabei könnten den so genannten **Gatekeepern** die Aufgabe des Torwächters zufallen, indem die Patienten beim Erstkontakt optimal in den entsprechenden Kernprozess eingeschleust werden.[60]

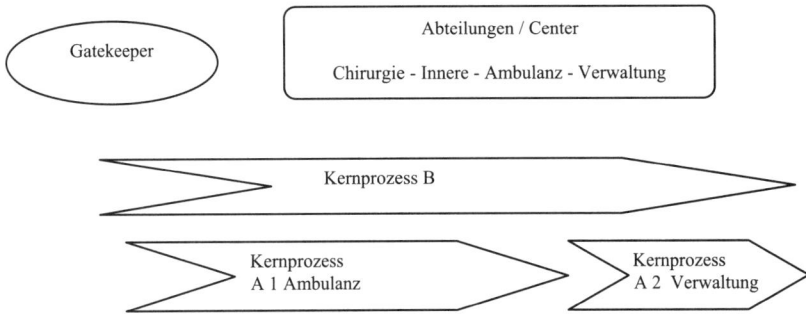

67 *Abb. 15: Team-Vermaschung*
Quelle: In Anlehnung an *Zapp, W.* (2008), S. 274.

68 Im Krankenhaus existieren komplexe und zahlenmäßig viele Prozesse, die immer wieder verändernden Voraussetzungen gegenüberstehen, wie z. B. rechtliche Veränderungen im finanzwirtschaftlichen Bereich. Auch überlagern sich Prozesse teilweise, ergänzen sich oder laufen auseinander. Die DRGs oder Krankheitsbilder sind damit sehr diffus, komplex und wiederum heterogen, so dass zum einen die Be-

---

59 Vgl. *Osterloh, M./Frost, J.* (2006), S. 211 f.
60 Vgl. ebenda.

handlungsabläufe zusammengefasst werden müssen, zum anderen nicht sicher ist, ob diese Prozesse eine Organisationsstruktur bestimmen sollen. Diese Komplexität kann organisatorisch durch eine Schnittstellenverbindung in Anlehnung an das Modell von *Rensis Likert*, das so genannte **Linking-Pin-Modell**, aufgefangen werden (s. Abb. 16).[61] Im Linking-Pin-Modell wird in Organisationen in Arbeitsgruppen gearbeitet. Ein Vorgesetzter einer Arbeitsgruppe ist jeweils auch ein Mitarbeiter einer anderen Arbeitsgruppe. Es entstehen überlappende Teams, die die Organisation mit einem Netz an Gruppen überziehen.

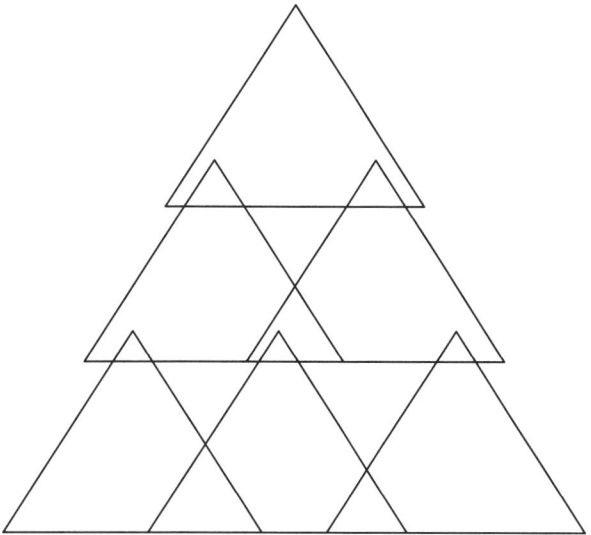

Abb. 16: Linking-Pin-Modell **69**
    Quelle: *Likert, R.* (1958).

Die reinen Prozessorganisationen (TYP F) können subsummiert wer- **70** den unter dem Begriff der „**Modularen Organisation**", die sich wiederum in verschiedene Formen aufspalten.[62] Nach *Margit Osterloh* und *Jetta Frost* kann die Modulare Organisation definiert werden als „die Segmentierung der Produktion oder Dienstleistung in Teileinheiten, die sowohl in der technischen als auch in der betriebswirtschaftlichen Dimension autonom sind."[63] Kennzeichen einer Modularisierung der Organisation besteht in der Bildung kleinerer Einheiten, die

---

61   Vgl. *Likert, R.* (1958).
62   Vgl. *Osterloh, M./Frost, J.* (2006), S. 139. Anders *Brede, H.* (1998), S. 88 ff. der
    sämtliche modulare Organisationstypen als Prozessorganisation bezeichnet.
63   *Osterloh, M./Frost, J.* (2006), S. 139.

in sich geschlossene homogene Einheiten bilden (s. Abb. 17). Diese Homogenität kann durch das Produkt aber auch durch Prozessabläufe oder Kernprozesse gegeben sein. Diese prozessorientierten Module arbeiten selbstautonom, sie lenken sich selbst im Hinblick auf das Ziele und die Kernprozesse.

71 Damit eignet sich die modulare Organisation für eine Gestaltung nach Prozessen. Da die Prozesse nach Krankheitsbildern unterschieden werden können, sind die Module so zu schneiden und zusammenzustellen, dass sie eine komplette Kundenorientierung sicherstellen (s. Abb. 17).

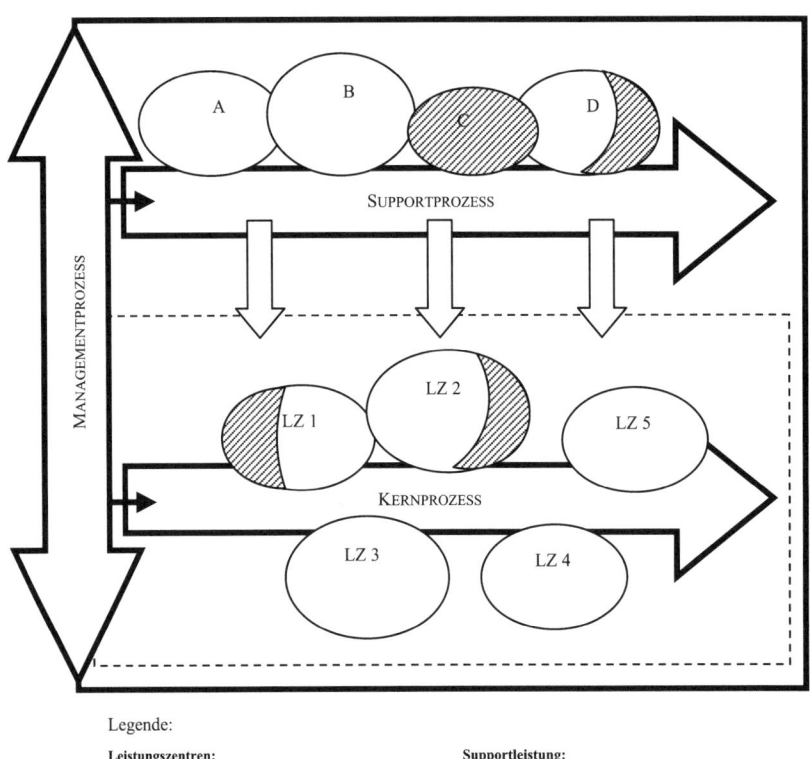

Legende:

Leistungszentren:
1: Aufnahme
2: Diagnose u. Therapie mit radiologischer
   Fremdleistung
3: OP
4: Intensivstation
5: Normalstation

Supportleistung:
A: Buchhaltung
B: Technik
C: Medizintechnik
D: Personal mit juristischer Fremdvergabe

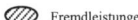 Fremdleistungen

72 *Abb. 17: Das Krankenhaus als Modulare Organisation*

Quelle: in Anlehnung an *Zapp, W.* (2008a), S. 275; *Zapp, W./Oswald, J.* (2009), S. 52.

Als weiteres Modell kann die centerorientierte Struktur unter dem As- **73**
pekt der Prozessgestaltung mit berücksichtigt werden.[64] Wenn es gelingt die Prozesse zwischen der Aufnahme der Patienten und dem
Verlassen des Krankenhauses abzubilden, dann könnten durchgängige eigenverantwortliche Prozessketten gebildet werden. Die Verantwortung für diese Prozessketten innerhalb von Centern würde dann
wieder vermachten Gruppen oder Prozessownern zugewiesen werden, so dass hier eine Kombination der unterschiedlichen Prozessmo-
delle vorliegt.

5 Prozessevaluation

Die Evaluation beinhaltet die Beschreibung, Analyse und Bewertung **74**
von Prozessen nach deren Umsetzung in der Unternehmung. Ziel von
Evaluationsverfahren ist es, Informationen über den Nutzen von
Maßnahmen zu erlangen, Erwartungen sowie Effektivität und Effizi-
enz zu überprüfen. Evaluationen dienen damit einer Wirkungsüber-
prüfung und stellen ein wichtiges Instrument zur Optimierung von
Prozessen dar. Evaluation kann sich sowohl auf den Kontext, wie
z. B. Voraussetzungen und Rahmenbedingungen, die Struktur, den
Prozess als auch auf das Ergebnis, den Output, beziehen. Untersucht
wird dabei nicht nur, ob gesetzte Ziele erreicht, sondern auch warum
Ziele oder Teilziele nicht erreicht werden.[65] Dabei sollen durch **Soll-
Ist-Vergleiche** Abweichungen identifiziert werden.

Voraussetzung für eine Kontrolle zur Ermittlung von Abweichungen **75**
sind sorgfältige Planungsaktivitäten, die als Vorgaben zu verstehen
sind. Planung und Kontrolle lassen sich demnach systematisch miteinander verbinden. Werden Abweichungen von Zielvorgaben und Ist-
Zuständen festgestellt, so sind darauf aufbauend Korrekturmaßnah-
men, z. B. eine Anpassung der Prozesse, erforderlich.[66]

In der Evaluationsforschung werden je nach Fragestellung und Ziel- **76**
setzung unterschiedliche Ansätze und Formen beschrieben. Eine gän-
gige Unterscheidung nach *Rossi* et al. beschreibt die **formative** und
summative Evaluation.[67] Bei der formativen Evaluation steht mehr
die Entwicklung als die Überprüfung von Wirksamkeiten von Maßnahmen im Vordergrund und eignet sich durch den Einbau eines
Rückkopplungsprozesses insbesondere zur Optimierung innerhalb

---

64 Vgl. *Zapp, W.* (2008a), S. 276.
65 Vgl. *Müller, B./Münch, E./Badura, B.* (1997), S. 259.
66 Vgl. hierzu auch Beitrag Prozesslenkung.
67 Vgl. *Rossi, P. H./Freeman, H. E./Hoffman, G.* (1988).

der Entwicklungs- und Vorlaufphase von Maßnahmen.[68] Dagegen wird die summative Methode zur Evaluation in der Regel nach Abschluss der Maßnahmen eingesetzt. Durch eine zusammenfassende und beschreibende Vorgehensweise werden Maßnahmen auf ihre Wirksamkeit dahingehend überprüft, ob sich eine Weiterführung lohnt. Kriterien können dabei z. B. der Grad der Zielerreichung oder das Verhältnis von Kosten und Nutzen einer Maßnahme sein.[69] Kritik dieser Vorgehensweise ist allerdings, dass die Maßnahme an sich als eine „black box" betrachtet wird, das heißt, dass Rahmenbedingungen und Voraussetzungen, wie bestimmte Aspekte zusammenhängen, außer Acht gelassen werden. Der von *Avedis Donabedian* (1966) entwickelte Ansatz zur Evaluierung von medizinischen Maßnahmen hat diese Problemstellung aufgegriffen, indem struktur-, prozess- und ergebnisbezogene Betrachtungen vorgenommen werden. Für welche der genannten Methoden man sich letztendlich entscheidet hängt von den Zielen ab, die man verfolgen möchte. Eine Kombination beider Verfahren ist auch möglich.[70]

77 Weiterhin lassen sich **quantitative** und **qualitative** Methoden unterscheiden. Nicht selten liegen die Probleme bei den Schnittstellen bzw. in der abteilungsübergreifenden Interaktion. Diese Art von Problemen lassen sich durch qualitative Methoden gut abbilden. Durch Interviews und Gruppendiskussionen können vertiefend die möglichen Probleme und deren Ursachen diskutiert werden. Daneben sollten aber auch quantitative Daten in die Evaluation hinzugezogen werden, die dann statistisch ausgewertet werden können. Es lässt sich so eine hohe Anzahl an Daten erfassen, die wiederum zu Vergleichen und Abweichungsanalysen hinzugezogen werden können. Möglich ist auch eine standardisierte Befragung von Mitarbeitern und Patienten; die Ergebnisse können gebündelt dargestellt werden.[69]

78 Die Evaluation von Prozessen sollte nicht erst nach Einführung der neu gestalteten Prozesse erfolgen, denn so lassen sich Erfolge nicht unbedingt darstellen. Will man z. B. Wartezeiten verkürzen oder bestimmte Prozesse mehr patientenorientiert gestalten, dann ist eine Nullmessung zur Bestimmung des Ausgangspunktes unerlässlich, um die Wirksamkeit der neu gestalteten Prozesse zu überprüfen.

79 Um Prozesse zu lenken und dabei ein optimales Ziel zu erreichen, ist ein Wechsel vom Prüfen und Korrigieren zur Vorbeugung und Feh-

---

68 Vgl. *Müller, B./Münch, E./Badura, B.* (1997), S. 259.
69 Vgl. ebenda.
70 Vgl. *Grossmann, R./Heimerl, K./Zepke, G.* (2002), S. 172 f.

lerverhütung anzustreben.[71] Da Abweichungen im Prozessablauf bzw. Abweichungen vom gewünschten Ergebnis nicht auszuschließen sind, müssen Prozesse permanent verifiziert und an die neuen Anforderungen angepasst werden. Mit einem kontinuierlichen Verbesserungskreislauf soll die betriebliche Leistungserstellung nicht punktuell, sondern flächendeckend kontinuierlich reorganisiert werden.[72]

Zusammenfassend stellt die folgende Abb. 18 die Vorgehensweise und den Ablauf der Prozessgestaltung dar.

80

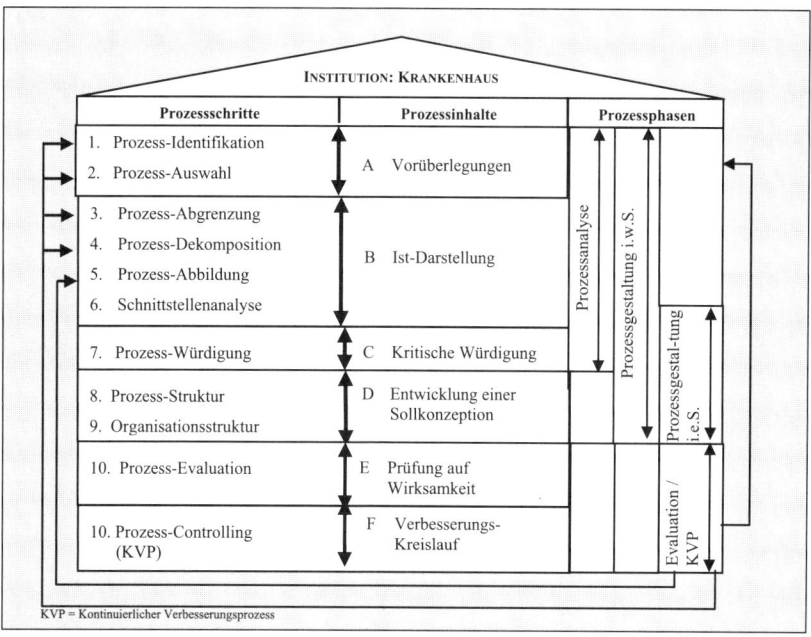

Abb. 18: Ablauf der Prozessgestaltung

81

Die Inhalte des Prozess-Controllings und des kontinuierlichen Verbesserungsprozesses werden in einem eigenen Kapitel (siehe Teil C) abgehandelt.

82

---

71 Vgl. *Kleinsorge, P.* (1994), S. 51.
72 Vgl. *Eichhorn, S.* (1996), S. 177 ff.

Teil C
Umsetzung der Prozessgestaltung

Prozesslenkung

Winfried Zapp/Uwe Bettig/Elena Karsten/Julia Oswald

Schlagwortübersicht

1 Begriffsbestimmung

1 Die Prozesslenkung stellt auf die Umsetzung der Prozessgestaltung ab, in dem sie diese über Abweichungsanalysen controllt. Die Prozesse (einzelnd bzw. in ihrer Gesamtheit) sind als Ausgangsdaten (Solldaten) abzubilden und über eine Zeitperiode als Kontrollperiode zu verfolgen. Im Sinne des Systemtheoretikers *Hans Ulrich* geht es bei der Systemlenkung generell darum, ein System so unter Kontrolle zu halten, „dass es einen jeweils gewünschten Zustand annimmt"[1]. Dabei beschränkt sich der Ausdruck „Zustand" nicht nur auf die Statik eines Systems, sondern umfasst auch dessen Dynamik, so dass bezogen auf ein Unternehmungssystem der Soll-Zustand in der Erreichung bestimmter Ergebnisse, der Abwicklung bestimmter Prozesse oder der Erzeugung bestimmter Verhaltensweisen bestehen kann.[2]

---

1 *Ulrich, H.* (2001), S. 113.
2 Vgl. ebenda.

Mit dem hier vorgenommenen Bezug zur **Ergebniserzielung** einer- **2** seits und dem Hinweis auf die **Verhaltungsbeeinflussung** anderer- seits, wird deutlich, dass sich Lenkungsbetrachtungen immer auf zwei Ebenen bewegen: sach-rational im Hinblick auf die ökonomische Zielerreichung und sozio-emotional im Hinblick auf die Berücksichtigung von humanen Belangen der Mitarbeiter.[3] Diese Perspektiven werden wir im nachfolgenden Kapitel weiter aufgreifen. Gleichermaßen umfassen Lenkungsbetrachtungen unterschiedliche Mechanismen, die in der Kybernetik als **Steuerung** und **Regelung** beschrieben werden und eine Systembeeinflussung ermöglichen (vgl. Abb. 1).[4] Ihre Wirkungsweisen bilden die Basis für unsere Begriffsdefinition, so dass wir hierauf in diesem Kapitel den Schwerpunkt legen.

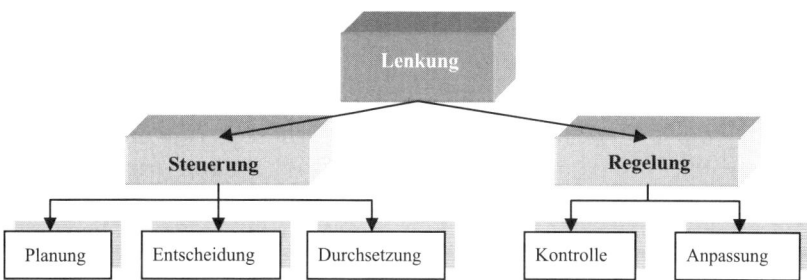

Abb. 1: Zusammenhang zwischen Steuerung und Regelung. **3**
Quelle: In Anlehnung an: *Schmidt, R.* (1995), S. 22.

Da Steuerung und Regelung durch Führungshandlungen bewirkt wer- **4** den liegt es nahe, zur Beschreibung auf die den Führungsprozess kennzeichnenden Handlungen der Planung, Realisation und Kontrolle zurückzugreifen. Die Untersuchung der Lenkungsfunktion anhand des Entscheidungsprozesses ist auch deswegen besonders geeignet, da diese Sichtweise der Führungsaufgaben vom Grundsatz her auf allen Entscheidungsebenen und -bereichen innerhalb einer Unternehmung und auf alle Unternehmungstypen zutrifft.[5]

Steuerung

Steuerung beinhaltet hiernach **Planung, Entscheidung und Durch-** **5** **setzung**. In diesem Zusammenhang bedeutet Planung die systematisch vorbereitete, zukunftsbezogene Festlegung von Zielen sowie der zur Erreichung notwendige Maßnahmen.[6] Somit wird aus mehreren

---

3 Vgl. *Bleicher, K.* (2004), S. 455.
4 Vgl. *Bleicher, K./Meyer, E.* (1976), S. 61; vgl. *Mirow, H. M.* (1969), S. 93.
5 Vgl. *Zapp, W./Oswald, J.* (2009a), S. 82 ff.; 106 ff.; vgl. *Schmidt, R.* (1995), S. 46.
6 Vgl. *Horváth, P.* (2009), S. 37 f. auch: *Hahn, D.* (1996), S. 45.

Handlungsalternativen die für die Zukunft einer Institution vorteilhafteste Möglichkeit gewählt, durchgesetzt und implementiert. Durch die Steuerung wird das System auf ein Ziel ausgerichtet. Wenn das Ziel (Z) und der Ausgangspunkt (AP) bestimmt sind, geht es darum, einen optimalen Pfad (a oder b) zwischen Ausgangspunkt und Ziel zu finden (vgl. Abb. 2).

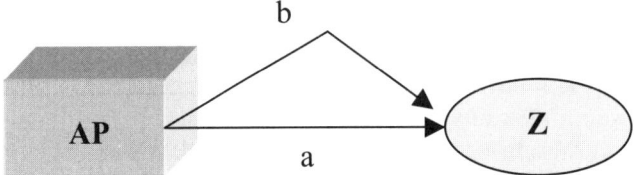

6   *Abb. 2: Optimaler Pfad zwischen Ausgangspunkt und Ziel*

7   Diesen Weg a oder b zu finden, zu bestimmen und festzulegen ist abhängig vom Umfang der zur Verfügung stehenden **Informationen**; **deterministische Systeme** verfügen über vollkommene Informationen, **probabilistische Systeme** lassen aufgrund der zur Verfügung stehenden Informationen keine strengen Voraussagen zu.[7] Kennzeichen einer Steuerung ist, dass Störungen nicht zur Wirkung kommen sollen, d. h. sie müssen vor Eintritt in das System aufgefangen werden.

8   Der Prozess Patientenaufnahme besagt: Beginn der ersten Aufnahme um 7:30 Uhr (1. Patient). Da montags (als ein Beispiel) die häufigsten Aufnahmen stattfinden, wird im Vorfeld bereits eine weitere Kabine besetzt und geöffnet, um Engpässe zu vermeiden. Diese Maßnahme wird in der folgenden Abb. 3 dargestellt.

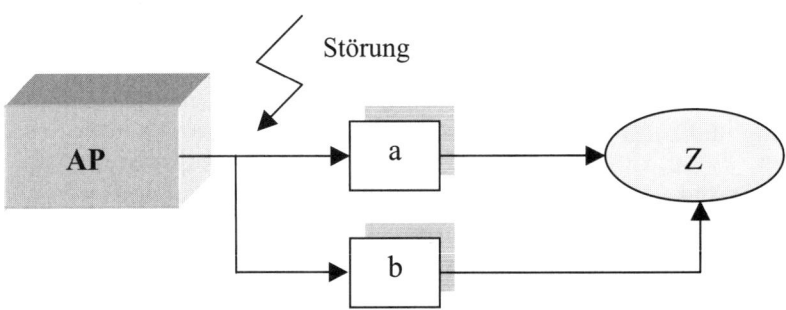

Weitere Kabine öffnen

9   *Abb. 3: Auswirkung einer Störung auf den Prozess der Patientenaufnahme*

---

7   Vgl. *Beer, S.* (1962), S. 27 ff.

Durch Planungssysteme soll versucht werden, diese Störungen im **10** Vorfeld zu erkennen und abstellen zu können.

Da Gesundheitseinrichtungen als ein offenes, dynamisches System beschrieben werden kann, reichen Steuerungstätigkeiten nicht aus. Das feed forward-Prinzip ist durch ein feed back-Verfahren zu ergänzen.[8]

Regelung

Regelung umfasst die Elemente „**Kontrolle**" und „**Anpassung**". Die **11** Kontrolle dient der Ermittlung von Abweichungen des vorgegebenen Solls von dem tatsächlichen Ist. Da nur ein Teil der Planungen sämtliche Eventualitäten bedenken kann (z. B. OP-Planung) und fallweise ad hoc-Ereignisse auf das System treffen und zu Turbulenzen führen, muss das System in die Lage versetzt werden, entsprechende immanente Maßnahmen zu ergreifen.

Bei störenden Ereignissen wird durch die Regelung eine zielkonfor- **12** me Lösung zu erreichen versucht.[9]

In Abb. 4 wird als Ausgangslage eine Planung dargestellt. Der OP-Plan – als ein Beispiel – wird erstellt und als Sollgröße an die betreffenden Abteilungen und verantwortlichen Personen übermittelt. Die an diesen Sollgrößen orientierten Maßnahmen sind eingeleitet. Nach oder bereits während der Ausführung treten Störgrößen (z. B. Notfälle) auf. Durch eine Soll-Ist-Abweichung kann eine Rückmeldung erfolgen:

a) Notfälle vorziehen,
b) Änderung der Planung – keine weiteren Patienten für die Operation vorbereiten,
c) Weitere OP-Säle benutzen,
d) Patienten verlegen, o. ä.

Die Störung wird nicht umgangen oder im Vorfeld analysiert, sie wird **13** als ein Eingriff in das System erkannt und in einer feed back Schleife in ihrer negativen Auswirkung relativiert. Ziel der Regelung ist es, im Umfeld des Zieles zu bleiben.[10]

Durch **Abweichungsanalysen** und **Kontrollverfahren** wird inner- **14** halb des Systems zielkonform reagiert und agiert. Hier wird deutlich, dass Planungsaktivitäten zu Vorgaben erhoben werden, die mit Ist-

---

8 Vgl. *Schmidt, R.* (1995), S. 49.
9 Vgl. ebenda, S. 50.
10 Vgl. *Flechtner, H.-J.* (1966), S. 36 ff.

Daten abzugleichen sind, um darauf aufbauend ggf. Korrekturmaß-
nahmen setzen zu können.[11] Die Regelung weist aber weiter auf den
Begriff der **Anpassung** hin und verdeutlicht damit, dass die Teams
auch selbstregulierend agieren können. Ziel ist hier, einen Gleichge-
wichtszustand zwischen System und Systemumwelt sicherzustellen.[12]

15 Die OP-Planungen werden nicht erreicht, so dass sich anhand von Ar-
beitszeitkonten das Personal direkt und kurzfristig an die neue Situation anpassen kann. Die Abstimmung kann ohne große bürokratische
Abstimmung erfolgen. Voraussetzungen hierfür sind aber:
- klares Planungssystem,
- ein transparentes Informationssystem,
- teamorientierte Strukturen und Verantwortungsbereiche.

16 Die nachfolgende Abb. 4 soll die Kontrolle im Rahmen eines einfachen Regelkreis-Modells darstellen.

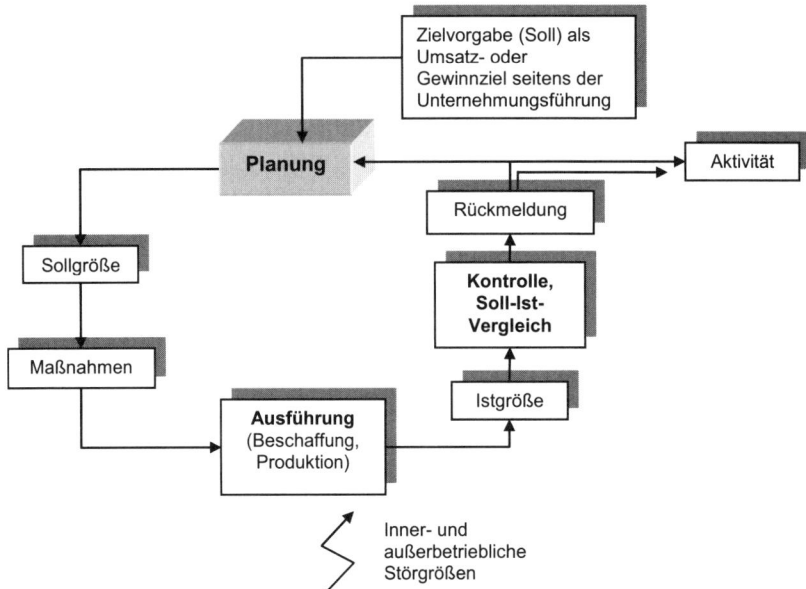

17 *Abb. 4: Kontrolle im Rahmen eines einfachen Regelkreis-Modells.*
Quelle: In Anlehnung an: *Korndörfer, W.* (1999), S. 200.

18 Auf Basis dieser theoretischen Grundlagen wird der **Begriff der Lenkung** von Prozessen folgendermaßen definiert:

---

11 Vgl. *Schweitzer, M./Küpper, H.-U.* (2008), S. 303 f.
12 Vgl. *Flechtner, H.-J.* (1966), S. 44.

Lenkung ist
a) *die im Rahmen von Führungstätigkeiten*
b) *operative Umsetzung*
c) *des in der Prozessgestaltung erstellten Prozesses*
d) *zu Problemlösungen für das Gesamtsystem*
e) *im Hinblick auf den kontinuierlichen Verbesserungsprozess durch das Prozessmanagement*
f) *unter Beachtung der vorgegebenen Rahmenbedingungen des Prozessmanagements.*

Zu a) Führungstätigkeiten: **19**

Führungstätigkeiten werden von *Dietger Hahn*[13] in Planung, Steuerung und Kontrolle unterteilt und als ein System vermaschter Regelkreise dargestellt (vgl. Abb. 5).

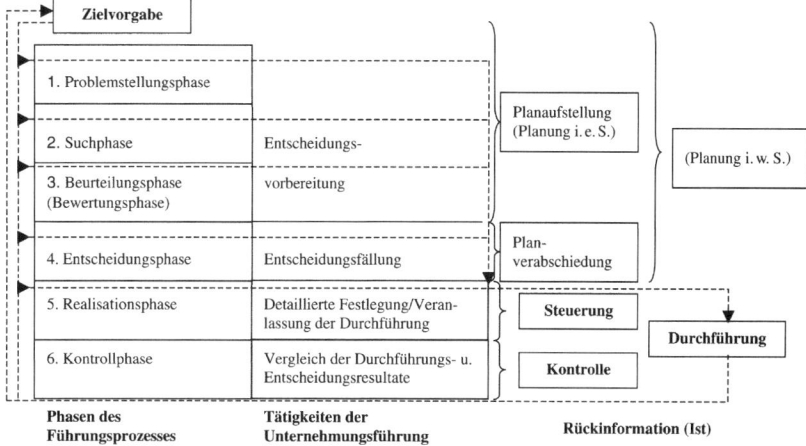

Abb. 5: *Planung, Steuerung und Kontrolle als Führungstätigkeiten in* **20**
der Unternehmung.
Quelle: *Hahn, D.* (1992), S. 1386.

Steuerung wird hier als ein Begriff in der Entscheidungstheorie ver- **21**
wendet; in diesem Buch wird die Lenkung als Oberbegriff und die
Steuerung als ein Teilgebiet der Lenkung verstanden und von der Kybernetik abgeleitet (siehe Abb. 6)

---

13   Vgl. *Hahn, D.* (1992), S. 1385.

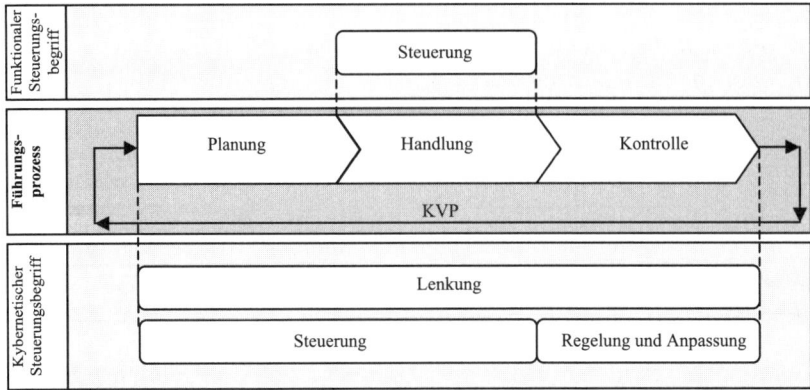

Abb. 6: Begriffliche Abgrenzung von Lenkung und Steuerung
Quelle: In Anlehnung an *Zapp, W./Oswald, J.* (2009), S. 108.

Die Erarbeitung und Festlegung von Zielvorgaben sowie die Durchführung von Planung, als gedankliche Vorwegnahme zukünftig erwarteter bzw. angestrebter **Handlungen** und **Ereignisse** dienen dazu, dass über die Leistungs- und Kostenplanung die Aktivitäten in der Gesundheitseinrichtung dargestellt und zielorientiert geplant werden.

22   Zu b) die operative Umsetzung:

Die Realisation zielorientierter Entscheidungen führt zur Umsetzung der geplanten Prozesse.

23   Zu c) Prozessgestaltung:

Die in der Gestaltung gebildeten Prozesse werden nunmehr hinsichtlich ihrer gedanklichen Potentiale und Beziehungen operativ umgesetzt.

Für die **Kontrolle** als ein geordneter, laufender, informationsverarbeitender Prozess zur Ermittlung von Abweichungen ist eine sorgfältige Planung unabdingbar. Planung und Kontrolle lassen sich daher systematisch miteinander verbinden. Werden also Abweichungen von

Zielvorgaben und Ist-Zuständen festgestellt, so ist eine Anpassung der Prozesse und somit eine möglichst optimale Abstimmung und Anpassung innerhalb der konkreten **Aufgabenerfüllung** erforderlich.

Zu d) Problemlösungen für das Gesamtsystem: **24**

Jeder Funktionsbereich im Krankenhaus bearbeitet nur einen Teil des Behandlungsprozesses, d. h. es besteht eine funktionsübergreifende Abfolge von Tätigkeiten, die zum Gesamtprozess beitragen. Die Lenkung von Prozessen muss diese gesamten Prozesse umfassen. Während in der Prozessgestaltung in der Regel auf einen Prozess abgestellt wird, stellt die Lenkung das Gesamthaus mit der Summe der Prozesse in den Mittelpunkt der Betrachtung. Prozessegoismen müssen mit ihren negativen Folgen für das Gesamthaus ausgeschlossen, oder zumindest minimiert oder positiv genutzt werden. Aus den damit verbundenen Interdependenzen ergibt sich der Koordinationsbedarf zwischen den verschiedenen Prozessen und Abteilungen. Die Tätigkeiten der einzelnen Bereiche sind auf das Gesamtziel abzustimmen. Der Bedarf an Koordination ist vom Grad der Arbeitsteilung abhängig. Je mehr sich ein Prozess in einzelne Teilschritte aufteilt und diese in spezialisierten Organisationseinheiten durchgeführt werden, desto größer ist der Abstimmungsbedarf. Ferner bestimmt die Komplexität und Intensität der Beziehungen zwischen den getrennten Teilbereichen das Maß der Absprachen und Vorgaben.[14]

Zu e) Kontinuierlicher Verbesserungsprozess: **25**

Das Ziel der Lenkung von Prozessen im Zusammenspiel mit der Prozessgestaltung ist das Erreichen von optimalen Ergebnissen. Dabei ist ein Wechsel vom Prüfen und Korrigieren zur Vorbeugung und Fehlerverhütung anzustreben.[15] Da Abweichungen im Prozessablauf bzw. Abweichungen vom gewünschten Ergebnis nicht auszuschließen sind, müssen Prozesse permanent verifiziert und an die neuen Anforderungen angepasst werden. Mit dem Verbesserungskreislauf soll die betriebliche Leistungserstellung nicht punktuell, sondern flächendeckend kontinuierlich reorganisiert werden.[16]

In Abhängigkeit von der Problemstellung werden entweder einzelne **26** Teilprozesse angepasst oder ein gesamter Prozess vollständig neu entworfen. Somit ergeben sich, abhängig von dem Umfang der Änderungsmaßnahmen, zwei Regelkreise: Einen für eine kontinuierliche

---

14 Vgl. *Schulte-Zurhausen, M.* (2005), S. 203 f.
15 Vgl. *Kleinsorge, P.* (1994), S. 51.
16 Vgl. *Eichhorn, S.* (1996), S. 177 ff.

Verbesserung und einen weiteren für das Redesign von Prozessen. So steht bei der kontinuierlichen Prozessverbesserung die Überprüfung der einzelnen Schritte und die Koordination der Schnittstellen im Mittelpunkt, während beim **Prozess-Redesign** der gesamte Ablauf mit seinem Output in Frage gestellt und so nach Alternativen gesucht wird. Die beiden Regelkreise weisen eine unterschiedliche Reichweite auf, die anhand von zu durchlaufenden Phasen sichtbar wird. Dabei sollen alle Phasen wiederholt durchlaufen werden. Der gesamte Sachverhalt wird exemplarisch mit Hilfe des Vicr-Phasenkonzepts in der Abb. 7 dargestellt.[17]

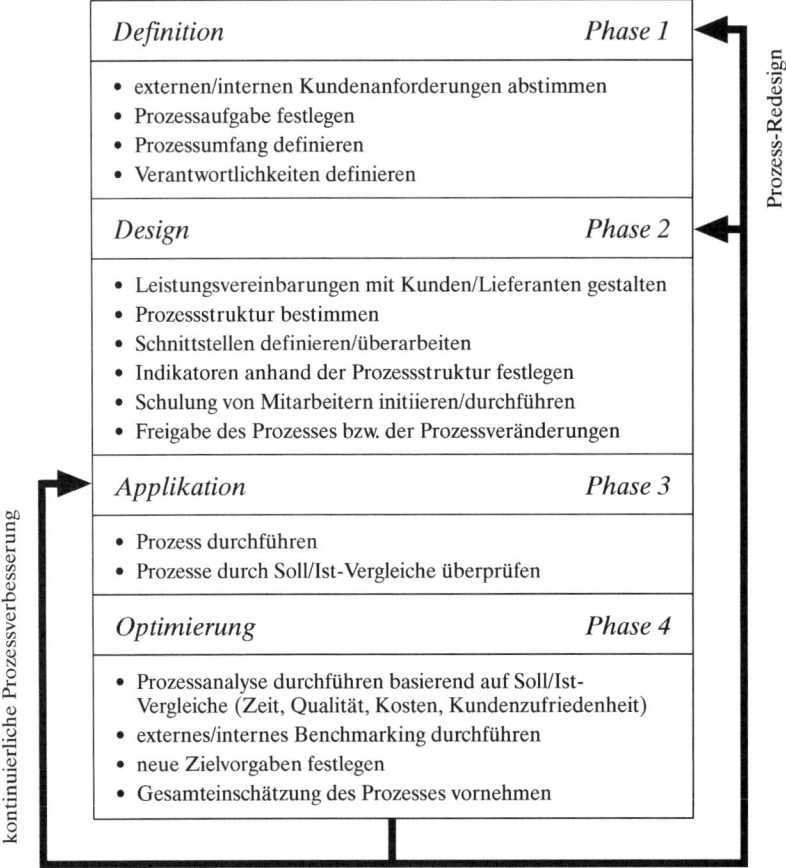

27 *Abb. 7: Vier-Phasenkonzept*
Quelle: In Anlehnung an: *Scholz, R./Vrohlings, A.* (1994b), S. 117.

---

17 Vgl. *Scholz, R./Vrohlings, A.* (1994b), S. 115 ff.

Die **Definitionsphase** beinhaltet die Grundvoraussetzungen einer **28** Prozessentwicklung, die Festlegung der Aufgabe, des Prozessumfanges, der Verantwortlichkeiten und der Anforderungen an die Kunden/ Patienten. Die Leistung und der Umfang des Prozesses werden mit aktuellen Anforderungen verglichen. Die Prozesse werden bezüglich ihres traditionellen Rahmens in Frage gestellt und es werden Gestaltungsziele erarbeitet.

Die Entwicklung eines neuen Prozessablaufs ist Inhalt der **Designpha-** **29** **se**. Hier werden die Prozessstruktur und die Schnittstellen überarbeitet bzw. neu erstellt. Eine Anpassung der Leistungsvereinbarungen erfolgt auf der Grundlage der in der ersten Phase entwickelten Output-/Outcome-Normen. Prozessbeteiligte sind gegebenenfalls zu schulen.

In der sich anschließenden **Applikationsphase** erfolgt die Umsetzung **30** bzw. Durchführung des Prozesses. Die Überprüfung der Output-/Outcome-Normen bzw. der Zielvorgaben erfolgt mittels Kennzahlen und Schlüsselindikatoren.

Die **Optimierungsphase** ist die Grundlage für die Prozesssteuerung. **31** Ein permanenter Soll/Ist-Vergleich bzw. eine Analyse des Prozesses hinsichtlich der Parameter Lebensqualität/Kundenzufriedenheit, Qualität/Risiko, Zeit/Raum und Wirtschaftlichkeit/Leistungsfähigkeit sind folglich Bestandteile dieser Phase.

Das so praktizierte Benchmarking ist als Methode des externen Vergleiches zu anderen Marktteilnehmern zu sehen, wodurch neue Lösungen und Zielvorgaben gewonnen werden sollen.

Zu f) Prozessmanagement: **32**

Die Rahmenbedingungen, die vom Prozessmanagement vorgegeben werden, wurden weiter oben formuliert.[18] Sie stellen die Grundlage der Gestaltung von Prozessen dar und helfen dem Prozessmanagement sich an Vorgaben zu orientieren.

Tab. 1: Darstellung des Prozessmanagements **33**

Prozessmanagement	
Prozessleistungstransparenz	Prozessstrukturtransparenz
• Lebensqualität und Kundenzufriedenheit • Qualität und Risiko • Zeit und Raum • Wirtschaftlichkeit und Leistungsfähigkeit	• Prozessorientierung • Prozessverantwortung • Prozessmodule

18 Siehe auch Beitrag Prozesse in Dienstleistungsunternehmungen der Geundheitswirtschaft, Gliederungspunkt 2–3.

2 Darstellung der Prozesslenkung

2.1 Formelle Ausrichtung der Prozesslenkung

34 Zur Beschreibung der originären Kernaufgabe des operativen Managements – Prozesslenkung – sollen die Führungsbeziehungen näher analysiert werden, indem eine Identifikation im Hinblick auf die in der Unternehmung ablaufenden Prozesse erfolgt. Die Grundlage dafür bilden zwei unterschiedliche Gestaltungsbereiche der Führungsaufgaben – die sach-rationale und sozio-emotionale Dimension.[19] In diesen Dimensionen findet die formelle Ausrichtung der Prozesslenkung statt.

2.1.1 Sach-rationale Ablaufstruktur

35 Die sach-rationale Ablaufstruktur manifestiert sich in den **leistungs-, finanz- und informationswirtschaftlichen Prozessen** der Unternehmung und stellt auf Aspekte der wirtschaftlichen Effizienz ab.[20]

36 Damit eine arbeitsteilige Leistungserstellung im Hinblick auf die Erreichung des **ökonomischen Ergebnisses** in einer Unternehmung erfolgreich vollzogen werden kann, ist das Vorhandensein von Lokomotion (= Zielerreichung) notwendig. Unter **Lokomotion** kann das Ausmaß verstanden werden, in dem Mitarbeiter ziel- bzw. aufgabenorientiert handeln. Es ist Aufgabe der Führung, Lokomotion zu gewährleisten. Nach *Knut Bleicher* und *Erich Meyer* (1976) umfasst die Lokomotionsfunktion der Führung Aufgaben, die sachbezogen die Mitarbeiter einer Unternehmung initiativ und steuernd auf das ökonomische Ziel ausrichten, ihre Fähigkeiten auf dieses hin koordinieren und damit die Lösung von Aufgaben vorantreiben.[21] Geschehen kann das beispielsweise, in dem die Führungskräfte[22]

- ihren Mitarbeitern alle relevanten Informationen bereitstellen, die sie zur Aufgabenerfüllung und Zielerreichung benötigen (Daten, Fakten und Kenntnisse),
- Meinungen und Ansichten ihrer Mitarbeiter erfragen und zur Beteiligung auffordern,
- alle erforderlichen Ressourcen zur Verfügung zu stellen und/oder
- dafür Sorge tragen, dass die richtigen Entscheidungen zur richtigen Zeit gefällt werden.

---

19 Vgl. *Bleicher, K./Meyer, E.* (1976), S. 51 f.
20 Vgl. *Bleicher, K.* (2004), S. 82.
21 Vgl. ebenda, S. 39.
22 Vgl. *Zapp, W.* (2006a), S. V/46 f.

Lokomotion gewährleistet somit das „Wissen" im Sinne einer **Fach-** 37
kompetenz[23] zur erfolgreichen Prozesslenkung.

2.1.2 Sozio-emotionale Unterstützungsstruktur

Das Management ist nicht nur für das ökonomische Ergebnis verant- 38
wortlich, sondern muss gleichermaßen die **humanen Belangen** der
Mitarbeiter berücksichtigen. Vielmehr entstehen auch erst durch den
Einbezug des Menschen in die Unternehmungsstruktur Organisati-
ons- und Führungsprobleme vor dem Hintergrund des Spannungsver-
hältnisses zwischen individuellen Ansprüchen und ökonomischen
Unternehmungszielen.[24]

Daraus folgt, dass die Lenkung von Prozessen die sozio-emotionale 39
Unterstützungsstruktur zu beachten hat. Hierbei kommen dem operativen Management jene Lenkungsaufgaben zu, die die Motivation der
Mitarbeiter im Hinblick auf die Aufgabenerfüllung sowie den Zusammenhalt, die Rücksichtnahme und die Aufrechterhaltung der inneren
Harmonie der Arbeitsgruppe zum Inhalt haben. Zusammengefasst
werden können diese Aufgaben unter der Bezeichnung **Motivations-**
und Kohäsionsfunktion der Führung oder auch unter dem Begriff
der Verhaltensbeeinflussung. Sie gewährleisten das „Wollen" im Sinne einer **Sozialkompetenz**[25] zur erfolgreichen Prozesslenkung.

2.2   Inhaltliche Ausrichtung der Prozessen

Die Lokomotions-, Motivations- und Kohäsionsorientierung erfolgt 40
über den Willensbildungsprozess. In ihm sind die operativen Len-
kungsobjekte[26]
- Lenkung von Prozessen der Planrealisation und
- Lenkung von Verhaltensprozessen der Mitarbeiter

in *ein* Informationssystem eingebettet.

Wesentliches Informationsinstrument zur inhaltlichen Ausrichtung
dieser Prozesse ist die Kosten-, Leistungs-, Erlös- und Ergebnisrechnung (KLEE-Rechnung) mit ihren Rechnungssystemen. Parallel zur
Lenkungsfunktion übernimmt die KLEE-Rechnung eine Preisbil-

---

23   Vgl. *Bleicher, K.* (2004), S. 482.
24   Vgl. ebenda, S. 455 f.
25   Vgl. *Bleicher, K./Meyer, E.* (1976), S. 40.; vgl. auch *Zapp, W.* (2006a), S. V/46 f.
26   Vgl. hierzu ausführlich *Zapp, W.* (2009a);. *Zapp, W.* (2006a), S. V/40 ff.

dungsfunktion[27], dessen Inhalte hier jedoch vernachlässigt werden. Betrachtungsschwerpunkt bilden Lenkungsansätze mit der Leistungsrechnung, die als Voraussetzung für die kostenorientierte Lenkung anzusehen sind. Mit der Balanced Scorecard wird ergänzend ein Instrument dargestellt, mit dem die Prozesslenkung mehrdimensional durch die Berücksichtigung quantitativer und qualitativer Kennzahlen und Indikatoren unterstützt wird.

2.2.1 Leistungsorientierte Lenkung

41 Gesundheitseinrichtungen gehören nach Art der betrieblichen Leistungen zu den Dienstleistungsbetrieben. Eine leistungsorientierte Lenkung ist nur möglich, wenn das Wissen um sämtliche Leistungen vorhanden ist, beispielsweise welche Pflegeleistungen in welcher Häufigkeit und unter welchem zeitlichen Aufwand bei festgelegtem Qualitätsstandard erbracht werden.

42 Die **Leistungsrechnung** gibt Antworten auf die folgenden Fragen und erfüllt somit interne und externe Ansprüche:

• Wer erbringt	Die Dienstart, die diese Leistung erbringt. Die Pflege erbringt Pflegeleistungen. → Personalkostenart
• Mit welchen Mitteln	Die Sachmittel, die zur Leistungserstellung benötigt werden. → Sachkostenart
• Wo	die Leistungsstelle i der die Leistung erbracht wird → Leistungsstelle = Kostenstelle
• Für wen	Der Leistungträger, der die Leistung empfängt → Leistungsempfänger = möglicher Kostenträger
• Wann	Zeitpunkt der Leistungserstellung.
• Welche Leistung?	Art der Leistung, z.lB. eine Mahlzeit (Verpflegungsleistung), ein Bad (Pflegeleistung), eine Operation (ärztl.-/pflegerische Leistung). → Leistungsart = Leistungsträger = Kostenträger

43 *Abb. 8: Leistungsrechnung*

Quelle: *Zapp, W./Funke, M./Schnieder, S. (2000), S. 64 f.*

44 Durch die Leistungsrechnung in Gesundheitseinrichtungen erhält das Leistungsgeschehen die Transparenz, die es hinsichtlich des nicht direkt oder unmittelbar monetär quantifizierbaren Outputs der Dienstleistung benötigt.

---

27 Vgl. dazu auch § 8 der Krankenhausbuchführungsverordnung.

Um eine derartige Leistungsrechnung durchführen zu können, bedarf **45** es der Definition des Leistungsbegriffs:

Der Begriff der **Leistung** wird im Allgemeinen als Quotient aus Ar- **46** beit und Zeit definiert. Dabei wiederum wird die Arbeit wie folgt definiert: Kraft multipliziert mit dem Weg, auf den sie wirkt.[28]

$$(1) \text{ Leistung} = \frac{\text{Kraft} \times \text{Weg}}{\text{Zeit}} = \frac{\text{Arbeit}}{\text{Zeit}}$$

Erich Gutenberg versteht Leistung als die „in einer bestimmten Zeit- **47** einheit geleistete Arbeit"[29] und entspricht damit dem physikalisch-mechanischen Leistungsbegriff. Für die Beschreibung der betriebswirtschaftlichen Sicht verwendet er nicht den Begriff Arbeit sondern den Begriff Ertrag. Dieser wird hier zunächst rein mengenmäßig als Produktionsmenge verstanden und ist ein Resultat aus der Kombination der Elementarfaktoren Arbeit, Betriebsmittel, gegebenenfalls Werkstoff und dispositivem Faktor.[30] In diesem Sinn kann unter Leistung die Leistungsgütermenge einer Periode verstanden werden. Das betriebswirtschaftliche Gegenstück zum physikalisch-mechanischen Begriff der Arbeit bildet somit der betriebliche Kombinationsprozess, welcher analog zur ersten Formel (1) auf die Zeit bezogen wird.

$$(2) \text{ Leistung} = \frac{\text{Ergebnis des betrieblichen Kombinationsprozesses}}{\text{Zeit}}$$

(Leistungsgütermenge)

Der Begriff des Ertrages wird von den Autoren, die sich auf *Erich* **48** *Gutenberg* beziehen, auf den Begriff der Leistung übertragen und synonym verwendet.

Erich Kosiol begreift Leistung allgemein als „...das Ergebnis einer **49** jeden Güterkombination im Produktionsprozess, so sind damit sämtliche Ergebnisse der vielfältigen Tätigkeiten im Betrieb ausnahmslos als Leistungen anzusehen."[31]

Daneben ist in der Erfolgsrechnung der Unternehmungen ein engerer **50** Begriff der Leistung üblich; dieser schließt die Bewertung des betrieblichen Ergebnisses als

---

28 Vgl. *Pfeiffer, W./Dörrie, U./Stoll, E.* (1977), S. 15.
29 Vgl. *Gutenberg, E.* (1958), S. 28.
30 Vgl. *Gutenberg, E.* (1958), S. 27.
31 Vgl. *Kosiol, E.* (1959), S. 9.

(3) Leistung = Leistungsgütermenge × Leistungsgüterpreis

in die Betrachtung ein.[32]

51 Daraus ist zu erkennen, dass unter dem Begriff Leistung sowohl ein Mengen- wie auch ein Wertbegriff verstanden werden kann, wobei der bewertete Leistungsbegriff auch mit dem Begriff Wertleistung[33] oder dem Begriff Erlös[34] gleichgesetzt wird. Allgemein ist Leistung also das Ergebnis (Wertbegriff / Erlös) oder der Prozess (Mengenbegriff / Kombination der Produktionsfaktoren) einer Anstrengung. In den Sozialwissenschaften wird menschliches Verhalten und Handeln dann als Leistung verstanden, wenn sie als ein mehr oder weniger großer Beitrag zur Annäherung an ein Ziel und / oder als eine dabei erbrachte mehr oder weniger große Anstrengung erscheint.[35]

52 Spricht man in Gesundheitseinrichtungen von der Leistungsrechnung, verbindet man hiermit in erster Linie die **Mengenrechnung**. Demgegenüber beschreibt die **Erlösrechnung** die Wertleistung der Unternehmung.

53 Neben der Leistungsrechnung ist die **Leistungsbeschreibung** für die Prozessgestaltung in Gesundheitseinrichtungen unabdingbar.[36] Aus medizinisch pflegerischer Sicht ist die Gestaltung von Prozessen z. B. durch die Implementation von Leitlinien,[37] Standards[38] oder Clinical Pathways[39] eine Möglichkeit.

2.2.2 Kostenorientierte Lenkung

2.2.2.1 Traditionelle Systeme

54 Die Kostenrechnung befasst sich mit der Verbrauchsseite des Produktionsprozesses. Ihre Aufgabe ist die Erfassung und Ermittlung des sachzielbezogenen und bewerteten Verbrauchs an Produktionsfaktoren – die **Kosten**. Mit Verbrauch ist nicht nur der Verzehr von Stoffen wie beispielsweise Medikamente oder OP-Material gemeint, sondern auch die Abnutzung von Gebrauchsgütern, wie die Abschreibung ei-

---

32 Vgl. *Plinke, W.* (1993), S. 2564.
33 Vgl. *Schmalenbach, E.* (1909), S. 12.
34 Vgl. *Herder-Dorneich, P./Wasen, J.* (1986), S. 104.
35 Vgl. Forschungsbericht Nr. 97 (1982), S. 27 ff.
36 Vgl. *Zapp, W.* (1999), S. 265 ff., auch *Zapp, W./Dorenkamp, A./Funke, M./Oyen, R.* (1998), S. 132 ff.
37 Vgl. Bundesärztekammer, Kassenärztliche Bundesvereinigung (2001), S. 5 ff.
38 Vgl. Deutsches Netzwerk für Qualitätssicherung in der Pflege.
39 Vgl. *Thiemann, H.* (1996), S. 454 f.

nes medizinisch-technischen Gerätes oder die geleistete Arbeit, beispielsweise die monatliche Arbeitszeit eines Arztes oder einer Pflegefachkraft. Verbrauch kann bei allen Wirtschaftsgütern vorliegen, die für die Leistungserstellung eingesetzt werden. Ein Verbrauch ist als sachzielbezogen zu betrachten, wenn es eine Beziehung zwischen dem Verbrauch und dem Betriebszweck oder dem Sachziel der Gesundheitseinrichtung gibt.[40]

Eine kostenorientierte Lenkung wird durch **Kostenrechnungssysteme** unterstützt, die sich nach den Kriterien Zeitbezug und Ausmaß der Kostenverrechnung wie folgt einteilen (vgl. Tab. 2) und beschreiben lassen.   **55**

Tab. 2: Traditionelle Kostenrechnungssysteme   **56**
   Quelle: *Hummel, S./Männel, W. (1986), S. 44.*

Ausmaß \ Zeit	Istkosten- rechnung	Normalkosten- rechnung	Plankosten- rechnung
Vollkosten- rechnung	Istkostenrechnung auf Vollkostenbasis	Normalkostenrech- nung auf Vollkos- tenbasis	Plankostenrech- nung auf Vollkos- tenbasis
Teilkosten- rechnung	Istkostenrechnung auf Teilkostenbasis	Normalkostenrech- nung auf Teilkos- tenbasis	Plankostenrech- nung auf Teilkos- tenbasis

2.2.2.1.1 Zeitbezogene Systeme

Istkostenrechnung

Die älteste Form der Kostenrechnung wird als Istkostenrechnung bezeichnet. Sie bewertet die effektiv verbrauchten Mengen an Gütern und Leistungen (Istkosten) mit den effektiv angefallenen Preisen bei der Beschaffung bzw. dem Verbrauch der Mengen. Zu berücksichtigen ist hier jedoch, dass es Kostenarten gibt, für die sich keine Istverbrauchsmengen angeben lassen, sondern für die lediglich Planverbrauchsmengen geschätzt werden können. Hierzu zählen beispielsweise Abschreibungen oder Kostenarten, bei denen die Bemessungsgrundlage noch nicht genau feststeht. Diese antizipativen Abgrenzungen sind zum Beispiel bei Versicherungsprämien üblich, deren Höhe sich erst nach Jahresabschluss ermitteln lässt. Sieht man jedoch von   **57**

---

40   Abzugrenzen sind in diesem Sinne die nicht sachzielbezogenen Ausgaben und Aufwendungen. Vgl. ausführlich *Zapp, W.* (2009a), S. 21 f.

diesen Fällen ab, werden in einer Istkostenrechnung nur die tatsächlich angefallenen Kosten verrechnet.[41]

58 Das Hauptziel der Istkostenrechnung – die Nachkalkulation der unternehmerischen Aufträge und Erzeugnisse – gelingt, indem die durch die Kostenartenrechnung erfassten Istkosten jeder Abrechnungsperiode vollständig auf die Kostenträger weiterverrechnet werden. Die Istkosten-rechnung beantwortet die Frage, wie viel die Produktionseinheiten in den Abrechnungseinheiten „effektiv gekostet" haben. Voraussetzung für eine genaue Nachkalkulation sind genaue Kalkulationssätze, die mit Hilfe einer gut ausgebauten Kostenstellenrechnung ermittelt werden können.[42]

59 In reiner Form kann die Istkostenrechnung in einer Unternehmung nicht zum Einsatz kommen, da sie vergangenheitsorientiert ist und für die zukünftige Entscheidungen und Planungen oft mit zu großen Unsicherheiten behaftet ist. Neben dem Aspekt der retrospektiven Betrachtung, ist die Istkostenrechnung zeitaufwendig aufgrund der in jeder Abrechnungsperiode vorzunehmenden Zurechnung von Gemeinkosten in der Sekundärkostenrechnung und Kostenträgerstückrechnung.[43] Ferner differenziert sie nicht zwischen fixen und variablen Kosten, so dass der Beschäftigungseinfluss mittelfristiger Maßnahmen nicht transparent gemacht werden kann.[42]

Normalkostenrechnung

60 Die Normalkostenrechnung stellt einer Weiterentwicklung der Istkostenrechnung dar. Dafür werden die schwankenden Istkosten und Beschäftigungen durch Durchschnittswerte vergangener Perioden ersetzt. Da es sich bei den Normalkosten wie bei den Istkosten um vergangenheitsbezogene Werte handelt, die auch nur den periodeninternen Normal-Ist-Vergleich erlauben, beinhalten diese weiterhin Unwirtschaftlichkeiten, welche in der zukunftsorientierten Plankostenrechnung durch Ermittlung von Sollkosten und den Soll-Ist-Vergleich aufgedeckt werden können. Für Kontrollzwecke im Krankennhausbereich ist die Normalkostenrechnung nur wenig geeignet, da aus den Abweichungen von Ist- zu Normalkosten nur bedingt Erkenntnisse gewonnen werden können.

---

41 Vgl. *Kilger, W.* (1987), S. 54 ff.
42 Vgl. ebenda.
43 Vgl. *Kloock, J./Sieben, G./Schieldbach, T.* (1987), S. 6.

Plankostenrechnung

Die Plankostenrechnung versucht die Mängel der Ist- und Normal-   **61**
kostenrechnung zu beseitigen. Sie hat das Ziel, die Zufallsschwan-
kungen im Kostenanfall zu isolieren und die hauptsächlichen Verur-
sachungsgrößen im Güter- und Leistungsverzehr aufzudecken. Die
Plankostenrechnungen sind dadurch charakterisiert, dass die Gesamtkosten einer Unternehmung für eine bestimmte Planungsperiode im
Voraus nach Kostenarten, Kostenstellen und Kostenträgern differenziert geplant werden. Plankosten sind die vor dem Beginn einer Abrechnungsperiode aufgrund der Kapazitäts- und Leistungsplanung unter Beachtung des Wirtschaftlichkeitsprinzips von der Plankostenrechnung zukunftsbezogen angesetzte Kosten. Abzugrenzen von den
Plankosten sind die Prognose-, Vorgabe- und Budgetkosten. Plankosten werden zu Prognosekosten, wenn sich eine Unternehmung nur auf
das Vorausschätzen der künftig auf einzelnen Kostenstellen und/oder
für Kostenträger anfallenden Kosten beschränkt. Versuchen dagegen
Unternehmungen das künftige Kostengeschehen aktiv zu beeinflussen, zum Beispiel durch Kostensenkungsprogramme, werden Plankosten zu Vorgabekosten. Der Budgetkostenansatz wird gewählt,
wenn diese Kostenvorgaben darüber hinaus untergliedert und dezen-
tralisiert werden.[44]

Die **Kostenplanung** kann nach unterschiedlichen **Verfahren** erfol-   **62**
gen. Man unterscheidet hierbei zwischen den statistischen und den
analytischen Verfahren:

Bei den statistischen Verfahren wird versucht, Plankosten aus den Ist-   **63**
kosten abgelaufener Perioden mit Hilfe statistischer Berechnungen zu
ermitteln. Da solche Verfahren jedoch immer auf Vergangenheitswer-
ten beruhen, sollten sie nur ergänzend zur analytischen Kostenplanung genutzt werden.[45]

Die analytischen Methoden gehen von einer Prozessanalyse unter   **64**
kostenwirtschaftlichen Aspekten aus, wobei die Plankosten aus Einzelinformationen gebildet werden.[46] In der leistungsorientierten Kostenplanung bieten sich diese Verfahren insbesondere deshalb an, da
aufgrund der detaillierten Leistungsplanung die notwendige Transparenz größtenteils vorhanden ist.

---

44   Vgl. *Hummel, S./Männel, W.* (1986), S. 400.
45   Vgl. *Kilger, W.* (1993), S. 347.
46   Vgl. ebenda, S. 348.

65 Analytische Methoden sind z. B. Schätzungen durch die Kostenplaner, interne oder externe Vergleiche sowie Messungen oder Berechnungen. Ansatzpunkte von Schätzungen sind in der Regel die Ist-Werte laufender oder gerade abgelaufener Perioden. Sie verbinden diese mit beabsichtigten Änderungen in der Wirtschaftlichkeit und mit geplanten Änderungen im Leistungsprogramm bzw. -umfang.[47]

66 Die wohl zuverlässigsten Ergebnisse liefern Messungen und Berechnungen auf der Basis geplanter Leistungen. Diese können insbesondere dann durchgeführt werden, wenn die Kosten in einem genau bestimmten Zusammenhang mit den Leistungen stehen, z. B. durch technische Ursachen oder aufgrund vertraglicher Bindungen. In Krankenhäusern machen die Personalkosten einen hohen Anteil von mehr als 70 % der Gesamtkosten aus. Deshalb sind hier analytische Studien des Personaleinsatzes und Personalbedarfs auch im Hinblick auf die Kostenplanung von Bedeutung.

67 Mit der Plankostenrechnung werden die Kosten für zukünftige wirtschaftliche Sachverhalte bestimmt, die dann als Lenkungsgrößen dienen. Ferner umfasst die Plankostenrechnung die Gegenüberstellung von Plan- und Istkosten sowie ggf. eine Abweichungsanalyse. Auf der Grundlage einer genauen Planung und Analyse der Kosten kann eine aussagefähige Betriebskontrolle durchgeführt werden. Abhängig von dem Rechnungsziel wird die Plankostenrechnung weiter differenziert:[48]

a) Prognosekostenrechnung
b) Standardkostenrechnung
c) Starre und flexible Plankostenrechnung.

68 Zu a) Prognosekostenrechnung

Die Prognosekostenrechnung sagt die für eine Planperiode zu erwartenden Istkosten (Wirdkosten) vor Beginn dieser Periode voraus. Ihr Ziel besteht darin, über die zu erwartenden Kosten einer Planperiode und damit über eine Komponente der wertmäßigen **Wirtschaftlichkeit** einer zukünftigen Periode zu informieren. Die Prognoserechnung ermöglicht durch die Gegenüberstellung von prognostizierten Istkosten und prognostizierten Isterlösen eine Voraussage über den künftigen Erfolg einer Planperiode. Diese Variante der Plankostenrechnung dient einer eher umfassenden, wertmäßigen Planung des Unternehmungsprozesses.[49]

---

47 Vgl. *Hentze, J./Kehres, E.* (2007), S. 163.
48 Vgl. ebenda, S. 38 ff.; *Zapp, W.* (2009a), S. 128.
49 Vgl. *Schweitzer, M./Küpper, H.-U.* (2008), S. 270 f.

Zu b) Standardkostenrechnung **69**

Haben die Plankosten einen Budget-, Norm-, Richt- oder Vorgabecharakter bezeichnet man diese Ausprägungsform als Standardkostenrechnung.[50] Primär dient die Standardkostenrechnung der mengenmäßigen Lenkung und Kontrolle der Kosten in den Kostenstellen. Damit ist sie ein Instrument zur **Verhaltensbeeinflussung** von Mitarbeitern. Die geplanten Kosten werden als Verhaltensnorm oder Standard vorgegeben, an dem die mengenmäßige Wirtschaftlichkeit der Planrealisation bzw. des Mitarbeiterverhaltens gemessen wird. Voraussetzung dafür ist, dass die Plankosten jene Kosten umfassen, deren Höhe von den Entscheidungen und dem Handeln anderer Instanzen abhängig ist. Ferner müssen Kosteneinflüsse von außen zum Beispiel durch Festpreise ausgeschaltet werden.[51] Die Bemessung der Wirtschaftlichkeit wird hier mittels des Vergleichs von Normal- und Istkosten vorgenommen.

Zu c) Starre und flexible Plankostenrechnung **70**

Nach der Anpassungsfähigkeit der Kostenvorgaben an Veränderungen der jeweils relevanten Kosteneinflussgrößen lassen sich Plankostenrechnungen weiterhin in starre und flexible Plankostenrechnungen unterteilen. Beide Varianten greifen in der Regel nur den Beschäftigungsgrad als einzige Kosteneinflussgröße auf.[52]

Unabhängig davon, ob sich wesentliche Plandaten ändern, werden bei der starren Plankostenrechnung die Plankosten für eine bestimmte Planbeschäftigung der Planperiode konstant gehalten. Die Planung der über Kostenstellen abgerechneten Kosten erfolgt in fünf Stufen:[53]

1. Festlegung der kostenverursachenden Maßgrößen (Bezugsgrößen)
2. Festlegung der voraussichtlichen, durchschnittlichen Planbeschäftigung
3. Planung des mengenmäßigen Verbrauchs an Produktionsfaktoren in Abhängigkeit der Planbezugsgröße durch Verbrauchsanalysen, technische Berechnungen und Schätzungen
4. Bewertung der geplanten Verbrauchsmengen und Arbeitszeiten mit geplanten Festpreisen und Lohnsätzen als Grundlage für die Berechnung des Planverrechnungssatzes je Kostenstelle
5. Erstellung von Plankalkulationen für alle Unternehmungserzeugnisse.

---

50 Vgl. ebenda, S. 47.
51 Vgl. *Schweitzer, M./Küpper, H.-U.* (2008), S. 273 f.
52 Vgl. *Hummel, S./Männel, W.* (1986), S. 47.
53 Vgl. *Kilger, W./Pampe, J./Vikas, K.* (2002), S. 48.

71   Der Vorteil der starren Plankostenrechnung besteht darin, dass sie durch die Planung sämtlicher Kostenarten die notwendigen Voraussetzungen für die Durchführung laufender Kostenkontrollen und die mittelfristigen Aufgaben der Kostenrechnung ermöglicht. Ihre Aussagefähigkeit wird jedoch durch die Nichtberücksichtigung der Abhängigkeit der Kosten vom Beschäftigungsgrad stark beeinträchtigt.

72   Diesen Nachteil verhindert die flexible Plankostenrechnung dadurch, dass sie die Plankosten in fixe und variable Bestandteile spaltet. Die Plankosten können so in Form von Sollkosten für die jeweilige Istbeschäftigung bestimmt werden. Es werden den Kostenstellen keine festen Beträge mehr vorgegeben, sondern Kostenfunktionen, die angeben, wie sich Kosten einer Kostenstelle in Abhängigkeit von der Beschäftigung verhalten sollen. Die flexible Plankostenrechnung kann sowohl auf Vollkosten als auch auf Teilkosten basieren. Letztere bezeichnet dann die Grenzplankostenrechnung.[54] Das Hauptziel der flexiblen Plankostenrechnung besteht in der Intensivierung der Wirtschaftlichkeitskontrolle. Analog zur starren Rechnung werden auch hier die Kosten geplant.

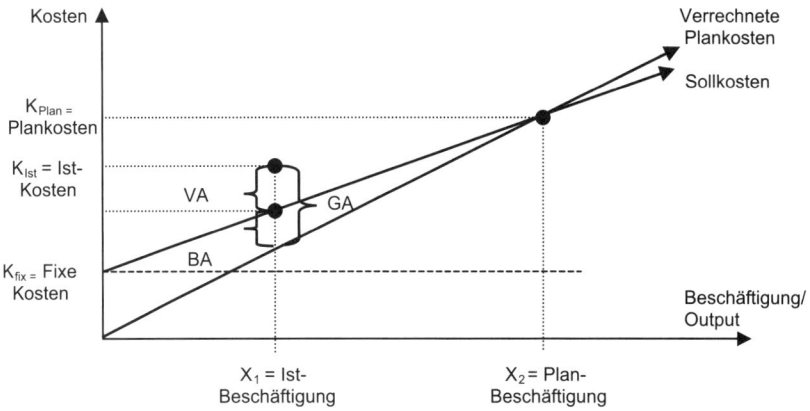

GA = Gesamtabweichung, VA = Verbrauchsabweichung, BA = Beschäftigungsabweichung

73   *Abb. 9: Darstellung einer flexiblen Plankostenrechnung auf Vollkostenbasis*
Quelle: *Zapp, W.* (2009), S. 132

---

54   Vgl. ebenda, S. 50 f.

2.2.2.1.2 Umfangbezogene Systeme

Vollkostenrechnung

Charakteristisch für die Vollkostenrechnung ist, dass sie sämtliche **74** Kostenarten vollständig auf die einzelnen Kostenträger weiterwälzt und zwar zum Teil direkt als Einzelkosten, zum Teil indirekt als zugeschlüsselte Gemeinkosten.

Die Weiterwälzung der Kostenarten ist sehr aufwendig. Sie geht von **75** der Kostenartenrechnung aus und führt über die Kostenstellenrechnung zur Kostenträgerrechnung hin. Als Ergebnis dieses Abrechnungsmodusses werden für jede Produktart (z. B. DRG) und darüber hinaus für jedes einzelne Produkt (z. B. Fall) Vollkosten ausgewiesen. Stellt man den Vollkosten Nettoerlöse gegenüber, erhält man ein Nettoergebnis, was auch den in der Fachsprache häufig verwendeten Ausdruck der Vollkosten- und Nettoergebnisrechnung erklärt. Demgegenüber steht die Bruttoergebnisrechnung, bei der den Erlösen Teilkosten gegenübergestellt werden.[55]

Die Hauptkritik gegen die Vollkostenrechnung besteht darin, dass sie **76** die Kosten nicht Wirklichkeitsgetreu abbildet, da sie Kosten auf Kostenträger verrechnet, die nach dem Verursachungsprinzip nicht zurechenbar sind. Folglich wäre bei der Kostenverrechnung der fixen Kosten – insbesondere der fixen Gemeinkosten – das Verursachungsprinzip durch das Durchschnittsprinzip bzw. das Kostentragfähigkeitsprinzip zu ergänzen, was zu falschen unternehmerischen Entscheidungen führen kann, da sich die Kostenbetrachtung nicht auf die relevanten Kosten beschränkt. Besonders kurzfristige Entscheidungen (Engpässe, kurzfristige Preisuntergrenze, Zusammenstellung des gewinngünstigsten Programms, usw.) können mit Hilfe der Vollkostenrechnung nicht getroffen werden.

Teilkostenrechnung

Die Teilkostenrechnungssysteme beschränken sich auf die Zurechnung der variablen Kosten je Kostenträger und stellen somit entschei- **77** dungsrelevante Informationen für die Unternehmungslenkung bereit. Für die Systeme der Teilkostenrechnung auf der Basis von variablen Kosten ist charakteristisch, dass hier nicht nur die Trennung von zeitabhängigen und leistungsabhängigen Kostenbestandteilen unter dem Aspekt einer veränderten Beschäftigung stattfindet, sondern die allei-

---

55   Vgl. *Hummel, S./Männel, W.* (1986), S. 407 f.

nige Weiterverrechnung der leistungsabhängigen Kosten auf die Kostenträger. Beschäftigungsfixe Kosten bleiben vorerst unberücksichtigt und werden lediglich im Rahmen einer betrieblichen Ergebnisrechnung in erweiterten Abrechnungskreisen miteinbezogen.[56]

78 Ferner sind Teilkostenrechnungen für die Ermittlung von Deckungsbeiträgen von Bedeutung.

Herausgebildet haben sich als Teilkostenrechnungen die[57]
- einstufige Deckungsbeitragsrechnung
- mehrstufige Deckungsbeitragsrechnung
- Grenzplankostenrechnung und die
- Deckungsbeitragsrechnung mit relativen Einzelkosten.

79 Die **Deckungsbeitragsrechnung** ist eine Ergebnisrechnung, so dass sie neben den (variablen) Kosten auch die Erlöse des Bezugsobjektes (z. B. Krankenhaus/Altenheim, Fachabteilung/Pflegebereich, DRG/Pflegeklasse, Leistung) berücksichtigt. Die Differenz zwischen den Erlösen und variablen Kosten ist der Deckungsbeitrag. Die fixen Kosten können über eine stufenweise Fixkostendeckungsrechnung in die Deckungsbeitragsrechnung integriert werden. Bei dieser Rechnung werden die fixen Kosten als en bloc differiert und verschiedenen Stufen zugerechnet.[58]

80 Die Deckungsbeitragsrechnung gibt Antwort auf wichtige Fragestellungen in Bezug auf die sach-rationale Lenkung der Prozesse einer Unternehmung:[59]
- Auf welche Leistungen bezogen auf den Absatz soll sich die Gesundheitseinrichtung konzentrieren?
- Bei welcher Fallzahl erreicht die Einrichtung den Break-Even-Point und wo liegt die Preisuntergrenze?
- Welche Leistungen werden unwirtschaftlich produziert/erbracht? Sollten diese weiter erbracht werden?
- Ist es günstiger, das die Leistung selbst zu erstellen oder sollte man es extern beziehen?

81 In Bezug auf die sozio-emotionale Lenkung kann mit Hilfe einer Deckungsbeitragsrechnung das Verhalten der ergebnisverantwortlichen Entscheidungsträger durch die Vorgabe von Zieldeckungsbeiträgen in

---

56 Vgl. *Coenenberg, A.* (1992), S. 114; Vgl. *Hummel, S./Männel, W.* (2000), S. 43.
57 Vgl. hierzu ausführlich *Zapp, W./Oswald, J.* (2009a), S. 44.
58 Vgl. *Zapp, W./Oswald, J.* (2009a), S. 92.
59 Vgl. *Kilger, W./Pampel, J./Vikas, K.* (2002), S. 581.

Verbindung mit einem Bonus-Malus-System beeinflusst werden.[60] Zieldeckungsbeiträge nehmen hier den Status eines Vorgabecharakters ein, an dem sich die Leistungsentscheidungen zum Beispiel des verantwortlichen Chefarztes orientieren. Die Deckungsbeitragsziele werden in einem Verhandlungsprozess diskutiert und festgelegt.[61] Wichtig ist hierbei, dass diese Teilziele mit der Gesamtzielsetzung des Krankenhauses harmonieren.[62] Dem Verantwortlichen werden so Entscheidungsspielräume gegeben und es wird ein höherer Identifikationsgrad geschaffen. Erfolgsfördernd ist für dieses Vorgehen, wenn die Zielvereinbarungen mit einem Motivations- und Anreizsystem[63] verbunden sind, in dem genau festgelegt wird, welche Anreize bei welchen Über- oder Unterschreitungen der vereinbarten Zieldeckungsbeiträge greifen. Gestaltet werden sollte das Bonus-Malus-System immer unter Beachtung der Krankenhausziele, des Leitbildes, der Kultur und der Trägerphilosophie.[64] Diese Anreize und das Bewusstsein, dass bestmögliche Patientenversorgung den Arbeitslatz sichert, ergänzen sich ideal und führen bei Mitarbeitern zu unternehmerischem Denken. Zu einem Motivations- und Anreizsystem gehört auch die Kenntnis der ermittelten Deckungsbeiträge anderer Bereiche, was gleichzeitig auch zu einer Erhöhung der gewünschten Transparenz beiträgt.[65]

2.2.2.2 Prozesskostenrechnung

Preisdruck und Qualitätswettbewerb führen dazu, die Leistungsprozesse in den Gesundheitseinrichtungen patienten- und prozessorientiert zu betrachten, um die Wirtschaftlichkeit der angebotenen Leistungen zu überprüfen. Als Instrument hat sich hierfür in Industrieunternehmungen die Prozesskostenrechnung bewährt. Was sich dahinter verbirgt und inwiefern sich eine Prozesskostenrechnung auf Gesundheitseinrichtungen übertragen lässt – dargestellt am Beispiel des Krankenhauses – soll nachfolgend erläutert werden.

82

---

60 Vgl. ausführlich *Zapp, W./Oswald, J.* (2009a), S. 116 ff.
61 Im Klinikum Mannheim gGmbH werden mit allen Chefärzten jährlich Leistungsvereinbarungen geschlossen, die die gemeinsame Festlegung von Kosten- und Leistungsbudgets der jeweiligen Fachabteilung beinhalten. Dies schließt die Vereinbarung von Deckungsbeitragsziele mit ein. Vgl. *Pföhler, W./Dänzer, A.* (2005), S. 128.
62 Vgl. *Hagen, K.* (1991), S. 718.
63 Vgl. *Pföhler, W./Dänzer, A.* (2005), S. 128.
64 Vgl. *Hoppe, A./Schmidt-Rettig, B./Weygoldt, J.* (1999), S. 70.
65 Vgl. *Schmidt-Rettig, B.* (1995), S. 294.

83 Alle Systeme der Prozesskostenrechnung konzentrieren sich vom Kern her auf die **Verrechnung der Gemeinkosten** von Prozessen über Bezugsgrößen, welche Maßgrößen für die Prozessmengen (-wiederholung) darstellen. Dabei bedient sich die Prozesskostenrechnung herkömmlicher Elemente der Kostenarten-, Kostenstellen- und Kostenträgerrechnung. In der folgenden Tabelle werden kurz die im weiteren Verlauf der Ausarbeitung verwendeten wesentlichen Begriffe erläutert.

84 *Tab. 2.1: Erläuterung der verwendeten Begriffe*

Begriff	Erklärung
Prozess	Ein Prozess ist die strukturierte Folge von Verrichtungen. Diese Verrichtungen stehen in ziel- und sinnorientierter Beziehung zueinander und sind zur Aufgabenerfüllung angelegt mit definierten Ein- und Ausgangsgrößen und monetärem oder nicht monetärem Mehrwert unter Beachtung zeitlicher Gegebenheiten.[66]
Hauptprozess	Kette homogener Aktivitäten, die durch denselben Kostentreiber beeinflusst werden. Er umfasst mehrere Teilprozesse.[67]
Teilprozess	Kette homogener Verrichtungen in einer Kostenstelle, die einem Hauptprozess zugerechnet werden können.[67]
Kostentreiber (Cost Driver)	„Gilt als Messgröße für die Anzahl der Prozessdurchführungen".[68]
Leistungsmengen-induzierter Teilprozess (lmi)	Die Höhe der durch diesen Teilprozess verursachten Kosten hängt von einer Maßgröße (dem Kostentreiber) ab.
Leistungsmengen-neutraler Teilprozess (lmn)	Für diesen Teilprozess fallen unabhängig von der Häufigkeit der Durchführung die entsprechenden Kosten an (z. B. administrative Aufgaben).
Überschussaktivitäten	„Kritische Verbindung zwischen den Kosten der genutzten Ressourcen (…) und den Kosten oder Aufwendungen der angebotenen Ressourcen."[69]

85 Ein entscheidender Unterschied der Prozesskostenrechnung zu den traditionellen Kostenrechnungssystemen besteht in der Wahl der **Bezugsgrößen**, denn die Verrechnung von Gemeinkosten erfolgt nicht über Kostenstellen, sondern über abgegrenzte Prozesse (Vorgänge, Aktivitäten) und deren Menge.

---

66 Vgl. die Ausführungen zum Prozessbegriff in Kapitel „Prozesse in Dienstleistungsunternehmungen der Gesundheitswirtschaft."
67 Vgl. *Horváth, P./Mayer, R.* (1993), S. 16.
68 Vgl. *Horváth, P./Mayer, R.*(1993), S. 17.
69 Vgl. *Kaplan, R./Cooper, R.* (1993).

Somit bewertet die Prozesskostenrechnung keine Einzelleistungen, **86**
sondern Folgen von Einzelleistungen, die zusammen einen definierten Prozess bilden.[70] Die Ziele der Prozesskostenrechnung sind in fol-
gendem Schaubild verdeutlicht.

Transparenz im Gemeinkostenbereich

Kontrolle im Gemeinkostenbereich

Kalkulation der Produkte/Dienstleistungen

Steigerung von Wirtschaftlichkeit und Effizienz indirekter Leistungsbereiche

Abb. 10: Ziele der Prozesskostenrechnung   **87**

Zu häufig diskutierten Systemen der Kostenrechnung gehören   **88**
- die Prozesskostenrechnung nach *Horváth* u. a. und
- die Prozesskostenrechnung nach *Robert Kaplan* und *Robin Cooper* (activity-based costing).

Im Folgenden werden die Modelle der Prozesskostenrechnung nach   **89**
Peter Horváth sowie *Robert Kaplan* und *Robin Cooper* beschrieben.
Ein mögliches Anwendungsbeispiel im Krankenhaus wird dargestellt.
Eine kritische Würdigung mit Blick auf die Übertragbarkeit dieser
Systeme auf Krankenhäuser rundet den Themenbereich ab.

a) Die Prozesskostenrechnung nach Peter Horváth

Dieses Modell vollzieht sich anhand der folgenden Schritte: **90**

---

70 Vgl. *Birkner, H./Kothe-Zimmermann, H.* (2000), S. 185.

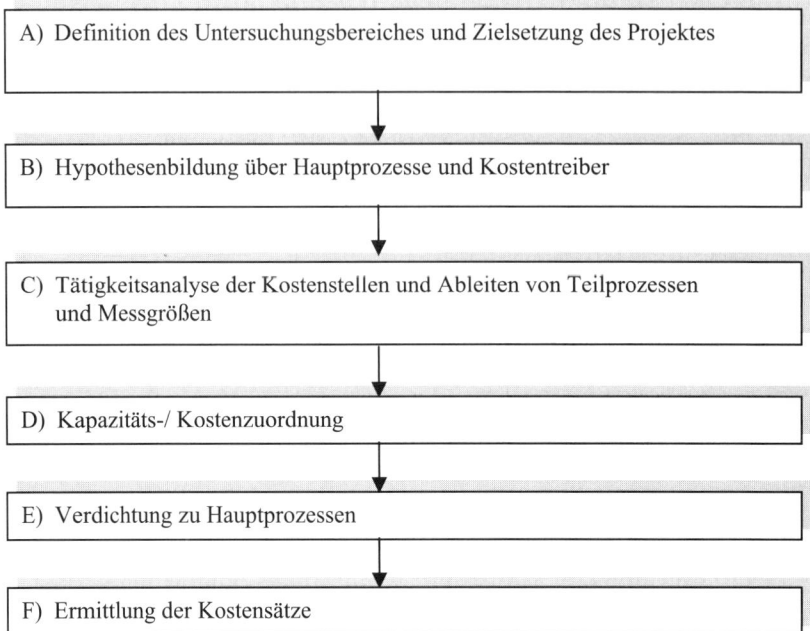

A) Definition des Untersuchungsbereiches und Zielsetzung des Projektes

B) Hypothesenbildung über Hauptprozesse und Kostentreiber

C) Tätigkeitsanalyse der Kostenstellen und Ableiten von Teilprozessen und Messgrößen

D) Kapazitäts-/ Kostenzuordnung

E) Verdichtung zu Hauptprozessen

F) Ermittlung der Kostensätze

91 *Abb. 11: Die 6 Stufen der Prozesskostenrechnung*

Quelle: In Anlehnung an: *Horváth, P./Mayer, R.* (1993), S. 20 f; auch: *Joos-Sachse, T.* (2001), S. 258 f., der dies allerdings anders strukturiert.

Schritt A: Definition des Untersuchungsbereiches und Zielsetzung des Projektes

92 Zunächst sind die in die Untersuchung einzubeziehenden Funktionsbereiche zu definieren. Bei erstmaliger Untersuchung ist ein Unternehmungsbereich zu wählen, der nach ABC-Analyse finanziell sehr bedeutsam ist und interessante Untersuchungsergebnisse erwarten lässt. Die Zielsetzungen eines solchen Projektes sind bereits in Abb. genannt, hinzu kommt im Falle eines Pilotprojektes die Überlegung, ob das Projekt Beginn permanenter Gemeinkostenplanung auf Prozessmengenebene ist.[71]

---

71 Vgl. *Horváth, P./Mayer, R.* (1993), S. 20.

Schritt B: Hypothesenbildung über Hauptprozesse und Kostentreiber

In der zu Projektbeginn gebildeten Projektgruppe sind Hypothesen 93 bezüglich der Hauptprozesse und der Kostentreiber zu bilden. Dies dient der Vorbereitung der Gespräche mit den betreffenden Kostenstellenleitern. Die zuvor ermittelten Hauptprozesse, die Kostentreiber und deren Anzahl werden in einer Tabelle aufgeführt. Am Beispiel des Einkaufs ergibt sich folgendes, stark vereinfachtes Beispiel:

Tab. 3: Beispiel für Teilprozesse einer Kostenstelle 94

Kostenstelle Einkauf			
Lfd. Nr.	**Teilprozess**	**Maßgröße**	
	Bezeichnung	**Art**	**Menge**
1	Angebotseinholung	Anschreiben	800
2	Bestellen	Bestellungen	500
3	Vertragsüberwachung	Verträge	120
4	Reklamationsbearbeitung	aufgetretene Fehler	100
5	Lieferantenkontakte	Lieferanten	20
6	Abteilungsleitung	–/–	–/–

Schritt C: Tätigkeitsanalyse der Kostenstellen und Ableiten von Teilprozessen und Messgrößen

Eine Tätigkeitsanalyse in den Kostenstellen erfolgt durch Befragung 95 der Mitarbeiter oder durch eine Dokumentenanalyse. Hier werden die Teilprozesse und Kostenbestimmungsfaktoren anhand der Hauptprozesse ermittelt. Die Kostenuntersuchung erfolgt in diesem Modell anhand von Mitarbeiterjahren. Das wird in Tab. 3 deutlich. Für die Kostenstelle Einkauf und die aus Tab. 4 bekannten Teilprozesse ergeben sich die folgenden Prozesskosten:

96 *Tab. 4: Zuordnung der Prozesskostensätzen zu den Teilprozessen*

A	B	C	D	E	Kostenstelle Einkauf				
	Teilprozess	Maßgröße		Kostenzu-rechnung	Prozesskosten			Porzesskostensatz	
Lfd.-Nr.	Bezeichnung	Art	Menge	MJmi	lmi	lmn	gesamt	lmi	gesamt
1	Angebotsein-holung	Anschreiben	800	2,0	200 000,00	33 333,33[72]	233 333[73]	250[74]	292[75]
2	Bestellen	Bestellungen	500	1,5	150 000,00	25 000,00	175 000	300	350
3	Vertragsü-berwachung	Verträge	120	1,0	100 000,00	16 666,67	116 557	833	972
4	Reklamations-bearbeitung	aufgetretene Fehler	100	1,0	100 000,00	16 666,67	116 667	1 000	1 167
5	Lieferanten-kontakte	Lieferanten	20	0,5	50 000,00	8 333,33	58 333	2 500	2 917
6	Abteilungslei-tung	-/-	-/-	1,0		100 000,00			
7	Summe			7,0	600 000,00		700 000		

72   Die Rechnung erfolgt folgendermaßen: G6 (100 000,00) : F7 (600 000,00) × F1 (200 000,00) = G1 (33 333,33).
73   Die Rechnung erfolgt folgendermaßen: F1 (200 000,00) + G1 (33 333,33) = H1 (233 333).
74   Die Rechnung erfolgt folgendermaßen: F1 (200 000,00) : D1 (800) = I1 (250).
75   Die Rechnung erfolgt folgendermaßen: H1 (233 333) : D1 (800) = J1 (292).

In Spalte G werden die Kosten für den leistungsmengenneutralen   **97**
Teilprozess „Abteilung leiten" (Zeile 6) prozentual zur Kostenhöhe
auf die jeweiligen leistungsmengeninduzierten Prozesse verteilt. Zum
einen stellt dies zwar eine Schlüsselung von Gemeinkosten dar, zum
anderen wird jedoch der Eindruck vermieden, dass diese Kosten fix
und in ihrer Höhe nicht zu beeinflussen sind.[76] Bei der Tätigkeitsanalyse wird der Schwerpunkt der Prozesskostenrechnung deutlich: Im
Vordergrund stehen repetive Prozesse mit nur geringfügigem Ent-
scheidungsfreiraum.

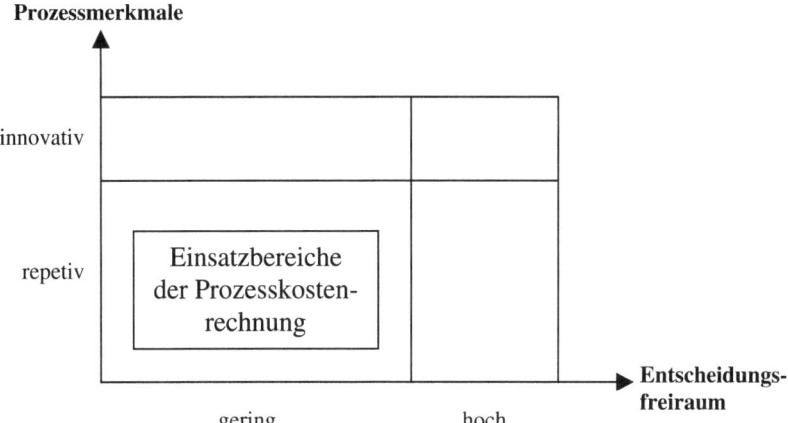

Abb. 12: Einsatzbereiche der Prozesskostenrechnung   **98**

> Quelle: In Anlehnung an *Coenenberg, A. G.* (1997), S. 226, auch *Strieni-
> nig, H.-D.* (1998), S. 62.

Schritt D: Kapazitäts-/Kostenzuordnung

Prozesskosten können anhand[77]:   **99**

a) analytischer Planung oder
b) aufgrund von Vorjahreswerten

ermittelt werden. Im Falle einer analytischen Planung werden sämtliche Kostenarten mit Hilfe technisch-kostenwirtschaftlicher Analysen
originär geplant. Da dies in vielen Fällen unverhältnismäßig aufwendig erscheint, können auch Vorjahreszahlen, die evtl. Folge einer analytischen Planung oder einer GWA (Gemeinkostenwertanalyse) sind,
in die Betrachtung einbezogen werden.

---

76   Vgl. ebenda, S. 22.
77   Vgl. *Horváth, P./Mayer, R.* (1993), S. 21.

Schritt E: Verdichtung zu Hauptprozessen

100 Hier sind sämtliche untersuchten Teilprozesse zu entsprechenden kostenstellenübergreifenden Hauptprozessen zu verdichten. Kriterium für diese Zusammenfassung von Teilprozessen ist nicht die Prozessbezugsgröße, sondern die sachliche Zugehörigkeit der Teilprozesse zu einem Hauptprozess. Dies geschieht, um die Vielzahl von Einflussfaktoren auf die Gemeinkosten auf wenige und überschaubare zu reduzieren.[78] Dabei ist zu beachten, dass ein Teilprozess auch mehreren Hauptprozessen zugerechnet werden kann.

Schritt F: Ermittlung der Kostensätze

101 Die Bildung der Prozesskostensätze ist im Beispiel der Tab. 4 in den Spalten I und J bereits vorgenommen. Der Prozesskostensatz stellt das Verhältnis zwischen Input und Output dar und lässt sich anhand der folgenden Formel berechnen:

$$Prozesskosten = \frac{Prozesskosten}{Prozessmenge}$$

103 Die Prozesskosten der Teilaktivität errechnen sich demnach anhand der Formel:

$$\frac{Prozesskostensatz}{einer\ Teilaktivität} = \frac{lmi\ Teilprozesskosten\ der\ Teilaktivität}{Prozessmenge\ der\ Teilaktivität}$$

104 Die Kenntnis der Prozesskostensätze dient zum einen der Zeitrechnung und der Kalkulation. Dies wird anhand der folgenden Abbildung deutlich.

---

78 Vgl. *Horváth, P./Kieninger, M./Mayer, R./Schimank, C.* (1993), S. 613.

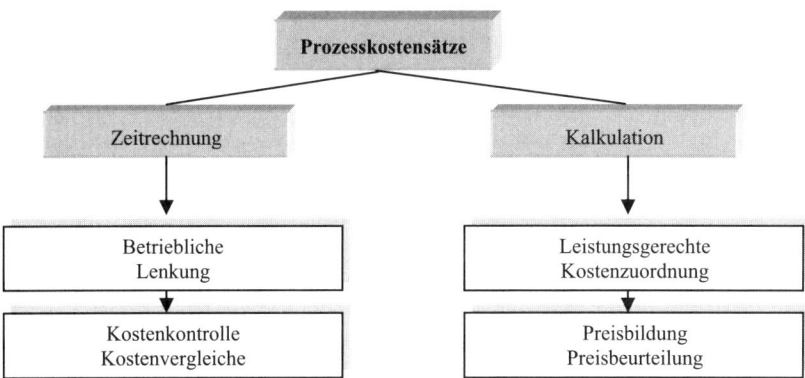

Abb. 13: Funktion der Prozesskostensätze **105**
Quelle: In Anlehnung an: *Müller, A.* (1992), S. 104.

Hat man die jeweiligen Teilprozesse zu kostenstellenübergreifenden **106** Hauptprozessen verdichtet, lassen sich anhand der Kenntnis der Hauptprozesskosten etwa 50–70 % der Gemeinkosten mengenmäßig planen und steuern.[79]

b) Die Prozesskostenrechnung nach Robert Kaplan/Robin Cooper (activity-based costing)

Ausgangslage für die Einführung einer Prozesskostenrechnung ist für **107** *Robert Kaplan* und *Robin Cooper*[80] die Tatsache, dass Kostenrechnungssysteme, die nur Kostentreiber auf der Ebene der Produktionseinheiten verwenden, die wirtschaftlichen Zusammenhänge vielschichtiger Produktionsprozesse nicht abbilden können. Diese Kostenrechnungssysteme sind hierbei im Wesentlichen dadurch gekennzeichnet, dass sie den Anforderungen der gesetzlichen Rechnungslegung entsprechen und an den Kostenstellen der Unternehmung ausgerichtet sind.

Sie eignen sich daher für die Erstellung eines Jahresabschlusses, weisen jedoch den fundamentalen Mangel der nur unzureichenden Verteilung der Fixkosten anhand fragwürdiger Schlüssel auf. Damit eignen sich diese Kostenrechnungssysteme nicht für die Ermittlung der Kosten von Unternehmungsprozessen und dem grundsätzlichen Hinterfragen unternehmerischer Aktivitäten.

---

79 Vgl. *Birkner, H./Kothe-Zimmermann, H.* (2000), S. 185.
80 Vgl. *Kaplan, R./Cooper, R.* (1999), S. 33.

108 Aus diesem Grund ist mit der Einführung prozessorientierter Kosten-rechnungssysteme die Beantwortung folgender Fragen möglich:[81]

1. Welche Aktivitäten finden in der Unternehmung statt?
2. Wie teuer ist die Durchführung der Aktivitäten?
3. Warum werden diese Aktivitäten ausgeführt?
4. Wie viele dieser Aktivitäten sind zur Durchführung der Prozesse notwendig?

109 Die Gemeinkostenverrechnung ohne Prozessorientierung wird an-hand der folgenden Abbildung erläutert.

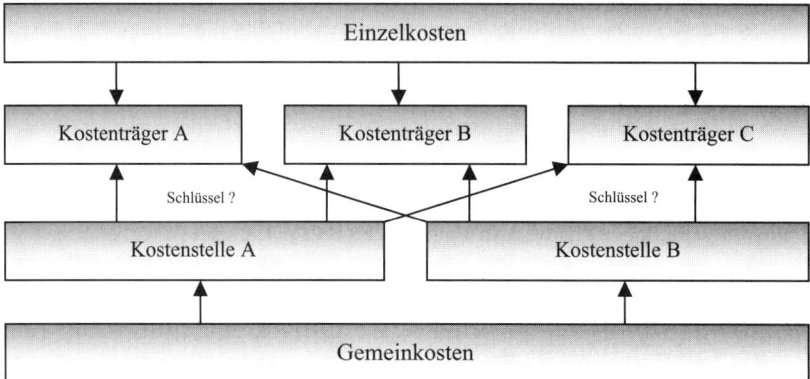

110 *Abb. 14: Darstellung der Schlüsselung der Gemeinkosten*

111 Kostenträger können hier z. B. Fallpauschalen, Zusatzentgelte, tages-gleiche Pflegesätze oder der Patient sein. Problematisch bei diesem System ist die Verteilung der Gemeinkosten auf die Kostenträger, da Schlüssel benutzt werden, die eine reelle Verteilung der Gemeinkos-ten nur unzulänglich ermöglicht. Soll dies in der Unternehmung ver-mieden werden, kann anhand der folgenden vier Schritte die Prozess-kostenrechnung durchgeführt werden.

---

81 Vgl. ebenda, S. 111.

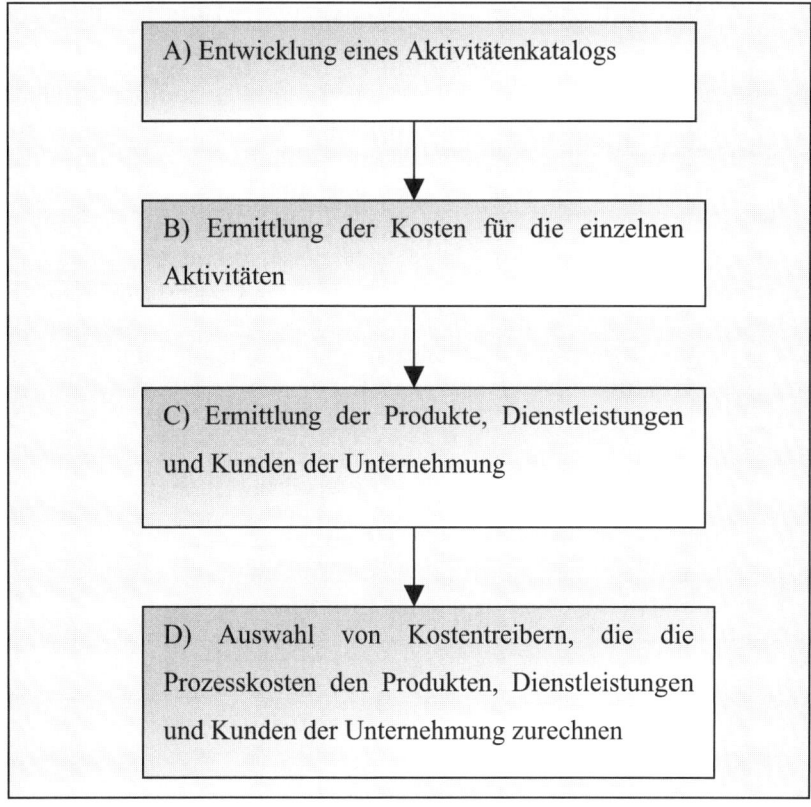

Abb. 15: Stufen der Prozesskostenrechnung   **112**
        Quelle: In Anlehnung an: *Kaplan, R./Cooper, R.* (1999), S. 118 f.

Schritt A: Entwicklung eines Aktivitätenkatalogs

Als erster Schritt sind sämtliche Teilprozesse zu ermitteln, die von in-   **113**
direkten und unterstützenden Ressourcen der Unternehmung in Anspruch genommen werden, die dann zu einem Katalog zusammengefasst werden.

Schritt B: Ermittlung der Kosten für die einzelnen Aktivitäten

Zunächst müssen die Kostentreiber der Teilprozesse ermittelt werden,   **114**
sie verbinden die Kosten, die zuvor erfasst wurden, mit den durchge-
führten Aktivitäten. Sachressourcen werden durch Messung ermittelt,
Aktivitäten der Mitarbeiter werden durch Befragung jedes einzelnen
ermittelt.

Schritt C: Ermittlung der Produkte, Dienstleistungen und Kunden der Unternehmung

115 An dieser Stelle werden die ermittelten Aktivitäten mit den Produkten, Dienstleistungen und Kunden der Unternehmung in Verbindung gebracht. Anhand dieses Vergleichs kann hinterfragt werden, ob alle Aktivitäten notwendig sind, um das jeweilige – von der Unternehmungsleitung vorgegebene – Ziel zu erreichen. Dieser Schritt wird in der Praxis oft vernachlässigt,[82] ist aber Voraussetzung dafür, durch Einführung einer Prozesskostenrechnung Kosten zu vermeiden, indem Überschussaktivitäten[83] deutlich werden. *Robert S. Kaplan* und *Robin Cooper* legen ihrer Betrachtung eine Hierarchie zugrunde, die wie folgt strukturiert ist[84]

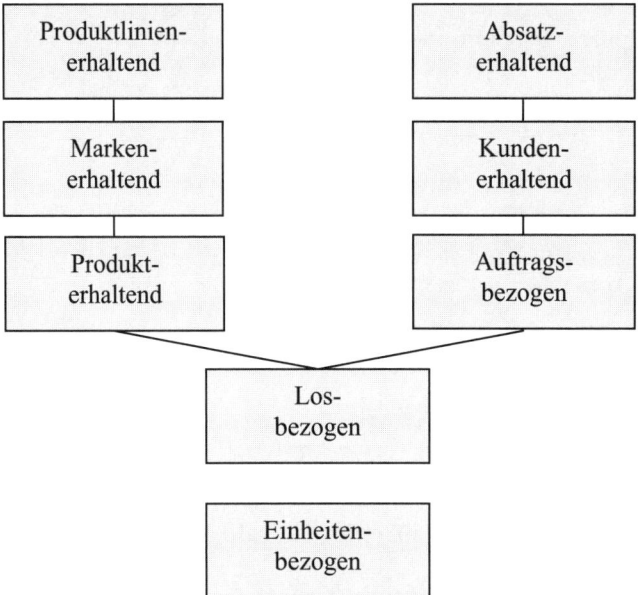

116 *Abb. 16: Hierarchiebetrachtung*

---

82 Vgl. *Kaplan, R./Cooper, R.* (1999), S. 129.
83 Vgl. ebenda, S. 7.
84 Vgl. ebenda, S. 123.

Schritt D: Auswahl von Kostentreibern, die die Prozesskosten den Produkten, Dienstleistungen und Kunden der Unternehmung zurechnen

Hier werden die Teilprozesse anhand von Kostentreibern auf die Kostenträger zugerechnet. Zu unterscheiden sind drei wesentliche Arten von Kostentreibern:[85]   **117**

- Transaktionstreiber,[86]
- Zeittreiber[87] und
- Intensitätstreiber.[88]

Somit ergibt sich auch die Aufgabenstellung der Prozesskostenrechnung in diesem Modell, nämlich die Zurechnung der Herstellungskosten auf Produkte und Dienstleistungen. Es ergänzt die bisher genutzten Kostenrechnungssysteme, die auch weiterhin zur externen Rechnungslegung notwendig sind.   **118**

Eine weitere wesentliche Aufgabe ist die Ermittlung der Kosten der genutzten Kapazität und nicht ausschließlich der bereitgestellten Kapazität.[89] Hierbei gilt: **119**

	Kosten der genutzten Kapazität	**120**
+	Kosten der ungenutzten Kapazität	
=	Kosten der bereitgestellten Kapazität	

Dies wird anhand des folgenden Rechnungsbeispiels deutlich: **121**

Situation A:
In einer Einkaufsabteilung arbeiten 5 Mitarbeiter, durch die monatliche Kosten in Höhe von je 2000 Euro entstehen. Die Gemeinkosten des Prozesses „Angebot einholen" betragen 15 000 Euro. Jeder Mitarbeiter bearbeitet 100 Angebote pro Monat. Somit ergeben sich für Input und Output:

| **Input:** | 5 Mitarbeiter | × | 2000 Euro | = 10 000 Euro |
| **Output:** | 5 Mitarbeiter x | × | 100 Angebote | = 500 Angebote |

Nach der Formel Input/Output ergeben sich Kosten für die Angebotseinholung von 20 Euro je Angebot. Die Gesamtkosten betragen 10 000 Euro.   **122**

---

85 Vgl. ebenda, S. 130 ff.
86 Anzahl, wie oft ein Teilprozess durchgeführt wird.
87 Zeitliche Inanspruchnahme der Teilprozesse, z. B. Arbeitsstunden.
88 Wird bei besonders aufwendigen Teilprozessen benötigt, hier wird zusätzlich zur zeitlichen Komponente ein qualitativer Aspekt berücksichtigt, z. B. ein zeitweiser Einsatz eines teuren Messgerätes.
89 Vgl. *Seis, N.* (2000), S. 366.

123 **Situation B:**

Jeder Mitarbeiter bearbeitet nur noch 80 Angebote pro Monat, somit beträgt der Output 400 Euro. Es ergeben sich also bei Prozesskosten von 20 Euro je Angebot nun 8000 Euro für die Angebotseinholung. Die entstandene Differenz von 2000 Euro sind die Kosten der Überschusskapazität in dem beschriebenen Monat.

c) Übertragbarkeit der Prozesskostenrechnung auf das Krankenhaus

124 Bevor anhand eines Beispiels die Übertragbarkeit der Prozesskostenrechnung auf Krankenhäuser dargestellt wird, soll zunächst noch einmal das Wesen personenbezogener Dienstleistungen herausgestellt werden:[90]

- Nach dem uno-actu-Prinzip fallen bei personenbezogenen Dienstleistungen Produktion und Konsumtion der Leistungen zusammen.
- Die Qualität der Leistungen hängt vom Zusammenspiel zwischen Dienstleister und Leistungsempfänger ab.
- Der Leistungsempfänger ist gleichzeitig „Teil" des Produktionsprozesses.

125 Der Prozess einer Dienstleistungskombination lässt sich in Vor- und Endkombination unterteilen.[91] Die Endkombination ist das oben genannte Zusammenspiel mit dem Patienten, also die Dienstleistung i. e. S., die Vorkombination ist die Bereitschaft eine Leistung zu erbringen, also das Bereitstellen von Kapazitäten für eine eventuelle Inanspruchnahme.

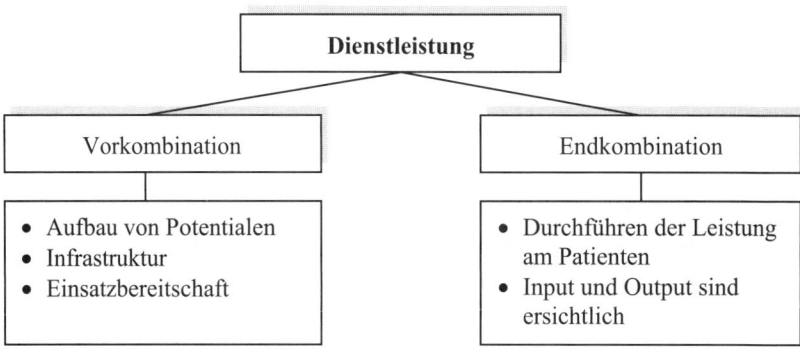

126 *Abb. 17: Unterteilung der Dienstleistung*

---

90 Vgl. *Reis, C.* (1997), S. 320.
91 Vgl. ebenda.

Als Beispiel für die Prozesskostenrechnung im Krankenhaus dient an **127** dieser Stelle die Patientenaufnahme in einem Beispielkrankenhaus der Grund- und Regelversorgung mit 400 Planbetten. Organisatorisch gehört die Patientenaufnahme zu der Finanzabteilung. 2 Mitarbeiterinnen mit 1,71 Planstellen sind dort tätig. Für die Leitung der Abteilung werden nach Befragung je 0,05 Vollkräfte des Abteilungsleiters und seines Stellvertreters der Abteilung Rechnungswesen, zu der organisatorisch die Patientenaufnahme zählt, angesetzt. Die Teilprozesse der Kostenstelle Patientenaufnahme sind in der folgenden Abb. 18 dargestellt.

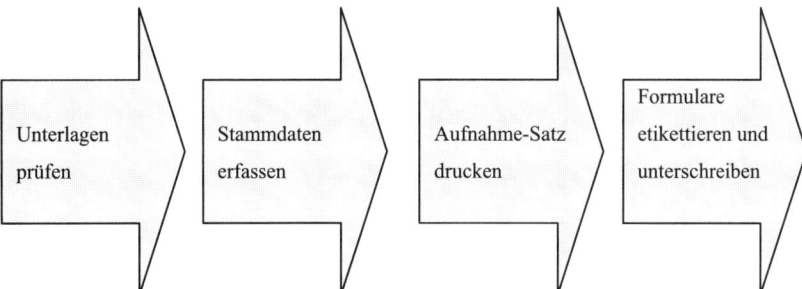

Abb. 18: Teilprozesse der Kostenstelle Patientenaufnahme

Auslösendes Ereignis des Prozesses ist der Patient, der zur Aufnahme **128** ins Krankenhaus kommt. Die durchschnittliche Dauer des Prozesses beträgt 6 Minuten, im untersuchten Monat sind 1.612 Patientenaufnahmen registriert.

Analog zu Abb. 18 erfolgt an dieser Stelle die Ermittlung der Prozess- **129** kostensätze.

Kostenstelle Patientenaufnahme

A	B	C	D	E	F	G	H	I	J
	Teilprozess	Maßgröße		Kosten-zurech-nung	Prozesskosten			Prozesskostensatz	
Lfd.-Nr.	Bezeichnung	Art	Menge	MJ	lmi	lmn	gesamt	lmi	gesamt
1	Unterlagen prüfen	Anzahl Unterlagen	3300	0,4	14 307	1507[92]	15 814[93]	4,34[94]	4,79[95]
2	Stammdaten erfassen	Chipkarten	1612	0,6	21 460	2261	23 721	13,31	14,72
3	Aufnahmesatz drucken	Anzahl Formularsätze	1612	0,31	11 088	1168	12 256	6,88	7,60
4	Formulare etikettieren/unterschreiben	Anzahl Formulare	6200	0,4	14 307	1507	15 814	2,31	2,55
5	Abteilungsleitung	-/-	-/-	0,1		6443			
6	Summe			1,81	61 162		67 605		

130 *Abb. 19: Ermittlung der Prozesskostensätze am Beispiel der Patientenaufnahme*

92   Der Wert ergibt sich aus: G5 : F6 × F1.
93   Der Wert ergibt sich aus : F1 + G1.
94   Der Wert ergibt sich aus F1 : D1.
95   Der Wert ergibt sich aus: H1 : D1.

Die Personalkosten der 1,71 Vollkräfte betragen 61.162 Euro p.a. **131** (Spalte F, Zeile 7), der leistungsmengenneutrale Teil „Abteilungsleitung" des Abteilungsleiters Rechnungswesen und seines Stellvertreters für die Kostenstelle Patientenaufnahme beträgt 6.443 Euro p.a. (Spalte G, Zeile 6). In einem nächsten Schritt sind die in den Kostenstellen analog ermittelten Teilprozesse zu Hauptprozessen zu verdichten, um die jeweiligen Hauptprozesskosten ermitteln zu können.

Wird davon ausgegangen, dass die 1,71 Vollkräfte ausschließlich Patientenaufnahmen bearbeiten, lassen sich die Kosten der Überschusskapazität berechnen. Folgende Annahmen werden vorausgesetzt: **132**
- im Jahr existieren 104 Wochenendtage
- und 10 Feiertage.

Damit ergeben sich bei einem angenommenen Arbeitszeitausfall von **133** 15 Prozent 136,35 Arbeitsstunden je Vollkraft pro Monat. Werden durchschnittlich 6 Mitarbeiter pro Patientenaufnahme zugrunde gelegt, ergeben sich 1.363,5 Aufnahmen.[96]

Input:	1,71 Mitarbeiter	×	5.097 Euro [97]	= 8.715,87 Euro	**134**
Output:	1,71 Mitarbeiter	×	1.363 Aufnahmen	= 2.330 Aufnahmen	

Damit ergeben sich nach der Formel Input/Output Kosten in Höhe **135** von 3,74 Euro je Aufnahme. Bei tatsächlichem Output von 1.612 Aufnahmen ergeben sich bei Prozesskosten von 3,74 Euro je Aufnahme Kosten in Höhe von 6.028,88 Euro. Die Differenz von 2.686,99 Euro (8.715,87 – 6.028,88) sind die Kosten der **Überschusskapazität** des Monats im Modell nach *Robert Kaplan* und *Robin Cooper*. Wie anhand der Abb. 19 ersichtlich, ist bei personenbezogenen Dienstleistungen im Rahmen der Vorkombination eine Einsatzbereitschaft vorzuhalten. Insofern kann die Ermittlung von Überschusskapazitäten im Dienstleistungsbetrieb Krankenhaus problematisch sein.

d) Kritische Würdigung der Prozesskostenrechnungssysteme

Wie das Beispiel gezeigt hat, lässt sich eine Prozesskostenrechnung **136** grundsätzlich auf ein Krankenhaus übertragen. Folgende Aspekte sind jedoch bei der Entscheidung für ein Prozesskostenrechnungssystem im Krankenhaus zu beachten:
- Beim Kostenrechnungssystem nach *Peter Horváth* steht das Gemeinkostenmanagement der indirekten Kostenstellen im Vorder-

---

96   136,35 Std. × 60 Minuten : 6 Minuten = 1.363,5 Aufnahmen.
97   Die Berechnung erfolgt an Abb. 18 wie folgt: F1 (61.162):12 Monate = 5.097 Euro.

grund. Hierzu zählen die Bereiche Vertrieb, Verwaltung, Beschaffung, Forschung und Qualitätssicherung. Damit ist der Anwendungsbereich auf repetitive, strukturierte Abläufe in den indirekten Bereichen beschränkt. Mit einem geringen administrativen Kostenanteil in Gesundheitseinrichtungen (im Krankenhaus 6,5 %[98]), ist fraglich, ob der hohe Aufwand der Implementation dieses Rechnungssystems rechtfertigt. Lohnend ist der Einsatzbereich dieser Prozesskostenrechnung in Unternehmungen mit einem sehr hohen indirekten Gemeinkostenanteil (z. B. Banken, Versicherungen).[99]

- Als Alternative bietet sich das Modell von *Robert Kaplan* und *Robin Cooper* an, da es auch in der Produktion, d. h. bezogen auf das Krankenhaus in den Medizinischen Institutionen (Kostenstellengruppe 92) eingesetzt werden kann. Standardisierte, sich wiederholende Tätigkeiten im OP oder in der Radiologie eignen sich beispielsweise gut für eine Tätigkeitsanalyse. An Grenzen stößt man jedoch auch mit diesem Modell in den Pflegefachbereichen (Kostenstellengruppe 93–96) mit einer Vielzahl von unterschiedlichen Tätigkeiten. Hier ist eine Prozessbildung für Aufgaben häufig problematisch (z. B. im ärztlichen Bereich).[100] Außerdem richtet sich die Kritik bei diesem wie auch bei dem Modell nach *Horváth* auf die fehlende Trennung zwischen fixen und variablen Kosten. Die Kostenstückkosten enthalten damit Kostenanteile, die für Leistungsentscheidungen nicht relevant sind. Sie geben deshalb keine Auskunft darüber, welche Kosten bei Verringerung der Produktionsmenge abgebaut werden können bzw. welche Kosten bei einer Mengenausweitung zusätzlich entstehen. Diese Überlegungen lassen feststellen, das activity-based costing für Entscheidungen zum Leistungsprogramm nicht aussagefähig ist. Vielmehr kann eine mehrstufige Deckungsbeitragsrechnung bei derartigen Entscheidungen Hilfestellung leisten.[101]
- Eine wesentliche Voraussetzung für die Anwendung einer Prozesskostenrechnung ist nicht nur eine funktionierende Kostenarten-, -stellen- und -trägerrechnung, sondern vor allem auch eine Leistungsrechnung. In vielen Leistungsbereichen der Gesundheitsbetriebe liegen jedoch bisher kaum systematisch aufbereitete Informationen zu den dort ablaufenden Prozessen vor. Auch hier ist fraglich, ob das Verhältnis zwischen dem Aufwand und dem

---

98 Vgl. Deutsche Krankenhausgesellschaft (2006), S. 46.
99 Vgl. *Schweitzer, M./Küpper, H.-U.* (2008), S. 363.
100 Vgl. *Schmidt-Rettig, B./Böhning, M.* (1999), S. 127 f.
101 Vgl. *Schweitzer, M./Friedl, B.* (1994), S. 73 ff.

Nutzen der gewonnen Informationen angemessen ist.[102] Wenn es bei einer Untersuchung zu Zeitverzögerungen kommt und der Patient/Bewohner warten und das Personal Überstunden machen muss, bedarf es keiner aufwendigen Berechnung, um zu wissen, dass hier zu hohe Kosten entstanden sind. Vielmehr ist es dann sinnvoller, im Rahmen eines Prozesscontrollings grundsätzlich die Abläufe zu hinterfragen und zu optimieren.

- Von der Prozesskostenrechnung abzugrenzen ist die patientenbezogene oder fallbezogene Prozesszuordnung, bei der sämtliche Prozesse dem Patient/Fall zugeordnet werden, um im Sinne einer Kostenträgerrechnung die patientenbezogenen Kosten zu ermitteln. Dieses Vorgehen ist nicht mit dem der Prozesskostenrechnung gleichzusetzen, da hier nicht die Teilprozesse der Kostenstellen (z. B. Patientenaufnahme, Röntgen/Labor, OP, Station, Entlassung) kalkuliert werden, sondern die abteilungsübergreifenden Hauptprozesse. Ferner werden bei der patientenbezogenen Prozesszuordnung Einzel- und Gemeinkosten berücksichtigt. Bei der Prozesskostenrechnung dagegen werden die Einzelkosten direkt auf den Kostenträger verrechnet und nicht über Prozesskostensätze.[103]

Schlussendlich konnte deutlich gemacht werden, dass die Prozesskostenrechnung ein sehr aufwendiges Instrument ist und in Gesundheitsunternehmungen ggf. fallweise eingesetzt werden kann. Es ist im Einzelfall zu entscheiden, ob der Einsatz der Prozesskostenrechnung sinnvoll ist, oder ob nicht die bereits angewendeten Kostenrechnungssysteme wie vor allem eine flexible Plankostenrechnung und eine Deckungsbeitragsrechnung zu aussagefähigen Instrumenten ausgebaut werden und ergänzt um ein Prozesscontrolling als Grundlage für Managemententscheidungen herangezogen werden sollten. Im indirekten Leistungsbereich, wo über Minutenwerte eine innerbetriebliche Leistungsverrechnung erfolgen kann, muss eine Prozesskostenrechnung nicht zusätzlich implementiert werden. Wo aber über Umlagen verrechnet wird, sind Prozessrechnungsansätze gegeben (z. B. Qualität, Verwaltung). **137**

2.2.2.3 Budgetorientierte Lenkung

In der Betriebswirtschaftslehre wird der Begriff **Budget** unterschiedlich dargestellt. Im Rahmen dieser Arbeit wird der Begriff aus dem Zusammenhang mit unternehmerischer Planung abgeleitet, die als ge- **138**

---

102 Vgl. *Schmidt-Rettig, B./Böhning,* F. (1999), S. 140 f.
103 Vgl. ebenda, S. 131.

dankliche Vorwegnahme zukünftig erwarteter bzw. angestrebter Handlungen und Ereignisse gesehen wird. Budget wird als „die flexibel gestaltete vorwiegend wertmäßige Darstellung von Plandaten auf der Grundlage der geplanten Leistungen (Aktionsplanung), bezogen und abgestimmt auf organisatorische Verantwortungsbereiche und auf eine Zeitperiode"[104], definiert.

139 Es kann zwischen einem starren und einem **flexiblen Budget** unterschieden werden. Im Fall eines starren Budgets werden die festgelegten Planwerte (Leistungen und Kosten) auch bei veränderten äußeren Einflussfaktoren, wie zum Beispiel einer höheren Anzahl von Pflegetagen, beibehalten. Bei einem flexiblen Budget werden solche leistungsabhängigen Abweichungen berücksichtigt und es kommt in der Folge zu flexiblen Ausgleichsregelungen.[105] Eine Korrektur auf der Basis sich verändernder Umweltfaktoren oder interner Ereignisse impliziert die Bestimmung von Sollwerten und eine darauf aufbauende Kontrolle der Budgetvorgaben.

140 In der Literatur besteht im wesentlichen Einigkeit darüber, dass als Ausdruck einer formalziel-orientierten Planung der Budgetinhalt (**Plandaten**) in **wertmäßigen Größen** definiert wird. Dieses können Ausgaben, Aufwendungen, Kosten, Einnahmen, Erträge, Leistungen und daraus abgeleitete Größen sein. Mit der wertmäßigen Komponente findet eine Aggregation von Informationen statt. Ersichtlich ist aber auch, dass Budgets nicht nur einen Kostenanteil als wertmäßigen Input enthalten können, sondern auch Leistungen als wertmäßige Outputgrößen. In diesem Fall wäre das Budget die Darstellung der geplanten Kosten auf Grundlage der geplanten Leistungen.[106] Steht das Merkmal Leistung im Vordergrund, ist in der Regel auf die Aktionsplanung abgestellt.

141 Die **Plandaten** können aber auch in mengenmäßigen Dimensionen dargestellt werden,[107] z. B. als Vollkräftezahl im Personalbereich. Diese Darstellung ist insofern hilfreich, als dass die Personalkosten häufig schon bei der Einstellung entscheidend bestimmt werden (wobei die Verantwortung beim Personalleiter bzw. Einrichtungsleiter liegt). Die Lenkung des Personaleinsatzes obliegt jedoch in der Regel der leitenden Pflegekraft. Die kann nur den mengenmäßigen Einsatz steuern, so dass es sinnvoll erscheint, auch eine mengenmäßige Darstellung der Plandaten vorzugeben.

---

104   Siehe *Zapp, W./Funke, M./Schnieder, S.* (2000), S. 29.
105   Vgl. Deutsche Krankenhaus Gesellschaft (1996), S. 5.
106   Vgl. *Eichhorn, S./Schmidt-Rettig, B.* (1995), S. 286.
107   Vgl. *Grimmer, H.* (1980), S. 14. Auch: *Streiferdt, L.* (1988), S. 212; *Böing, W.* (1990), S. 85.

Im Rahmen der **Aktionsplanung** erfolgt die sachzielorientierte Planung der realen Aktivitäten,[108] die auf ihre wirtschaftliche Wirkung hin beurteilt werden,[109] zum Beispiel Art und Umfang der geplanten Pflegeleistungen.

142

Ein Budget ist definiert für einen bestimmten **Verantwortungsbereich**. Es kann sich hierbei um ein bestimmtes Sachmittelbudget (z. B. Pflegehilfsmittel) handeln oder auch um eine organisatorische Teileinheit, wie zum Beispiel die Küche einer Einrichtung. Mit der Budgetvergabe ist die Delegation von Verfügungsrechten an die budgetierte Organisationseinheit und die Ernennung eines Verantwortungsträgers, dem Budgetverantwortlichen, verbunden. Hilfreich erweisen sich Organisationsstrukturen, die das Festlegen von Ressortverantwortlichen zulassen. Eine Grundlage hierfür bietet das Organigramm oder der Kostenstellenplan einer Einrichtung.[110]

143

Im Hinblick auf den **zeitlichen Bezug** von Budgets kann eine Differenzierung in Monats-, Quartals-, Jahres- und Mehrjahrespläne vorgenommen werden.[111] Für das Budget als Instrument der Planung und Steuerung ist das Kalenderjahr als ein sinnvoller Zeitrahmen anzusehen, wobei monatliche Budgetberichte zur Kontrolle erstellt werden sollten. Die Einzelbudgets können Kostenstellenbezogen aber auch prozessbezogen vorgenommen werden; sie umfassen Leistungen, Kosten und Erlöse. Eine budgetorientierte Lenkung ist deshalb ein vielseitig einsetzbares, flexibles Verfahren.

144

2.2.3 Mehrdimensionale Lenkung: Balanced Scorecard

Von dem Hintergrund immer lauter werdender Kritik an der eindimensionalen (finanziellen Perspektive) Lenkung der Prozesse in Unternehmungen wurde Anfang der 90er Jahre von *Kaplan* und *Norton* das Kennzahlensystem der Balanced Scorecard entwickelt. Die **Grundidee** der Balanced Scorecard ist die Umsetzung der Strategie in operative Pläne (Ziele und Kennzahlen), die auch gleichzeitig eine der wichtigsten Fähigkeit einer Unternehmung darstellt, um im Wettbewerb bestehen zu können.[112]

145

Das Konzept der Balanced Scorecard erhebt den Anspruch die Defizite der gängigen finanziellen Bewertungsverfahren durch eine inte-

146

---

108 Vgl. *Horváth, P.* (2009), S. 187.
109 Vgl. *Mensch, G.* (1993), S. 825.
110 Vgl. *Schmidt-Rettig, B.* (1988), S. 523.
111 Vgl. *Horváth, P.* (2009), S. 223.
112 Vgl. ebenda, S. 229.

grierte Betrachtung bzw. durch eine Entwicklung der Ziele aus mehreren **Perspektiven** heraus zu beseitigen. Es werden dementsprechend die traditionellen finanziellen Kennzahlen durch eine Kunden-, eine interne Prozess- und eine Lern- und Entwicklungsperspektive ergänzt und auf die verfolgte Unternehmungsstrategie übertragen.[113]

147   Für jede Perspektive sind die erfolgskritischen Ziele und **Messgrößen** zu ermitteln. Zur effizienteren Lenkung der Unternehmungen können dann die einzelnen Ziele und Messgrößen eingesetzt werden, die sich vor allem auf die wesentlichen strategischen Erfolgspositionen in den Unternehmungen beziehen und sich gegenseitig nicht hemmen. Jedes strategische Ziel wird in Tabellenform mit konkreten Messgrößen, mit Zielwerten für eine Zeitperiode sowie mit operativen Plänen zur Erreichung des strategischen Ziels innerhalb kürzerer Zeitintervalle quantifizierbar gemacht. Dabei stellt diese Methode eine Möglichkeit dar, das „harte" operative und strategische Controlling mit den „weichen" Faktoren der Balanced Scorecard zu einem effektiven Lenkungsinstrument zu verschmelzen.[114]

148   Folglich ist die Balanced Scorecard ein sehr komplexes Lenkungsinstrument, das viel Sorgfalt und Zeit bei dessen Entwicklung und Praktizierung abverlangt. Alle in der Unternehmung tätigen Mitarbeiter und andere Anspruchsgruppen (Stakeholder) müssen aktiv in alle Phasen der Balanced Scorecard eingebunden werden. Außerdem ist zu beachten, dass die in der Vergangenheit definierten strategischen Ziele anpassungsfähig bleiben und bei Bedarf korrigiert werden können. Damit gilt eine Balanced Scorecard niemals als abgeschlossen.[115]

149   Damit stellt die Balanced Scorecard ein dynamisiertes ganzheitliches Unternehmungsbewertungs- und -lenkungsinstrument dar, das Visionen in Strategien und diese in quantifizierbare Ziele und Kennzahlen für ein Krankenhaus, eine stationäre Pflegeeinrichtung, einen ambulanten Pflegedienst, eine Geschäfteinheit oder für ein Leistungsangebot übersetzt.[116]

150   Mit Hilfe eines **Berichtsbogens** sind Führungskräfte in der Lage, ihre Unternehmung aus diesen vier Perspektiven zu sehen. Nachfolgend werden die verschiedenen Perspektiven mit deren Zweck sowie den typischen Kennzahlen aufgezeigt.

---

113   Vgl. *Kaplan, R./Norton, D.* (1997), S. 8.
114   Vgl. *Ptak, H.* (2009), S. 161.
115   Vgl. ebenda, S. 162.
116   Vgl. ebenda.

Tab. 5: Die Balanced Scorecard und ihre Perspektiven **151**

Perspektive	Zweck	Typische Kennzahlen
Finanzwirtschaftliche Perspektive	Hinweis darauf, ob die Strategie eines Unternehmens zur Verbesserung des Ergebnisses führt.	Rentabilität, Wachstum, Unternehmenswert
Kundenperspektive	Darstellung, wie das Unternehmen aus der Sicht der Kunden eingeschätzt wird.	Zeit, Qualität, Produktleistung, Service, Preis
Perspektive der internen Prozesse	Informationen über betriebsinterne Prozesse, die wesentlichen Einfluss auf die Kundenzufriedenheit haben.	Zykluszeiten, Qualität, Fertigungszeit des Personals, Produktivität
Lern- und Entwicklungsperspektive	Informationen über die Fähigkeit des Unternehmens, sich zu verbessern und Innovationen einzuführen.	Durchschnittsalter der Produkte, Umsatzanteil der Neuprodukte, Verringerung der Lieferzeiten

Damit schafft die Balanced Scorecard eine Balance zwischen monetären und nicht-monetären strategischen Zielen, um diese in operative Maßnahmen zu übersetzen und zu implementieren. **152**

Zusammenfassend ergeben sich somit folgende **Funktionen**:[117] **153**
- Verbindungsfunktion:
  Verknüpfung der strategischen Ziele mit langfristigen Zielen und Jahresbudgets (kurzfristige Operation)
- Fokusfunktion:
  Vereinfachung des Zielfindungs- und Zielerreichungsprozesses durch Lenkung der Aufmerksamkeit des Top-Managements auf vier wesentliche Perspektiven[118]
- Kommunikationsfunktion:
  Die Balanced Scorecard übersetzt, erläutert und kommuniziert die Vision und die Strategie in der gesamten Unternehmung
- Integrationsfunktion:
  Die Balanced Scorecard betrachtet sowohl finanzielle als auch operative Leistungsdaten[119]
- Reduktionsfunktion:
  Mit Hilfe der Balanced Scorecard werden aus einer Vielzahl von Informationen diejenigen herausgefiltert, die sich ausschließlich auf strategierelevante Eckdaten konzentrieren.[117]

---

117   Vgl. *Eschenbach, R./Haddad, T.* (1999), S. 64.
118   Vgl. *Horváth, P./Gaiser, B./Krause, G.* (1997), S. 17.
119   Vgl. ebenda.

154 Die Balanced Scorecard soll die Wirschaftlichkeit der letzten Berichtsperiode darstellen und eine Einordnung bezüglich der Wettbewerbsposition aufzeigen. Im Mittelpunkt steht die Strategieausrichtung sämtlicher unternehmerischer Ziele und Aktivitäten bis hinunter auf die Mitarbeiterebene. Durch eine Verknüpfung der Ziele mit der Unternehmungsstrategie wird sichergestellt, dass jeder einzelne Mitarbeiter seinen Beitrag zur Zielerreichung leistet.[120]

155 Nach der Implementierung einer geeigneter Balanced Scorecard steht ein Lenkungssystem zur Verfügung, das erlaubt, innerhalb kürzerer Zeitintervalle Leistungsstrukturen von stationären Behandlungseinheiten an neue Markterfordernisse anzupassen. Die in der Balanced Scorecard festgelegten Maßnahmen müssen mit den sonstigen Planungsaktivitäten der Gesundheitseinrichtung, den finanziellen Ressourcen und dem Budgetierungsprozess in Einklang gebracht werden. Es ist zu vereinbaren, wo Investitionen getätigt werden müssen und wie diese zu finanzieren sind.[121] Jedoch nimmt der Balanced Scorecard-Ansatz dem Management die Entscheidung nicht ab, die Visionen und Strategien einer Unternehmung als richtig oder falsch zu bewerten. Vielmehr werden die Stärken und die Chancen einer Balanced Scorecard vor allem in der Transparenz von Betriebsprozessen gesehen, die bei Bedarf angepasst werden müssen, um die ermittelten Ziele zu erreichen.[122]

156 Trotz der genannten Vorteile des Balanced Scorecard-Ansatzes reagieren viele Entscheidungsträger in Gesundheitseinrichtungen mit Zurückhaltung, wenn es darum geht, dieses Instrument zu implementieren. Wesentliche **Kritikpunkte** des Ansatzes sind:[123]
- Der größte Nutzen der Balanced Scorecard wird im Fokus auf das Wesentliche gesehen. Wird der Balanced Scorecard-Ansatz über längere Zeit parallel zur traditionellen Lenkung eingesetzt, kann sich dieses Instrument kaum durchsetzten und führt zu Missstimmung bei den Betroffenen. Daneben kann auch die Frage zum Balanced Scorecard-Commitment der Führung gestellt werden.
- Ein weiterer Vorteil der Balanced Scorecard liegt in der Integration anderer Lenkungsprozesse und Projekte. Ist diese Integration gerade nicht Projektbestandteil, werden große Potentiale der Balanced Scorecard nicht genutzt.

---

120 Vgl. *Horváth, P. & Partner* (1998), S. 202 ff.
121 Vgl. *Da-Cruz, P./Nagels, K./Thiess, M.* (1999), S. 254 ff.
122 Vgl. *Ptak, H.* (2009), S. 162.
123 Vgl. *Weber, J./Schäffer, U./Ahn, H.* (2000), S. 130.

- Aufgrund der umfassenden Integrationsnotwendigkeit der Balanced Scorecard kann eine Implementierung zu Irritationen bei den Verantwortlichen anderer Projekte und Prozesse führen. Insbesondere häufig unzureichende Informationen und ungeklärte Schnittstellen zwischen der Balanced Scorecard und den übrigen Projekten verunsichern die Belegschaft.

Zu den häufigsten Kritikpunkten der Balanced Scorecard aus system-**157** theoretischer Sicht zählt die nicht algorithmische Logik der Ursache-Wirkungs-Ketten. Zwar sind die Ziele und Messgrößen der Balanced Scorecard logisch kausal, nicht jedoch rechnerisch miteinander verbunden. In traditionellen Kennzahlen- und Berichtssystemen des Controllings – wie beispielsweise dem DuPont-Schema – führen die Veränderungen der einzelnen Messgröße aufgrund der algorithmischen Verbindung zur zwangsläufigen Veränderungen anderer Messgrößen. Dies ist für die Balanced Scorecard nur bedingt möglich, da nicht jede Veränderung sofort erkennbare und/oder messbare Abweichungen mit der Folge von Implementierungsbarrieren bei der Belegschaft.

Wolfgang Mayrhofer, Michael Mayer und *Christian Majer* (2004) **158** weisen ebenfalls auf „blinde Flecken" beim Balanced Scorecard Konzept hin[124]:
- Asymmetrische Machtverteilung und Mikropolitik
- Interessens- und Zielkonflikte
- Differierende Prioritäten
- Veränderungswiderstände
- Kreisläufe und Wechselwirkungen
- Angst vor Transparenz oder Kontrolle zu einfacher oder falscher Leistungsbewertung
- Messbarkeitsgrenzen
- Die Wahl der richtigen Key Performance Indicators
- Die Manipulation von Kennziffern
- Probleme mit weichen Kennziffern

---

124 Vgl. *Mayrhofer, W./Meyer, M./Majer, C.* (2004), S. 797.

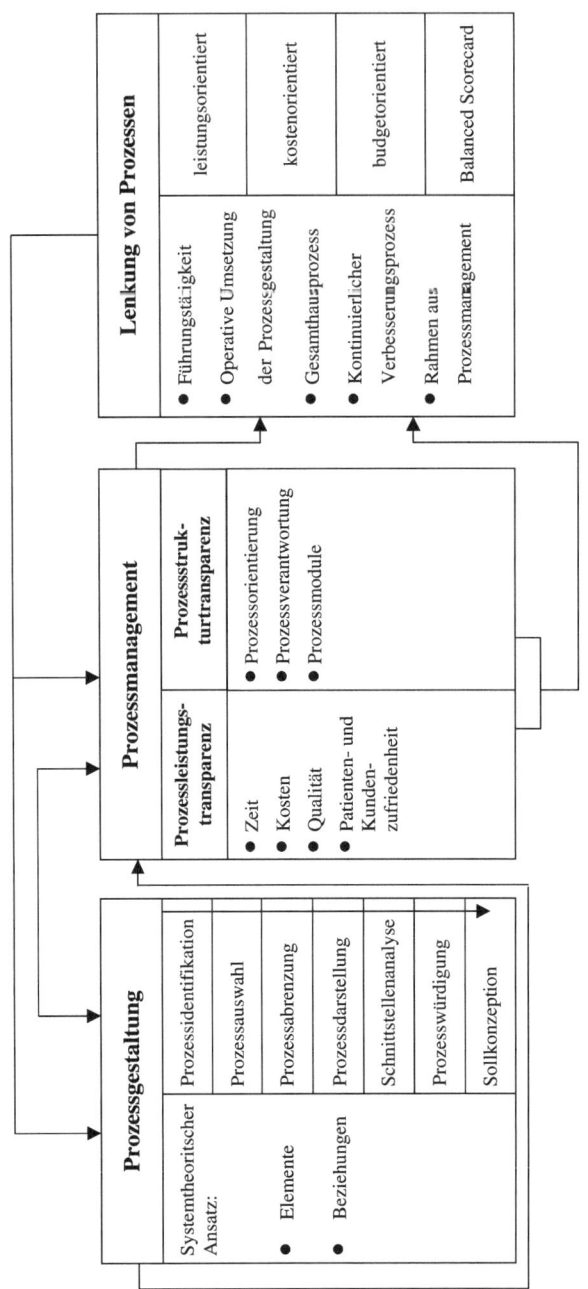

159 *Abb. 20: Zusammenhang zwischen Prozessgestaltung, Prozessmanagement und Prozesslenkung*

Prozess-Controlling

Winfried Zapp

Schlagwortübersicht

1 Die bisher dargestellte Prozessgestaltung würde zu kurz geraten, würde sie nicht auch eine ex-post Betrachtung berücksichtigen, die unter anderem erst einen kontinuierlichen Verbesserungsprozess gelingen lässt. Auch das Controlling ist zu beachten und in den Prozess der Gestaltung einzubeziehen: Einerseits als begleitender Service für das Management, andererseits auch als Ansprechpartner und Informations- und Datenlieferant für Abweichungsanalysen. Bei diesen Ausführungen stellt sich die Frage

a) nach der Begriffs-Bedeutung von Controlling – Was ist Controlling eigentlich?

b) nach der Sinnhaftigkeit von Controlling-Maßnahmen – Wenn doch eine Prozessgestaltung abgeschlossen ist, welche Funktion hat dann das Controlling?

c) nach den Inhalten von Controlling – Wie arbeitet Controlling; welche Instrumente, Verfahren oder Methoden setzt das Controlling ein?

d) und nach der Verzahnung von Controlling und Prozessgestaltung – Integration, Segregation oder Isolation?

1 Begriffsbestimmung

2 Die Begriffsbestimmung setzt ein **Controllingverständnis** voraus, um darauf aufbauend die unterschiedlichen Dimensionen abbilden zu können. Controlling leitet sich aus dem Begriff to control ab und meint etwas unter Kontrolle haben, lenken und führen.[1]

3 Zunächst sollen die originären **Dimensionen** beschrieben werden, in denen Controlling tätig ist. Ausgangspunkt vieler Controllingbe-

---

1 Zur Entwicklung des Controllings siehe sehr ausführlich *Zapp, W.* (2004a), aber auch *Horváth, P.* (2009), *Weber, J.* (2008) und *Küpper, H.* (2005).

schreibungen ist die Abstimmung. Abstimmungen werden in differenziertem und spezifiziertem System notwendig, um die einzelnen Tätigkeiten, Aktionen, Entscheidungen oder Abläufe ineinander greifen zu lassen. Bei dieser Formulierung fällt auf, dass es für das „Ineinander greifen" unterschiedliche Begriffe zu geben scheint. Der Begriff „Abstimmung" scheint der Ausgangspunkt für dieses Vorgehen zu sein.[2] Mit ähnlicher Bedeutung spricht man auch von Integration[3] und Koordination.[4] Welcher Begriff nun aber verwendet werden soll, ist abhängig von den Inhalten des Controllings mit seinen Abstimmungen.

Bedingt durch eine Arbeitsteilung müssen Teilbereiche (Finanzen **4** und Personal; Einkauf und Produktion) und -aufgaben (z. B. um die Budgeterstellung herum) miteinander innerhalb des Systems Unternehmung abgestimmt werden. Neben diesen intrasystemischen Abstimmungen, sind aber auch intersystemische Abstimmungen vorzunehmen. Die ökonomischen, politisch-rechtlichen, sozio-kulturellen und technologisch-ökologischen Umweltsysteme sind zu beachten und mit ihren Einflüssen und ihren Wirkungen auf die Unternehmung zu beziehen. Um diese vielen zu beachtenden Felder mit in der Begriffsdefinition berücksichtigen zu können, bietet es sich an, den Begriff der **Harmonisation** einzuführen.[5] Unter Harmonisation kann einerseits das ausgewogene Verhältnis von Teilen zum Ganzen verstanden werden[6], aber auch die Anpassung von Entwicklungen der Umwelt an die Struktur der Unternehmung.[7] Oder die Optimierung von Abläufen in arbeitsteiligen Systemen.[8] Die Harmonisation unterteilt sich in Integration und Koordination. Die einzelnen Elemente eines Systems werden untereinander und im Hinblick auf das Ganze der Unternehmung miteinander verknüpft, angepasst und abgestimmt, so

---

2 Vgl. *Zapp, W.* (2004b), S. 96 f.
3 Z. B. *Khandwalla, P. N.* (1975), *Lawrence, P. R./Lorsch, J. W.* (1967), *Bower, J. L.* (1970); vgl. auch *Horváth, P.* (1989) und *Zapp, W.* (2004b), S. 96.
4 Vgl. *Horváth, P.* (2009), *Küpper, H.* (2005).
5 Vgl. *Zapp, W.* (2004b), S. 96 ff.; *Zapp, W.* (2009a), S. 230 f. – bezogen auf das Krankenhauscontrolling.
6 Begriff Harmonie im Duden (2003).
7 *Bleicher, K.* (1981), S. 46; *Bleicher und Meyer* (1976) sprechen auch von der Stabilisierung extrasystemischer Kontextbedingungen und intrasystemischer Systemelemente und -beziehungen (*Bleicher, K./Meyer, E.* (1976), S. 16). *J. Link* (2009) bezieht den Harmonisationsbegriff auf die Führung, die die Sach-, Formal- und Sozialziele der Unternehmung mit der Umwelt entsprechen lassen müssen und dann intern umzusetzen hat.
8 Vgl. *Zapp, W.* (2009a), S. 230; in Anlehnung an *Bleicher, K./Meyer, E.* (1976), S. 48.

das eine Struktur entsteht. Diese Vorgehensweise wird **Integration** genannt.[9] Damit wird eine antizipative Absorption künftiger Ereignisse durch Struktur ermöglicht, so dass die Systeme eine praesituative Gestalt erhalten.[10] Werden Budgets für die Verhandlungen mit den Kassen vorbereitet, dann sollte eine integrative Struktur vorliegen, damit die einzelnen Subsysteme wissen, wann sie was abzugeben oder einzureichen haben. Eine ähnliche Vorgehensweise ist bei der Erstellung von Investitionsplänen erforderlich. Damit ist die Integration nicht nur auf die extrasystemische Harmonisation begrenzt.[11] Von daher ist auch die Koordination nicht auf die intrasystemische Harmonisation begrenzt. Im Fokus der **Koordination** stehen Abläufe unter Zeitdruck, die keinen Aufschub dulden und als ad hoc-Entscheidungen bezeichnet werden.[12] Koordination als Abstimmung und Integration als Überführung in Struktur stehen so nebeneinander[13] mit einem unterschiedlichen Organisationsgrad: Während die Integration durchgeführt werden kann durch Organisation, Planung und Notfallpläne[14], erfolgt die Koordination durch ad hoc- Entscheidungen.[15] Mit dem Begriff Harmonisation statt Abstimmung oder Koordination ist eine wesentliche originäre Dimension beschrieben, die wesentlich ist für das Controlling.

5   Nun ist zu klären, worauf sich die Harmonisation bezieht, um die zweite originäre bestimmungsleitende Controllingdimension zu beschreiben.

6   Dieser oben herausgearbeitete Harmonisationsbegriff ist auf das Führungssystem zu beziehen, wobei zunächst die Harmonisation des gesamten Führungssystems als Unternehmungsführung zu bezeichnen ist. Das **Führungssystem** (vgl. Abb. 1) unterteilt sich in ein

---

9   Vgl. *Zapp, W.* (2004b), S. 98, in Anlehnung an *Bleicher, K./ Meyer, E.* (1976), S. 49, siehe auch *J. Link* (2009) S. 412 f. Er spricht (S. 413) von der integrativen „Gestaltung der Beziehungen des Systems Unternehmung zu Umsystemen und Stakeholdern".

10 Vgl. *Bleicher, K./Meyer, E.* (1976), S. 47, 50.

11 Vgl. anders *Link, J.* (2009), S. 413.

12 Vgl. *Zapp, W.* (2004b), S. 98, *Bleicher, K./Meyer, E.* (1976), S. 50 f.

13 Vgl. *Zapp, W.* (2009a), S. 232.

14 Vgl. *Horváth. P.* (2009), S. 117. Spricht in diesem Zusammenhang von systembildender Koordination.

15 *P. Horváth* bezeichnet diese Form als Systemkoppelnde Koordination. Sprachlich erscheint es sinnvoller von einem Obergriff auszugehen; hier Harmonisation. Der Harmonisationsbegriff stellt auch auf die intersystemische Perspektive besser ab als der Koordinationsbegriff.

- Wertesystem, in dem Werte und die Kultur, Normen und Prägungen subsummmiert sind. Dieses Wertesystem nimmt Einfluss auf das Führungs-, Ausführungs-, Controlling- und Umweltsystem und wird gleichzeitig von diesen Systemen selber beeinflusst. Unternehmungen, die in einem sozialen Umfeld agieren (wie z. B. Krankenhäuser, oder Altenheime) wählen andere Mitarbeiter aus als Industrieunternehmungen, so dass davon wieder die Unternehmungen geprägt werden, aber auch die Mitarbeiter sozialisiert werden.
- Das Personalführungssystem umfasst die Führung, das Anreizsystem und die Personalwirtschaft.
- Das Planungs- und Kontrollsystem besteht aus den Handlungen, Verrichtungen, Planung und Kontrolle.[16]
- Im Mittelpunkt des Informationssystem stehen die verschiedenen Informationen;[17]
- Das Organisationssystem bildet die Strukturen ab.[18]

Im **Ausführungssystem**, das unterhalb des Führungssystems angesiedelt ist, werden die Produkte und Leistungen der Unternehmung erstellt.   **7**

Controlling ist als **Teilharmonisation** zu verstehen, das die Subsysteme Planungs- und Kontrollsystem mit dem Informationssystem verbindet.[19] Würde Controlling sämtliche Subsysteme controllen, dann   **8**
- ist eine Abgrenzung zur Assistenz oder zum Stab der Unternehmungsführung nicht mehr möglich.
- Eine weitere Gefahr geht davon aus, dass dann Controlling alles wäre. Das Spezifische des Controllings ginge so verloren.
- Schließlich wäre dann die Abgrenzung von Controlling und Management kaum noch durchzuführen.

---

16 Kontrolle kann ohne Planung nicht durchgeführt werden; deshalb stehen beide Begriffe in einem Abhängigkeitsverhältnis zueinander. Vgl. hierzu *Küpper, H.* (2008), S. 15; *Weber, J.* (2008), 223 ff.

17 Diese sind für das Planungs- und Kontrollsystem von wesentlicher Bedeutung.

18 und ist damit in besonderer Weise unter Berücksichtigung von Führungsaspekten mit dem Personalführungssystem verbunden. Aber auch die anderen Systeme benötigen eine formale Struktur für eine Orientierung.
    Das Zielsystem ist hier teilweise abgebildet, es findet sich zum Beispiel im Planungssystem wieder; da eine Planung eine Zielsetzung voraussetzt *Küpper, H.* (2008), S. 63. Ziele sind aber auch im Wertesystem zu finden oder anderen Subsystemen.

19 So: *Horváth, P.* (2009) und *Zapp, W.* (2004b); anders *Weber, J.* (2008) und *Küpper, H.* (2008).

9 Deshalb ist das Spezifische des Controllings aufrechtzuerhalten, um die betriebswirtschaftliche Orientierung voranzutreiben.

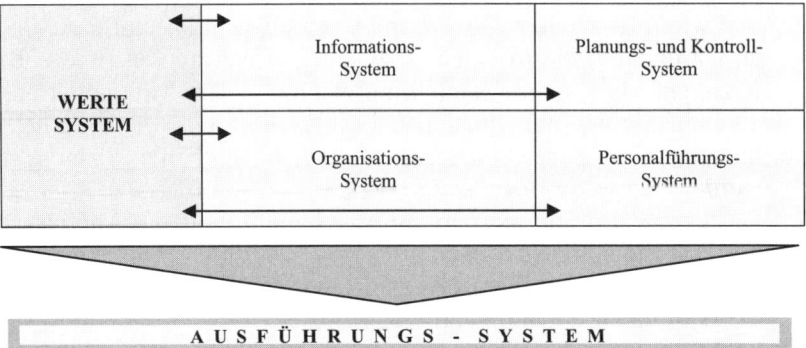

10 *Abb. 1: Führungs- und Ausführungssystem*
Quelle: In Anlehnung an: *Weber, J.* (2008), S. 25; *Zapp, W.* (2004b)

11 Teilharmonisation ist ein wesentliches Kennzeichen von Controlling. Worauf aber bezieht sich die Harmonisation? Die **Umsysteme** der Unternehmung als relevante Umwelt müssen berücksichtigt werden. Ein Krankenhaus, das seinen Versorgungsauftrag in der Fachabteilung Pädiatrie wahrnimmt, aber keine Kinder aufgrund der geburtenschwachen Jahrgänge oder wegen der ländlichen Idylle aufnehmen kann, hat die demografische Entwicklung zu wenig berücksichtigt. Je weiter die Umwelt entfernt ist (nicht nur geografisch zu verstehen), desto weniger Bedeutung hat sie zum aktuellen Zeitpunkt für die Unternehmung. Je wesentlicher, umso relevanter ist die Umwelt.[20] Hier kann von extrasystemischer Weltharmonisation gesprochen werden. Als Instrument kann hier auf die Früherkennung verwiesen werden.

---

20 Vgl. hierzu die Ausführungen bei *Zapp, W.* (2004b), S. 96 f.; insbesondere Tabelle 4.2.-1., wo die Welt als ein System bezeichnet wird, das alles außerhalb der Unternehmung umfasst. Die Umwelt weist das aus, was eine Nähe zur Unternehmung hat, das Umsystem, was für die Unternehmung relevant ist und das Umfeld das, wozu die Unternehmungen Beziehungen unterhält.

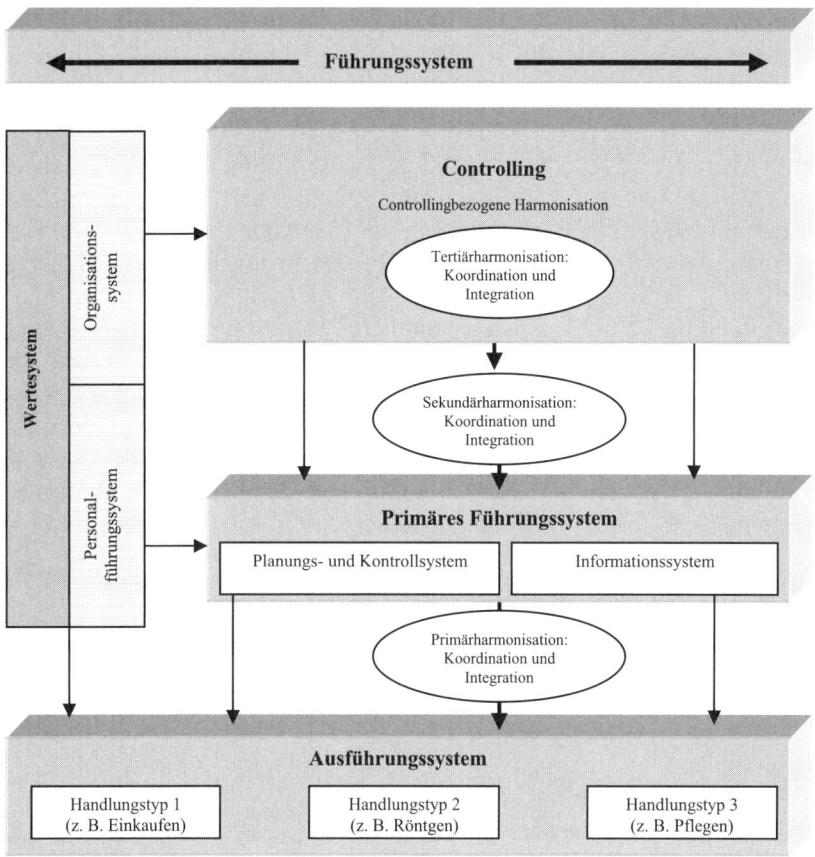

Abb. 2: Einordnung von Controlling in das System **12**

Harmonisation muss gestaltet werden zwischen Führungs- und Aus- **13**
führungssystem, aber auch im Führungssystem und im Controlling
selber (vgl. hiezu Abb. 2). Controlling umfasst in seiner zweiten wesentlichen Dimension im Wesentlichen **das Informations- und Pla-
nungs- und Kontrollsystem**.

Ein weiteres Kriterium ist die **Lenkung**, verstanden als Steuerung **14**
und Regelung von Systemen.[21]„Lenkung beschreibt das harmonische
Zusammenspiel von gezielten Lenkungseingriffen von außen (extrin-

---

21 Vgl. herzu *Wiener, N.* (1963), *Flechtner, H.-J.* (1966), *Bleicher, K.* (1981). *Plato*
(427 bis 347 v. Chr.) gebrauchte dieses Wort für die Steuerung von Schiffen. Als
Leitung taucht dieser Begriff bei dem Apostel Paulus auf (1. Korinther Kapitel 12
Vers 28). Vgl. hierzu auch *Zapp, W.* (2004b), S. 103. und die dort zitierte Literatur.

sische Lenkung) und der selbstorganisierenden und selbstregulierenden Kräfte eines Systems (intrinsische Lenkung)."[22]

15 Die Lenkung selbst unterteilt sich in weitere Unterbegriffe[23]: Die Steuerung bedeutet eine Zielvorgabe von außen mit weiteren – auch impliziten – Vorgaben über die Richtung, den Weg und das Verhalten zur Zielerreichung.[24] Störungen des Ablaufs sind in dieser Auffassung nicht vorgesehen oder müssen vor Erreichen des Systems erfasst werden – als ein Instrument kann hier das Frühwarnsystem genannt werden.[25] Auch die Regelung erhält ein Ziel von außen vorgegeben, aber Weg und Vorgehensweise sind frei zu gestalten; weiterhin sind Störgrößen zugelassen, die die Unternehmung erreichen und dann zu Anpassungsprozessen führen können.[26] Als Beispiel sei auf die Verwaltungsaufnahme hingewiesen. Hier ist eine Person aus der Verwaltung mit der Aufnahme betraut. Da an diesem Tag eine Vielzahl von Patients aufgenommen werden kann, aber die Aufnahme überlastet ist, entscheidet die Verwaltung, ob ein oder zwei Angestellte zusätzlich mit der Aufnahme von Patienten betraut werden, oder ob die Wartezeiten in Kauf genommen werden sollen.

16 Die Anpassung als Subart der Regelung überlässt den einzelnen Abteilungen oder Personen in der Unternehmung, wie auf die Störgrößen reagiert wird. Im Vordergrund stehen hier die Selbstregulierung und die Auffassung eines lernenden Systems.[27]

17 *Tab. 1: Lenkungsbegriffe*

	Steuerung	Vorgabe von Außen	Störungen unerwünscht	Starre Regeln
Lenkung	**Regelung**	Vorgabe von Außen	Störungen zugelassen	Anpassungsmaßnahmen möglich
	Anpassung	Selbstregulierend	Störungen zugelassen	Selbstorganisation Lernendes System

18 Controlling weist weitere derivative Dimensionen auf, die den drei oben genannten wesentlichen Dimensionen (Teil-Harmonisation,

---

22 Vgl. *Bleicher, K./Meyer, E.* (1976), S. 61.
23 Vgl. hierzu u. a. *Zapp, W./Funke, M./Schnieder, S.* (2000), S. 60; *Zapp, W.* (2002), S. 87, *Zapp, W.* (2004b), S. 105.
24 Vgl. *Flechtner, H.-J.* (1966), S. 44; vgl. auch *Zapp, W.* (2004b), S. 104.
25 Vgl. *Zahn, O. K./Kapmeier, F.* (2002), S. 1919 ff.; *Hahn, D.* (2001), *Krystek, U.* (1996), vgl. auch das Beispiel des Patientenrückgangs in *Zapp, W.* (2004b), S. 105.
26 Vgl. *Zapp, W.* (2004b), S. 106; *Zapp, W./Oswald, J.* (2009a).
27 Vgl. ebenda.

Führungssysteme (Informationssystem sowie Planungs- und Kontrollsystem), Lenkung) nachgelagert sind (vgl. Abb. 3).

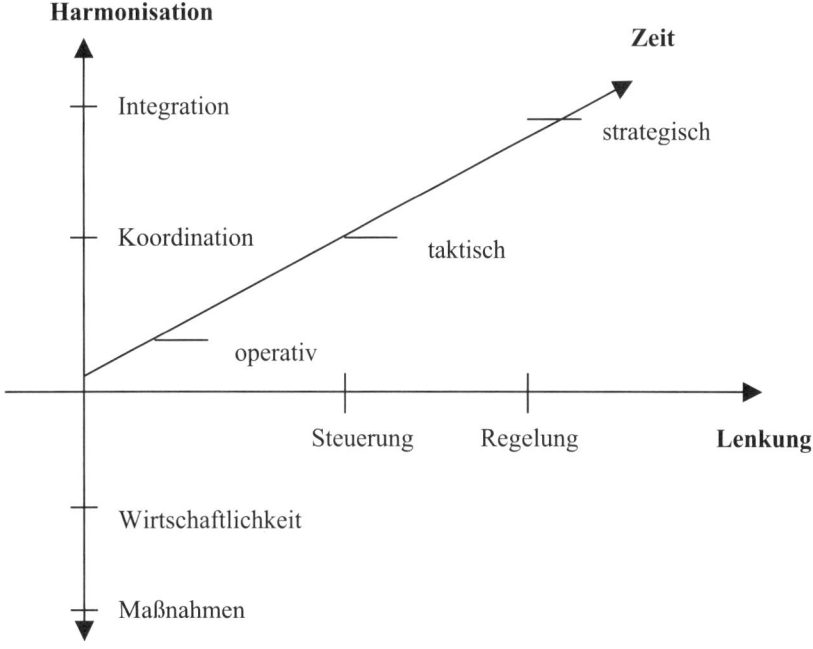

Abb. 3: Darstellung der Schwerpunkte und Unterteilungen des Control- **19**
lings

Controlling muss sich auf bedeutende oder **zeitlich fixierte Aspekte** **20**
anwenden und damit die Auswahl der Managementebene treffen.[28]
Die strategische Ebene umfasst einen längerfristigen Zeitraum und
umfasst auch das Leistungsprogramm. Im Zentrum steht hier, die
richtigen Strategien zu wählen und sich am Markt auch langfristig zu
behaupten.

Im operativen Bereich stehen die Jahresplanungen oder die rollieren- **21**
den Planungen mit einem Zeithorizont von 1 – 1,5 Jahren und die Abweichungsanalysen und kurzfristigen Tätigkeiten.

---

28 Vgl. hierzu *Zapp, W.* (2004b), S. 102 f. *Zapp, W./Oswald, J.* (2009a), S. 88 und
die dort angegebene Literatur.

22 Eine weitere Perspektive ist die **Ergebnisebene**. Hier kann unterschieden werden zum einen nach dem Ergebnis und zum anderen nach den Maßnahmen. Das Ergebnis unterliegt dem ökonomischen Prinzip in seiner Ausprägung als Minimalprinzip – ein gegebener Output ist mit minimalem Input zu erreichen oder mit dem Maximalprinzip – mit einem vorgegebenen Input ist ein maximaler Output zu erzielen.[29] Die Maßnahmen umfassen ökonomische Ebenen (Rentabilität, Liquidität) oder die Systemebenen mit den Potentialen, Prozessen oder dem Markt.

23 Fasst man nun diese Ausführungen zusammen, so lässt sich das Controlling in den originären Dimensionen (Teil-Harmonisation, Führungssysteme (Informationssystem, Planungs- und Kontrollsystem), Lenkung) und den derivativen Dimensionen (Bedeutung, Zeit, Ergebnisse) darstellen (vgl. Abb. 3). Darauf aufbauend lässt sich auch die Definition von Controlling formulieren:

24 *Controlling ist Harmonisation von Informations- sowie Planungs- und Kontrollsystemen. Diese Systeme sind im Führungssystem der Unternehmung verankert, funktional und unterstützend eingebunden zur Lenkung und Erzielung von Ergebnissen in normativer/zeitlicher Ausrichtung.* (vgl. Tab. 2)

25 *Tab. 2: Controllingdefinition*

Controlling ist…	
…Harmonisation…	Integration und Koordination
…von Informations- sowie Planungs- und Kontrollsystemen.	Teilharmonisation
Diese Systeme sind im Führungssystem der Unternehmung verankert, …	Stab oder Zentralstelle, zentral oder dezentral
… funktional und …	Herausarbeitung von austauschbaren Strategien
… unterstützend eingebunden …	Informationsweiterleitung, Beratung, Service, Kreativität und Innovation
… zur Lenkung und Erzielung …	Steuerung, Regelung und Anpassung
… von Ergebnissen …	Leistungen, Kosten, Erlöse und Ergebnisse
… in normativer/zeitlicher Ausrichtung	Strategisch und operativ

---

29 Vgl. grundlegend *Zapp, W.* (2004b), S. 109 f. *Zapp, W./Oswald, J.* (2009a), S. 85. Vgl. auch die differenzierte Betrachtung der Wirtschaftlichkeit z. B. bei *Dellmann, K./Predell, L.* (1994), S. 1 in *Zapp, W.* (2004b), S. 109.

Verankerung heißt, dabei eine institutionale Einbindung.[30] Da es **26** nicht nur eine Lösung gibt, sondern verschiedene Wege gewählt werden können, stellt die Funktionalität eine wesentliche Rolle bei der Auswahl von Controlling-Tools dar. Die Unterstützung weist darauf hin, dass Controlling als Service verstanden werden soll.

Diese Controllingdefinition ist Grundlage für ein Prozesscontrolling. **27** Zunächst jedoch sind ausgewählte Vorschläge für ein Prozesscontrolling darzustellen, um zu hinterfragen, ob diese Abhandlungen

a) Konzeptionen sind – also geschlossene systematische Konstrukte, die ein in sich geschlossenes Modell darstellen oder
b) Konzepte – das sind Teilbereiche einer Konzeption oder letztendlich
c) Systeme sind, die konkrete Anwendungen sind und damit nicht immer theoretisch in sich geschlossen sein müssen; die Praktikabilität steht hier im Vordergrund.[31]

2 Ansätze möglicher und etablierter Konzeptionen

Controllingansätze im Zusammenhang mit Prozessen können unter- **28** schiedlich gestaltet sein. Zunächst gilt es diese Ansätze herauszuarbeiten, um darauf aufbauend zu analysieren, ob sich spezifische Controllingansätze erkennen lassen oder ob sich das Prozesscontrolling allgemeiner Controlling-Tools bedient. Betrachtet man nun zunächst die Prozessgestaltung so sind folgende Herangehensweisen denkbar:

Prozesse können controllt werden:
• Entlang der Prozesse selbst
  – kontinuierlich (Kontinuierliches Prozesscontrolling),
  – nur zu bestimmten Anlässen (Restrukturierendes Prozesscontrolling)
• Über Anforderungen (Anforderungsorientiertes Prozesscontrolling)

---

30 Die institutionelle Einbindung spielt hier eine wesentliche Rolle, verstanden als Fremdkontrolle. Auch als Eigenkontrolle ist Controlling zu verstehen, dann als Controllership. Bei individueller Controllingtätigkeit sind psychologische und soziologische Kenntnisse zu beachten. Vgl. *Zapp, W.* (2004c), S. 29 und die dort angegebene Literatur.
31 Vgl. hierzu *Reichmann, T.* (2006), S. 5; *Horváth, P.* (2009), S. 140, 202; *Schweitzer, M./Küpper, H.-U.* (2008), S. 370, vgl. auch *Zapp, W.* (2004c), S. 33 ff.

- Über Daten
  - Kosten (Kostenorientiertes Prozesscontrolling)
  - Kennzahlen (Kennzahlenorientiertes Prozesscontrolling)
  - über Ergebnisse (Ergebnisorientiertes Prozesscontrolling)
- Im Rahmen allgemeiner Controllingaktivitäten

2.1 Vorgehensorientiertes Prozess-Controlling

29 Prozesse müssen – wie alle menschliche Handlungen – immer wieder überprüft und hinterfragt werden. Der kontinuierliche Verbesserungsprozess ist hier handlungsleitend und Grundlage für den Aufbau von Controllingaktivitäten. Controllingaufgaben sind dabei entlang des Prozesses zu sehen.

2.1.1 Kontinuierliches Prozess-Controlling

30 Diese Variante ist begleitend angelegt: So werden Leistungsparameter für bestimmte Prozessaktivitäten festgelegt und mit Zielgrößen hinterlegt, Messzeiten werden vorgegeben, durchgeführt und Abweichungsanalysen erstellt, der Einsatz von Audits, die Dokumentation von Prozessabläufen und Prozessberichte sollen über die Prozesse informieren; dabei spielen Zeit, Kosten und Qualität hier eine besondere Rolle bei den Controllingaktiviäten.[32]

Ziel ist hier die ständige Überprüfung von Prozessen.

2.1.2 Restrukturierendes Prozess-Controlling

31 Eine andere Variante dieser Denkstruktur orientiert sich stark am Prozessablauf und (!) -aufbau, um Reengineeringprozesse einleiten zu können. Während das kontinuierliche Controlling begleitend eingesetzt wird, ist hier die Absicht zur Veränderung gegeben. Hier spielen dann auch mehr Business Reengineering-Ansätze eine Rolle mit ihrem stark organisatorischem Ansatz und einer total angelegten Überarbeitung von Prozessen.[33] Die Unterschiede von kontinuierlicher und restrukturierender Vorgehensweise verdeutlicht folgende Tab. 3:

---

32 Vgl. *Schönherr, R.* (2006), S. 173 ff.; *Schmelzer, H. J./Sesselmann, W.* (2007), *Gaitanides, M./Scholz, R./Vrohlings, A.* (1994); *Bauer, U.* (2000).

33 Vgl. *Schönherr, R.* (2006), S. 175 ff.; *Hammer, M./Champy, J.* (1994); *Davenport, T. H.* (1993), *Zapp, W./Adler, M./Bake, C./Schulte, H.* (2005), S. 254 ff.

Tab. 3: Kontinuierliche versus radikale Vorgehensweise   **32**

Quelle: In Anlehnung an *Zapp, W./Adler, M./Bake, C./Schulte, H.* (2005), S. 260.

Restrukturierend (Business Reengineering)	Kontinuierlich (Prozesslenkung)
Vorgehensweise: – Fundamental – Radikal – Global – Zeitpunktbezogen	Vorgehensweise: – Integriert – Zielorientiert – Punktuell – Zeitraumbezogen (kontinuierlich)
Mittelpunkt: – Prozess	Mittelpunkt: – Gestaltung – Management – Lenkung
Ebene: – Strategisch	Ebene: – Operativ
Größenordnung: – Kurzfristige Quantensprünge	Größenordnung: – Langfristig, kontinuierlich, inkremental
Ziele: – Gewinnmaximierung – Prozessneugestaltung – Kundenzufriedenheit	Ziele: – Gewinnsteigerung – Prozessoptimierung – Kundenorientierung – Qualitätssteigerung
Zusammenfassung: – Lenkung als Prozess	Zusammenfassung: – Lenkung der Prozesse

2.2 Anforderungsorientiertes Prozess–Controlling

Ralf Schönherr[34] erarbeitet eine Systematisierung von **Anforderun-**   **33**
gen,[35] die dann in der realen Praxis zu einem Prozesscontrolling ausgestaltet werden sollen. Die Systematisierung legt die Unterscheidung folgender Anforderungen dar:
- funktional im Sinne von instrumental und meint die analytische Betrachtung von Aufgaben, Handlungen und Tätigkeiten sowie
- institutional bezogen auf die Organisation und deren Mitglieder.

Unter dieser Zweiteilung sollen dann allgemeine, controllingbezoge-   **34**
ne und prozessbezogene Anforderungen spezifisch benannt werden.

Diese Kombinationen werden schließlich mit Prioritäten belegt, so   **35**
dass sich folgendes Grobraster herauskristallisiert:

---

34 Vgl. *Schönherr, R.* (2006), S. 184 ff.
35 Anforderungen werden synonym verwendet für Ziele, Funktionen, Aufgaben. Vgl. hierzu *Schönherr, R.* (2006), S. 184.

- Die funktionalen allgemeinen Anforderungen berücksichtigen z. B. die Beachtung von Charakteristika der Krankenhausdienstleistung, Unterstützung bei der Erfüllung gesetzlicher Vorgaben.
- Die funktionalen controllingbezogenen Anforderungen umfassen Messbarkeit, variabler Zeitbezug bei der Planung und Auswertung u. a.
- Die funktional prozessbezogenen Anforderungen beschreiben die strategische oder operative Ausrichtung, den kontinuierlichen oder diskontinuierlichen Einsatz usw.
- Anpassbarkeit und Skalierbarkeit beschreiben z. B. die institutionalen allgemeinen Anforderungen;
- Verständlichkeit, Kommunizierbarkeit, Beeinflussbarkeit und Akzeptanz sind z. B. funktionale controllingbezogenen Anforderungen und
- die abgestufte Vorgehensweise um Zentren und Versorgungskonzepten sind zwei Beispiele der institutionalen prozessbezogenen Anforderungen.

36 *Tab. 4: Anforderungsprofile für die Ausgestaltung eines Prozess-Controllings*

Quelle: *Schönherr, R. (2006), S. 193.*

Kategorie	Nr.	Anforderung	Priori-tät
		F – Funktionale Anforderungen	
A – Allgemeine	F-A1	Beachtung der Charakteristika der Krankenhaus(-dienst)leistung	1
	F-A2	Beachtung von medizinischen Paradigmen	3
	F-A3	Unabhängigkeit von Produktdefinitionen	1
	F-A4	Unterstützung bei der Erfüllung gesetzlicher Vorgaben	2
	F-A5	Festlegung definierter Schnittstellen und möglicher Überschneidungen zu anderen betriebswirtschaftlichen Konzepten	1
C – Controlling-bezogene	F-C1	Evaluierungsfähigkeit	2
	F-C2	Messbarkeit	1
	F-C3	Funktionale Einordnung in das Krankenhauscontrolling	1
	F-C4	Prozesscontrollingfunktionen – Prozessplanung, Prozesssteuerung, Prozesskontrolle, Informationsversorgung, Koordination	1
	F-C5	Übernahme von Kostenrechnungsaufgaben	1
	F-C6	Risikobetrachtungen bei Planungen	2
	F-C7	Variabler zeitbezu8g bei der Planung und Auswertung	2

P – Prozessbezogene	F-P1	Strategische/ operative Ausrichtung	2
	F-P2	Kontinuierlicher/ diskontinuierlicher Einsatz	2
	F-P3	Prozessleistungsmessung und -bewertung	1
	F-P4	Komplexitätsreduktion	1
I – Institutionale Anforderungen			
A – Allgemeine	I-A1	Krankenhausträgerspezifische und krankenhausindividuelle Anpassbarkeit	2
	I-A2	Skalierbarkeit	2
	I-A3	Konfigurierbarkeit der Einsatztiefe und deren dynamische Anpassbarkeit	2
	I-A4	Schrittweise Implementierungsfähigkeit	1
	I-A5	Planbarer Veränderungsbedarf in der Aufbau- und Ablauforganisation	2
C – Controllingbezogene	I-C1	Institutionale Einordnung des Prozesscontrollingsystems in das Krankenhauscontrolling	1
	I-C2	Verständlichkeit, Kommunizierbarkeit, Beeinflussbarkeit, Akzeptanz	1
	I-C3	Komplexitätsbeschränkung	2
	I-C4	Verknüpfung mit dem Anreizsystem	2
P – Prozessbezogene	I-P1	Berufsgruppenübergreifender, gemeinsamer Einsatz	1
	I-P2	Einsatz innerhalb von fachgebietsübergreifenden medizinischen Zentren	2
	I-P3	Einsatz innerhalb von Stationen mit abgestuftem Versorgungskonzept	2
	I-P4	Einsatz bei krankenhausübergreifenden Prozessen	3

In der Ausgestaltung beschränkt sich *Ralf Schönherr* dann auf rele- **37** vante Prozessmerkmale: die Dringlichkeit umfasst elektive und Notfall-Eingriffe (1); der Fachbereich unterscheidet in konservativ und operativ (2) und die Prozessstabilität in gering und hoch (3). Der Aufenthaltsort umfasst stationär bis ambulant (4). Die Individualisierung (5) ist die Anwendung auf einen Einzelfall oder auf eine Vielzahl von Fällen ausgerichtet. Die Standardisierung (6) umfasst die Vereinheitlichung von Prozessen; mit Patienteneinbezug (7) werden integrative Prozesse (OP) ohne Patientenbezug (Laboruntersuchungen) autonome Prozesse hinterlegt, während die Interaktivität (8) die Kommunikation mit dem Patienten umfasst und der Interaktionsgrad (9) das präsenzbedingte Anforderung.

38 *Tab. 5: Zusammengefasste Systematisierung wichtiger Merkmale und Ausprägungen*

Quelle: *Schönherr, R.* (2006), S. 203.

Bezug	Merkmal	Ausprägungsbereich		
eher für Gesamt-leistung	1. Art des Fachbe-reichs	operativ		konservativ (medizi-nisch)
	2. Dringlichkeit	elektiv		akut/ Notfall
	3. Prozessstabilität	hoch		gering
sowohl als auch	4. Aufenthaltsart	(voll-)stationär	teilstationär	ambulant
	5. Individualisierung	standardisiert		individualisiert
	6. Standardisierung	prozessbezogen		ergebnisbezogen
eher für Gesamt-leistung	7. Integrativität	autonome Prozesse		integrative Prozesse
	8. Interaktivität	präsenzbedingte Inte-gration		informationsbedingte Integration
	9. Interaktionsgrad	unabhängig		interaktiv

39 Diese Merkmale werden nun in Bezug gesetzt zu den Zielen Kosten, Qualität und Zeit. Eine Auswahl der Merkmale wird dann in der Arbeit von *Ralf Schönherr* beschrieben und analysiert. Hier werden nun auch unterschiedliche Controllingmaßnahmen dargestellt, beschrieben und in der Anwendung diskutiert.

40 Der Vorteil dieses Ansatzes besteht in der klaren Auflistung von Anforderungen und die damit verbundenen Systematisierungen von Prozessen, die dann mit Controllingmaßnahmen hinterlegt werden können. Es wird aber auch deutlich, dass diese Systematisierungen sehr differenziert aufbereitet werden, dann aber nur bewusst und teilweise auf einen bestimmten Prozesstyp bezogen werden oder in einer Kombination von Merkmalen verdichtet werden. Die Fülle von Merkmalen kann so nicht oder nur begrenzt in die Praxis umgesetzt werden. Das Controlling wird aber bei der Vorgehensweise so sehr differenziert auf die einzelnen Prozessabschnitte verdichtet.

41 So orientiert sich dieser Ansatz auch an dem Prozessablauf, versucht dann aber ausgewählte Merkmale zu definieren und mit den Zielen Kosten, Qualität, Risiko, Zeit und Raum zu verknüpfen.

2.3 Datenorientiertes Prozess-Controlling

Während die bisherigen Ansätze den Prozess in den Mittelpunkt stell- **42** ten, versuchen die folgenden Ansätze eher vom Controllinggedanken auszugehen, um von daher die Instrumente auf den Prozessablauf zu übertragen.

2.3.1 Kostenorientiertes Prozesscontrolling

Wesentliches Kriterium einer Lenkung sind üblicherweise die Kos- **43** ten. So werden die Kosten der Prozesse versucht zu errechnen und zu bestimmen.

a) Target Costing

Ein Ansatz ist die Ausrichtung an vorgegebenen Kosten nach dem **44** Prinzip der Target Costing.

Das Target Costing leitet die Kosten ab, aus der Frage nach der Zulässigkeit der Kosten, die der Markt für die Dienstleistung erlaubt.[36] Eine allgemeingültige Definition von Target Costing liegt nicht vor: Begriffe und Erläuterungen wie „Kostenplanung" bzw. „Kostenschätzung"[37] oder „Zielkostenmanagement".[38] Target Costing ist somit „ein Instrument des strategischen Kostenmanagements, welches in der Lage ist, Märkte, Produkte und Ressourcen unter strategischen Gesichtspunkten zu kombinieren und diese Informationen in quantitative operative Messgrößen zu transformieren".[39] Die Anwendung des TC erscheint im Krankenhaus grundsätzlich sinnvoll, da der Marktpreis einer Krankenhausleistung mit dem gesetzlich festgelegten Pauschalentgelt (DRG) extern vorgegeben ist. Prozesse würden sich in diese Vorgehensweise einfügen.

Das Vorgehen lässt sich in folgender Abb. verdeutlichen:

---

36 Vgl. hierzu *Zapp, W./Oswald, J.* (2009a), S. 166 ff.; *Zapp, W.* (2008a).
37 *Horváth, P./Niemand, S./Wolbold, M.* (1993), S. 3.
38 *Horváth & Partners* (2003), S. 540; *Seidenschwarz, W.* (1993), S. 69.
39 *Horváth, P./Niemand, S./Wolbold, M.* (1993), S. 3. Target Costing hat seinen Ursprung in der fertigenden Industrie (Automobile, Halbleiter, Elektronik), findet aber auch seit einigen Jahren mehr und mehr Eingang in Dienstleistungsunternehmungen.

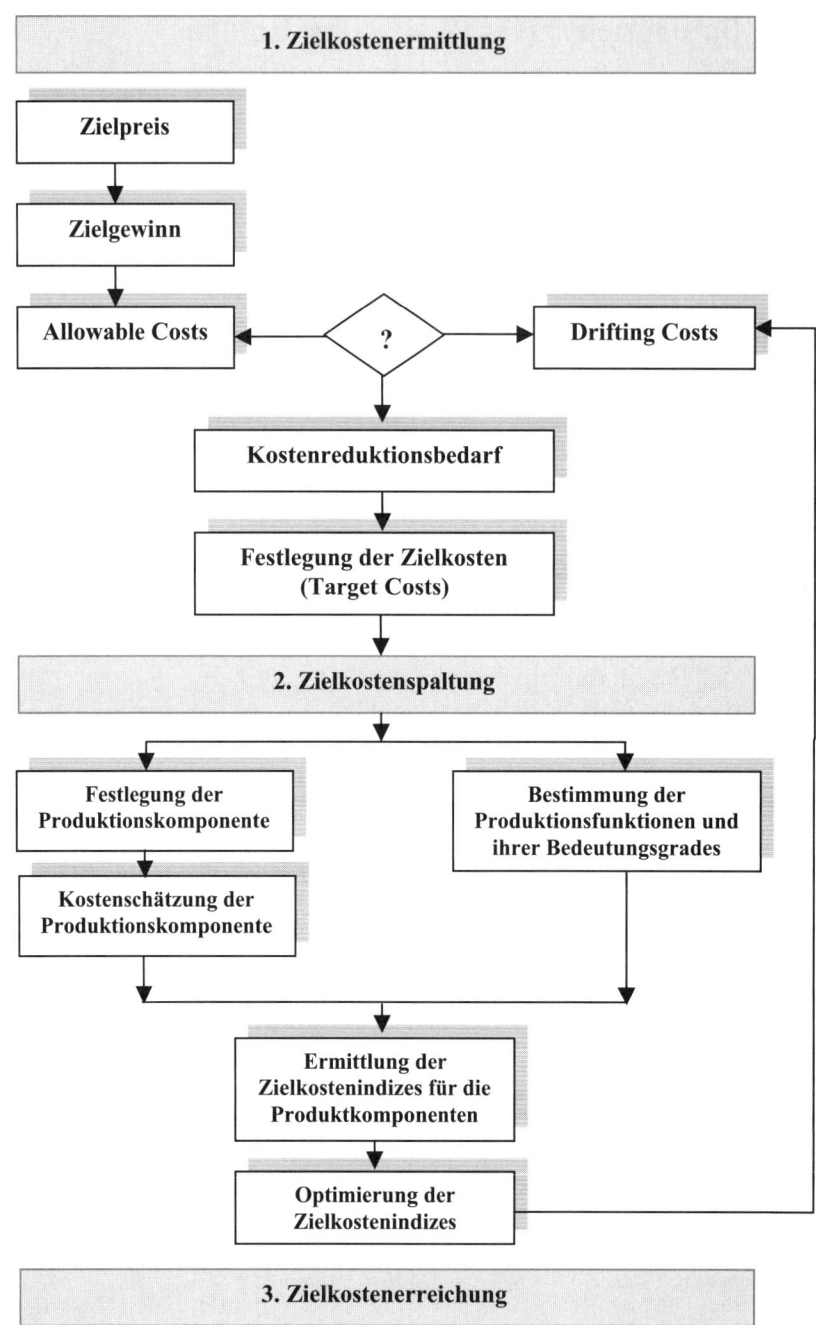

45 *Abb. 4: Teilschritte der Zielkostenrechnung*

Der Zielpreis[40] ergibt sich aus dem am Markt erzielbaren Preis; das ist **46** der **Target Price**, der sich errechnet durch den DRG-Erlös (eff. Bewertungsrelation × Basisfallwert). Dieser Preis muss nun um einen Gewinn bereinigt werden, um so die Allowable Costs zu errechnen. Diese sind die aufgrund von Kundenanforderungen und Wettbewerberbedingungen maximal zulässigen Kosten, die erreicht werden dürfen, um den angestrebten Gewinn zu realisieren. Die Drifting Costs oder Standardkosten sind die Plankosten, die in der Unternehmung unter Aufrechterhaltung der vorhandenen Technologie- und Verfahrensstandards erreicht werden können, und zwar bezogen auf die Lebensdauer eines Produktes einer vorgegebenen Qualität – hier ist eine Kostenträgerrechnung notwendig. Durch den anschließenden Vergleich der vom Markt erlaubten Kosten (allowable costs) mit den Standardkosten (drifting costs) wird der **Kostenreduktionsbedarf** ermittelt. Der Kostenreduktionsbedarf (Zielkostenlücke) sind die erlaubten Kosten reduziert um Standardkosten.

Die Zielkosten werden zunächst für ein Produkt als Ganzes bestimmt. **47** Um daraus Detailvorgaben für die einzelnen Komponenten zu erhalten, wird das Produkt in seine Komponenten/Funktionen zerlegt. Dann wird ermittelt, inwieweit die Komponenten zu den vom Kunden gewünschten Produktfunktionen beitragen. Die Höhe der erlaubten Kosten (allowable costs) der Produktkomponenten muss in Relation zu deren Kundennutzen stehen.

Die Zielkostenspaltung bricht die Gesamtzielkosten eines Produktes **48** herunter auf Funktionskosten und Komponentenkosten.

Zur Minimierung des Kostenreduktionsbedarfs erfolgt eine **Zielkos- 49 tenspaltung**, d. h. eine Zerlegung der Gesamtzielkosten je nach Methode in Teilzielkosten für Produktkomponenten oder Produktfunktionen.

---

40 Die häufigste Vorgehensweise, die Zielkosten zu bestimmen, erfolgt mit dem Market into Company-Verfahren. Es stellt aufgrund seiner hohen Markt- bzw. Kundenorientierung die Reinform des Target Costing dar. Hierbei wird der Zielpreis (Target Price) durch Marktforschung sowie Analysen von Kundenwünschen und Konkurrenz ermittelt. Der Zielgewinn (Target Margin) wird in der Unternehmung aus der Umsatzrentabilität abgeleitet. Er sollte verbindlich sein und nicht als Reserve für das Erreichen der festgesetzten Zielkosten missbraucht werden. Durch Subtraktion des Zielgewinns vom Zielpreis ergeben sich die vom Markt erlaubten Kosten (Allowable Costs). Diese sind den Produktstandardkosten (Drifting Costs) gegenüberzustellen, d. h. den Kosten, die ein Produkt voraussichtlich unter bestehenden Technologien und Prozessen verursacht. Vgl. *Seidenschwarz, W.* (1993), S. 116 ff.

50 Bei der Komponentenmethode werden die Produktzielkosten in einem einstufigen Verfahren auf die einzelnen **Produktkomponenten** aufgeteilt. Zunächst wird die Kostenstruktur eines Vergleichserzeugnisses berechnet. Die ermittelten Prozentsätze werden auf das Zielprodukt übertragen. Liegt kein Referenzobjekt vor, kann die Kostenstruktur der Kalkulation der Standardkosten des bisherigen Produktes für die Zielkostenspaltung gewählt werden.

51 Bei der Funktionsmethode sind der Ausgangspunkt die Marktanforderungen; die Annahme ist, dass die Kostenanteile der Zielkosten den Teilgewichten der Produktfunktionen entsprechen sollen. Das Produkt wird als Kombination von Funktionen betrachtet, die mithilfe der Zielkostenmatrix mit den Komponenten in Zusammenhang gebracht werden anschließend werden die Ergebnisse in einem Zielkostendiagramm dargestellt. Ziel: Identifikation von Komponenten, bei denen Kostensenkungsmaßnahmen am dringlichsten sind.

52 Die Kontrolle der Zielkosten erfolgt mithilfe eines **Zielkostendiagramms** und des **Zielkostenindex**. Ein wichtiges Instrument zur Visualisierung der Kostenziele und des Zielerreichungsgrades ist das Zielkostendiagramm. Das Zielkostendiagramm beruht auf der Zielkostenspaltung nach der **Funktionsmethode**. Kostenanteile (y-Achse) und Nutzenanteile (x-Achse) werden gegenübergestellt. Das Idealverhältnis zwischen Kosten- und Nutzenanteil wird durch eine 45°-Linie dargestellt. Auf dieser Linie besteht eine Identität zwischen Soll- und Istwert. Werte **LINKS** von der Geraden deuten auf eine **Kostenüberschreitung** hin. Hier müssen Kosten gesenkt werden, ohne die Qualität einzuschränken. Werte **RECHTS** von der Geraden deuten auf Kostenspielräume hin. Hier muss überprüft werden, ob eine Unterqualität vorliegt und durch zusätzliche Aufwendungen den Kundenerwartungen besser entsprochen werden kann.

53 Da eine Soll-Ist-Gleichheit in der Praxis die Ausnahme darstellt, sollten um die 45°-Linie herum abgestimmte Toleranzgrenzen als Zielkorridor bzw. **Zielkostenzone** definiert werden, bei deren Überschreitungen Maßnahmen des Kostenmanagement eingeleitet werden.

54 Beispielrechnung:

E 01 A: Revisionseingriffe,
beidseitige Lobektomie,
erweiterte Lungenresektionen und andere komplexe Eingriffe am Thorax mit Revisionseingriff,
beidseitiger Lobektomie,
erweiterter Lungenresektion oder Endarteriektomie der A. pulmonalis,
mit äußerst schweren CC.

Sind die Funktionen in Abwägung zwischen harten und weichen Fak- **55**
toren formuliert, wird das Produkt mit Komponenten ausgestattet, die
ihm die geforderten Funktionen verleihen. Jetzt ist das Produkt in seinen Funktionen und Komponenten soweit entworfen, dass eine Kalkulation der Kosten zu verlässlichen „drifting costs", den prognostizierten Standardkosten des Gesamtproduktes, führt.

Um die Gesamtkosten auf die einzelnen Produktkomponenten aufzu- **56**
spalten, muss es dem Entwicklungsteam gelingen, einvernehmlich die
einzelnen Komponenten in Bezug auf ihren Kostenanteil zu gewich-
ten. Die Summe der Kosten aller Komponenten darf die initial ermittelten target costs nicht überschreiten.

Im klassischen Target Costing-Prozess werden den Kundenanforderun- **57**
gen die Funktionen eines Produktes gegenübergestellt. Dazu werden in
einer ‚Target Cost Deployment Matrix' (TCD-Matrix) die gewichteten
Kundenanforderungen den Produktfunktionen gegenübergestellt.

Die Abb. 5 zeigt, wie die Anforderungen der am Behandlungspfad **58**
Beteiligten, den Funktionen des Behandlungspfades gegenübergestellt werden könnten.

Die erste Spalte führt die Anforderungen auf, in der Spalte daneben **59**
finden sich die Gewichtungen der einzelnen Anforderungen wieder.

Die Spalten 3–10 beinhalten die Funktionen des Behandlungspfades. **60**
Entsprechend den Funktionen eines Industrieproduktes sollen die
Funktionen eines Behandlungspfades beschreiben, was er leisten soll.

Das Entwicklerteam hat die Aufgabe, die Matrix auszufüllen. Dazu **61**
müssen zunächst die Kundenanforderungen gewichtet werden (Spalte
2: ‚Gewichtung', dunkelgraue Felder). Anschließend sind in jedes
Kästchen der Spalten 3–10 den Funktionen eine Gewichtung (von 0–
4) beizumessen, die ihrem Beitrag zur Erfüllung der Kundenanforderungen entspricht. Die Zahlen in den Kästchen beschreiben jeweils,
wie hoch der Beitrag einer Funktion zur Erfüllung der Kundenanforderungen der entsprechenden Reihe eingeschätzt wird. Dabei gilt folgende Beziehung:

keinen Beitrag: 0

einen kleinen Beitrag: 1

einen mittleren Beitrag: 2

einen großen Beitrag: 3

einen sehr großen Beitrag: 4

Was muss der Behandlungspfad leisten, um die Anforderungen zu erfüllen?

Anforderungen der Beteiligten	Gewichtung	Funktionen des Behandlungspfades								Summe
		Ausmass der OP vorher abklären	Pat. zeitnah aufnehmen	Pat. aufklären	Pat. narkotisieren	Pat. operieren	Pat. postop. versorgen	Wundheilung und Genesung	Pat. entlassen	
Aufklärung des Patienten	5%	0	0	4	0	0	0	0	0	
Einhalten des verabredeten Vorgehens	10%	3	1	1	1	1	1	2	2	
Komplikationsfreier anästh. Verlauf	30%	2	1	1	4	1	3	0	0	
Komplikationsfreier chirurgischer Verlauf	45%	3	1	1	2	4	3	2	0	
Wirtschaftlichkeit	10%	2	3	1	1	1	1	2	3	
Funktionengewicht absolut		2,45	1,15	1,15	2,3	2,3	2,45	1,3	0,5	13,6
Funktionengewicht [%]		18%	8%	8%	17%	17%	18%	10%	4%	100%

Was erwarten die Beteiligten vom Behandlungspfad

Kein Beitrag = 0
Sehr großer Beitrag = 4

62 *Abb. 5: Zielkostenspaltung (Funktionsmethode)*

63 Die Gewichtung der Funktionen wurde zunächst von jedem Mitglied des Behandlungsteams separat vorgenommen, um dann in einer gemeinsamen Diskussion die Ergebnisse abzustimmen.

64 Die Funktionen eines Behandlungspfades begründen seine Komponenten. Um zu klären, welche Beiträge die Komponenten (Module) des Behandlungspfades zur Erfüllung seiner Funktionen leisten, werden in einer weiteren „target cost deployment matrix" (TCD-Matrix) (Tabelle) die gewichteten Funktionen gegen die Komponenten aufgetragen.

65 Analog heißt das für unsere Betrachtungen: Welche Teile des Behandlungspfades tragen wie viel zur Erfüllung seiner Funktionen bei?

66 Es zeigt sich hier, dass die eingekreisten Komponenten von ihrer Bedeutung her vergleichbar sind mit den Modulen eines Behandlungspfades, die jeweils eine Funktion zu erfüllen haben. Die zu erfüllende Funktion ist mit einer 4 bewertet worden. Man hätte keine zweistufige Zielkostenspaltung vornehmen müssen (Zunächst in Funktionen und dann in Komponenten). Das Ziel hätte u. U. auch mit der sofortigen Ableitung der Anforderungen auf die Module erreicht werden können.

Abb. 6: Zielkostenspaltung (Komponentenmethode)

Im nächsten Schritt können nun die Targets-Cost je Modul ermittelt **67**
werden.

Grundlage dafür sind die allowable costs (DRG-Erlös ./. Gewinn).
Die Werte zeigen jene Beträge auf, die „Kunden" bzw. hier die Beteiligten bereit sind, für die jeweilige Leistung zu bezahlen.

Stellt man nun die eigenen kalkulierten Kosten diesen Zielkosten ge- **68**
genüber, wird der Kostenreduktionsbedarf modulweise deutlich. Das
wird aber nur gelingen, wenn die kosten eindeutig herleitbar sind. Damit wird eine Kostenträgerrechnung notwendig.

| Funktionen des Behandlungspfades | Gewich-tung | Komponenten (Module) des Pfades | | | | | | | |
		Aufn.-und Entlass-management	Präop. Diagnostik	Pat.-aufklärung	Anästhesie	Operation	Postop. Ver-sorgung	Wundheilung und Genesung	Summe
Ausmass der OP vorher abklären	18%	1	4	0	0	0	0	0	
Patienten zeitnah aufnehmen	8%	4	0	0	0	0	0	0	
Patienten aufklären	8%	1	0	4	0	0	0	0	
Patienten narkotisieren	17%	0	2	0	4	0	0	0	
Patienten operieren	17%	0	0	0	0	4	0	0	
Patienten postoperativ versorgen	18%	0	1	0	0	0	2	2	
Wundheilung und Genesung	10%	0	1	0	0	0	2	4	
Patienten entlassen	4%	4	0	0	0	0	0	3	
Komponentengewicht absolut		0,75	1,33	0,34	0,68	0,68	0,55	0,85	5,18
Komponentengewicht [%]		14%	26%	7%	13%	13%	11%	16%	100%
Target Costs	10.735,75 €	1.503,01 €	2.791,30 €	751,50 €	1.395,65 €	1.395,65 €	1.180,93 €	1.717,72 €	
Drifting Costs	12.500,00 €	1.875,00 €	3.500,00 €	625,00 €	1.500,00 €	2.000,00 €	1.000,00 €	2.000,00 €	
Zielkostenlücke	-1.764,25 €	-372,00 €	-708,71 €	126,50 €	-104,35 €	-604,35 €	180,93 €	-282,28 €	

69 *Abb. 7: Zielkostenspaltung: Ermittlung des Kostenreduktionsbedarfs*

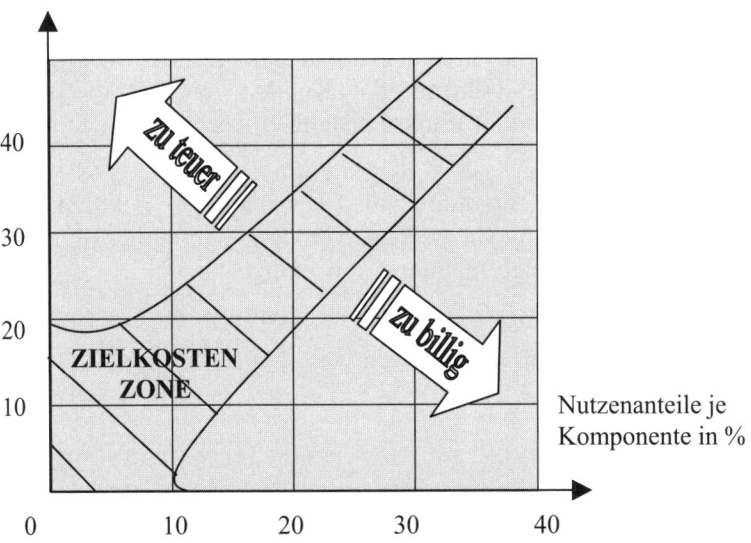

70 *Abb. 8: Zielkostenerreichung: Zielkostenmatrix*

71 Aus den „allowable Costs" wurde durch Vergleich mit den drifting costs die target costs ermittelt. Die Zielkosten, zu denen das Produkt dann tatsächlich realisiert wird, stellt einen Kompromiss zwischen allowable costs und drifting costs dar, der sich möglichst nah an den allowable costs orientierten sollte, aber auch realistisch erreichbar sein muss.

Der Unterschied zwischen den Allowable Costs/Zielkosten und den tatsächlichen Kosten ist in der Regel noch sehr hoch, bzw. weit voneinander entfernt. Deswegen müssen vom Prüfteam die Zielkosten erneut geprüft werden. **72**

Mitlaufende Kalkulation

Wichtig vor allem bei der Zielkostenerreichung, in der Komponenten in ihrer zulässigen Kostenwirksamkeit neu gewichtet werden, und damit der Produktentwurf u. U. so verändert wird, dass die Neukalkulation der „Drifting Costs" erhebliche Veränderungen ergibt. Solche Veränderungen herbeizuführen ist das Ziel des Target-Costing-Prozesses. Erst mit der mitlaufenden Kalkulation senkt Target Costing tatsächlich Kosten, bevor sie entstehen. **73**

Prinzipiell sind drei Ansätze denkbar, auf denen der Behandlungspfad auf seine Kostenwirksamkeit hin überprüft werden muss: **74**

a) Die inneren Abläufe der Module: Jedes Modul muss daraufhin überprüft werden, inwieweit es seine Aufgabe wirtschaftlich erfüllt. Personal und teure Sachmittel müssen in Bezug auf das Verhältnis zwischen Einsatz und Erfolg hin überprüft werden. **75**

b) Bei den Schnittstellen sind in den Modulen folgende Zusammenhänge zu beachten: Es hat keinen Zweck, dass sich ein Modul optimal auf Kosten anderer Module organisiert. Bei jeder Veränderung der Arbeitsabläufe innerhalb eines Moduls muss überprüft werden, inwieweit diese Veränderung Auswirkungen auf die Wirtschaftlichkeit anderer (insbesondere der benachbarten) Module hat. Der Behandlungspfad ist in das Leistungsspektrum der gesamten Klinik eingebunden: Arbeitsabläufe innerhalb des Behandlungspfades betreffen andere Behandlungspfade und Arbeitsabläufe anderer Personen in der gesamten Klinik. Dies gilt auch umgekehrt: Der Organisationsablauf der Klinik betrifft die Abläufe innerhalb des Behandlungspfades. **76**

c) Zur Zielkostenerreichung können dann wieder eine Reihe unterschiedlicher Kostenmanagementinstrumente angewendet werden. Personalkostenmanagement spielt aufgrund des hohen Personalkostenanteils von Krankenhausleistungen eine zentrale Rolle bei der Betrachtung von **77**
  - Kostensenkungsmöglichkeiten:
    Änderungskündigungen, Fehlzeitenmanagement, Einstellungsvorgaben, Anpassung der Qualifikationsstruktur, Dienstzeitenmanagement, befristete Verträge

- Outsourcing: Fremdvergabe von Teilleistungen, Verlagerungen von Leistungen in angrenzende Versorgungsbereiche
- Kooperation: Ausgliederung von Kapazitäten aus dem Krankenhaus, Gemeinsame Nutzung von Kapazitäten, Umstrukturierung stationär – ambulant, Internationalisierung

usw.

78 Neben Target Costing spielen weitere kostenorientierten Abhandlungen eine Rolle:
- die Prozesskostenrechnung.
  Hierzu haben wir uns schon weiter oben kritisch geäußert, so dass wir auf die obigen Ausführungen verweisen.[41]
- Kostendaten.
  Eine reine Auflistung von Kosten ist sicherlich nicht hilfreich. Eine Inbeziehungsetzung zu anderen Daten wäre dann wieder eine Kennzahl.[42]

2.3.2 Kennzahlenorientiertes Prozess-Controlling

79 Kennzahlen können mit folgenden Ziel-Perspektiven umschrieben werden[43]
- Informationen: Kennzahlen sollen Urteile über Sachverhalte und Zusammenhänge ermöglichen
- Quantifizierbarkeit: Sie sollen präzise Aussagen aufgrund der Messbarkeit der Sachverhalte und Zusammenhänge ermöglichen
- Darstellungsform: Kennzahlen sollen Strukturen und Prozesse einfach, nachvollziehbar und richtig darstellen.

80 Mit der Kennzahlenbildung ist die Verdichtung von Informationen verbunden: Die qualitative Verdichtung findet bei der Bildung von Durchschnittswerten, Korrelationsrechnungen oder bei der Bildung von Gesamtnutzwerten statt. Quantitativ verdichtet werden Informationen durch eine additive Zusammenfassung von Einzelinformationen gleichartiger Objekte (homogen) oder durch eine Zusammenfassung mehrdimensionaler Einzelinformationen (selektiv).[44]

Als Funktionen lassen sich folgende Aufgaben von Kennzahlen ableiten:

---

41 Vgl. *Seidenschwarz, W.* (1993), S. 116 ff.
42 Vgl. *Reichmann, T.* (2001), S. 20.
43 Vgl. ebenda.
44 Vgl. *Gladen, W.* (2003), S. 13.

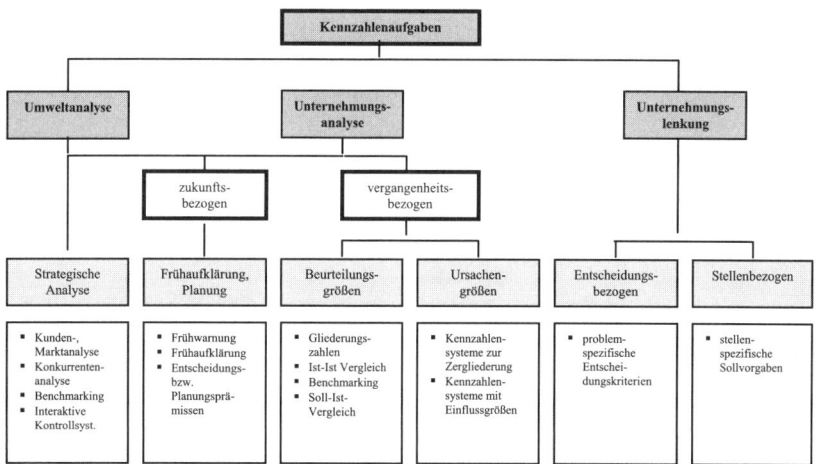

Abb. 9: Aufgaben von Kennzahlen **81**

Quelle: in Anlehnung an: *Küpper, H.-U.* (2001), S. 345 und *Gladen, W.* (2003), S. 19.

Absolute Kennzahlen (Grundzahlen) besitzen nur begrenzte Aussage- **82** kraft aufgrund isoliert betrachteter Sachverhalte, dazu gehören Einzelzahlen, Summen, Differenzen oder Mittelwerte (wie zum Beispiel Bettenkapazität oder Gesamtpersonalbestand, Anzahl der Prozesse, Anzahl der Beschwerden, das lässt auf Prozesse schließen, die keine Patientenzufriedenheit erreichen).

Relative Kennzahlen (Verhältniszahlen) haben eine höhere Aussage- **83** kraft als absolute Kennzahlen. Es werden mindestens zwei Werte zueinander in Beziehung gesetzt, wobei wiederum Gliederungszahlen, Beziehungszahlen und Indexzahlen differenziert werden müssen[45] (wie beispielsweise der Anteil der Personalkosten an den Gesamtkosten bei unterschiedlichen Prozessen oder das Verhältnis von Gesamtzahl der Laborleistungen zur Gesamtzahl der Patienten bei Prozessabläufen).

Für die Betrachtung von Prozessen sollten nicht nur betriebswirt- **84** schaftliche Kennzahlen im Vordergrund, sondern auch medizinische, die durch das Medizincontrolling eruiert werden. Beide Controllingbereiche – das betriebswirtschaftliche und das medizinische Controlling – müssen eng miteinander abgestimmt werden, um mögliche Redundanzen zu vermciden.[46]

---

45 Vgl. *Eichhorn, S.* (1987), S. 61; *Reichmann, T.* (2001), S. 21 f.
46 Vgl. *Metzger, F./Köninger, H.* (2002), S. 203.

85 Neben traditionellen Kennzahlen, wie zum Beispiel zur Belegung, zum Personal oder zu den Kostenstellen, rücken mehr und mehr Kennzahlen in den Vordergrund, die das Erlöscontrolling betreffen (z. B. Case-Mix/Case-Mix-Index).

86 Prozessorientierte Kennzahlen zur kurzfristigen Erfolgslenkung zeigt die nachfolgende Tabelle.

87 *Tab. 6: Beispielhafte Kennzahlen*

Quelle: in Anlehnung an *Borges, P./Specker, M.* (2003), S. 18 ff.

Perspektive	Kennzahl – Beispiel
Prozesse	– Kennzahlen zur OP-Leistung (Schnitt-Naht-Zeit, Vor- und Nachbereitungszeit, Leerlaufzeit) – Durchschnittliche Verweildauer – Komplikationsrate (Infektionen etc.) – Rezidivrate, Wiederaufnahmerate

88 Diese Kennzahlen können neben dem internen Vergleich, innerhalb eines Fachbereiches oder des gesamten Krankenhauses, auch für externe Vergleiche durch die Teilnahme an Benchmarking-Projekten.[47] herangezogen werden

Qualitätskennzahlen und -indikatoren

89 Neben der vorwiegend monetären Kennzahlenbetrachtung werden in der Praxis vermehrt Qualitätskennzahlen und -indikatoren als Lenkungs- und Informationsinstrument diskutiert. Dabei muss nicht immer von einer Verbesserung der Strukturqualität zwangsläufig auf eine verbesserte Prozessqualität geschlossen werden und diese wiederum zu einem qualitativ besseren Ergebnis führen.[48] Auch bleibt die Prozessqualität lediglich ein indirektes Maß für Qualität der Behandlung, da der Prozess zur Erstellung einer Leistung nicht nichts über ihre Qualität aussagt.[49] Expertenorientierte Verfahren zur Messung der Krankenhausqualität, die sich jedoch an subjektiven Kriterien orientieren, basieren auf der Einschätzung durch das Patientenkontakt-

---

47 Benchmarking wird als Analyse- und Planungsinstrument eingesetzt, welches das eigene Unternehmung intern, mit Mitbewerbern oder auch branchenfremden Unternehmung („best practices") vergleicht. Produkte, Methoden, Abläufe und Strukturen betrieblicher Funktionen werden einem oder mehreren anderen Unternehmung gegenübergestellt, um Rationalisierungspotenziale oder Qualitäts- und Leistungssteigerungspotenziale aufzudecken und zu Überlegenheit gegenüber den (Mit-)Wettbewerbern zu gelangen. Vgl. *Müller-Stewens, G./Lechner, C.* (2003), S. 382.

48 Vgl. *Dubois, R. W.* (1987); *Nobrega, F. T. et al.* (1977).

49 Vgl. *Görres, S.* (1999), S. 183.

personal (z. B. Mitarbeiterbefragung, betriebliches Vorschlagswesen, Qualitätszirkel). Subjektiv sind in der Regel auch die bisher in der Praxis eingesetzten patientenorientierten Qualitätsmessungen, bei denen mit Hilfe von Patientenbefragungen oder der Analyse von Patientenbeschwerden Aussagen zum Qualitätsindikator der Patientenzufriedenheit getroffen werden. Kritisch zu sehen ist hierbei insbesondere, dass vorrangig strukturelle und prozedurale Merkmale wie

- Service- und Hotelleistungen (Unterbringung, Ausstattung, Verpflegung),
- organisations- und ablaufbezogene Aspekte (Wartezeiten, Terminvergabe) sowie
- ärztliche und komplementäre Betreuung (Aufklärung, sozio-emotionale Unterstützung) abgefragt werden. Die Zufriedenheit der Patienten mit dem Ergebnis des Behandlungsprozesses wird dagegen nicht berücksichtigt. Gegen den Einbezug der subjektiven Bewertung des Behandlungsergebnisses spricht jedoch die schwere Operationalisierbarkeit der Bewertungskriterien und die unrealistische Erwartungshaltung des Patienten.[50] Die Zufriedenheitsforschung versucht dieses Problem zu lösen. Beispielsweise beschreiben *Delbanca et al.* (1995)[51] einen strukturierten Ansatz, zur Bewertung der Kennzahlen.

Kennzahlen bringen Informationen „auf den Punkt" und ermöglichen **90** eine konzentrierte Darstellung von Sachverhalten sowie eine leichtere Verständigung zwischen Medizinern und Verwaltungsangestellten, wenn die hohe Informationsdichte mit wenigen Daten verstanden wird. Vor dem Hintergrund der DRGs und bezogen auf die komplexen Abläufe in einem Krankenhaus wie man die richtigen Entscheidungen trifft, die richtigen Ziele vereinbart und die richtigen Maßnahmen realisiert, stellt sich jedoch die Frage, welche Kennzahlen am aussagefähigsten sind. Die mit Kennzahlen verbundene Verdichtung der ökonomischen Realität birgt jedoch auch Gefahren. Ein Krankenhaus mit falschen Kennzahlen trifft falsche Entscheidungen, so dass die gewünschte Wirkung von Maßnahmen oft nicht erreicht wird und sogar das Gegenteil bewirken kann. Zudem kann die Konzentration auf einzelne Spitzenkennzahlen dazu verleiten, den Unternehmungsprozess ausschließlich auf diese Kennzahl auszurichten, so dass der Aufbau langfristiger Erfolgspotentiale zugunsten kurzfristiger Kostendeckungsziele oder Gewinnziele vernachlässigt wird. Daneben

---

50 Vgl. ebenda, S. 200 ff.
51 Vgl. *Delbanco, et al.* (1995), siehe dazu auch Beitrag Betrachtungsebenen von Prozessen, Gliederungspunkt 2.

sind Zielkonflikte durch die parallele Verwendung mehrerer Kennzahlen denkbar, weil die Zielerreichung einer Kennzahl zur Zielgefährdung einer anderen Kennzahl führen kann.

91 Fraglich sind die bei Kennzahlen oft vorausgesetzten Ursache-Wirkungsbeziehungen, die nicht allgemeingültig sind. Empirisch lassen sich kaum Aussagen zur Kausalität zwischen Kundenzufriedenheit und Unternehmungserfolg oder von Produktqualität und Unternehmungserfolg herstellen oder beweisen.[52] Im Rahmen der Systemtheorie von *Niklas Luhmann* ist es möglich, Ziele auf unterschiedlichem Wege zu erreichen – nämlich in Rahmen der funktionalen Geeignetheit. Die funktionale Analyse weist die Zusammenhänge auf, zwischen realen oder erlebten Problemen und denkbaren unsicheren (kontingenten) Lösungen. „Die Funktion ist also ein Vergleichsschema für unterschiedliche Problemlösungen, die mit Bezug auf die Funktion als äquivalent gelten. Die Leistung der Analyse besteht darin, funktional äquivalente Lösungen für das betreffende Problem in Betracht zu ziehen".[53] Die Ursache-Wirkungsbeziehung ist eine Verkürzung dieses Schemas: Denn die Funktionale Analyse zeigt Verbindungen zwischen unterschiedlichen Ursachen und derselben Wirkung auf oder zwischen unterschiedlichen Wirkungen und derselben Ursache.[54]

2.3.3 Ergebnisorientiertes Prozess-Controlling

92 Mit Blick auf die Instrumente zur Ermittlung eines Ergebnisses wird bei der Ergebnisrechnung zwischen der externen Ergebnisrechnung und der internen Ergebnisrechnung bzw. Betriebsergebnisrechnung unterschieden.[55]

Die externe Betrachtung stellt ab auf
* die Gewinn- und Verlustrechnung als Gegenüberstellung von Aufwendungen und Erträge einer Unternehmung
* Erlöse als die Einnahmeseite für Verkaufsprodukte und der Dienstleistungen
* Output der Sachleistung der Produkte und Dienstleistungen

---

52 Vgl. *Kunz, A./Pfeiffer, T.* (2002), S. 107.
53 Vgl. *Baraldi, C./Corsi, G./Esposito, E.* (1999); *Luhmann, N.* (1974), S. 9 ff.; *Luhmann, N.* (1984), S. 83 ff.; *Luhmann, N.* (1990).
54 Vgl. auch die Ausführungen zur Balanced Scorecard in Teil C. *Mayrhofer, W./Meyer, M./Majer, C.* (2004), S. 797.
55 Vgl. *Helm, K. F.* (1992), S. 671.

- Outcome als Wirkung des Outputs oder wie das Output beim Patienten ankommt.[56]

Das interne Geschehen wird durch die Gegenüberstellung von Erlö- **93** sen und Kosten den unmittelbar aus der Leistungserstellung resultierenden Erfolg einer Unternehmung abgebildet. So ist auch denkbar den Kosten die Leistungen gegenüber zu stellen oder die Leistungen den Ergebnissen. Dabei bestimmt die Qualität der Daten die Genauigkeit des Erfolgsausweises.[57] Am Ende des Prozesses werden dann Auswertungen gefahren, um Ansätze für Verbesserungen und Optimierungen zu finden oder festzustellen, dass weitere Aktivitäten zu kostenintensiv sind.[58]

Ergebnisorientiert können Durchschnittskosten, Zeiten, weitere Istda- **94** ten und andere Kriterien oder Istdaten mit Standarddaten bezogen auf Kostenarten verglichen werden. Der Schwerpunkt liegt hier auf dem Ergebnis.

Da die Kosten für ein begleitendes Controlling höher eingeschätzt **95** werden als ein ergebnisorientiertes Prozesscontrolling spricht viel für diese Vorgehensweise.[59]

2.4 Allgemeine Controllingaktivitäten

Hier wird die Ansicht vertreten, dass bestehende ausgereifte Control- **96** linginstrumente eingesetzt werden für ein Controlling von Prozessen. Verschiedene Instrumente waren bei den Abhandlungen oben schon dargestellt worden. Da wurde der Prozess in den Mittelpunkt gestellt

---

56 Outcome ist die Wirkung des Output eines Systems, der politisch beabsichtigte Beitrag zum Gemeinwohl, für den die Leistung der Verwaltung nur Mittel ist. Beispiel: Die von Politessen verteilten Knöllchen sind die Leistung/das Produkt der Verwaltung = „Output", erfolgen jedoch mit dem Ziel, die Sicherheit und Leichtigkeit des Verkehrs zu fördern (Outcome). Die Bescheide über die Gewährung von BAföG sind das Produkt, Outcome wäre es, die Zahl von Studenten zu erhöhen oder Studenten das Studium zu ermöglichen, die sonst nicht studieren würden. Die Impfung ist das Produkt des Gesundheitssystems, Outcome ist die Verhinderung einer Epidemie oder von ernsthaften Erkrankung (bei Risikogruppen u. U. mit tödlichem Ausgang). „Output" und „Outcome" sind in dieser Bedeutung definiert im US-Government Performance and Results Act of 1993.
57 Vgl. ebenda, S. 631.
58 Hier ist dann ein Paretooptimum zu berücksichtigen, das besagt, dass mit 20 prozentigem Einsatz 80 Prozent des Ergebnisses erreicht werden kann. Die restlichen 20 Prozent kosten enorm viel Arbeit, Anstrengungen und auch Geld. Vgl. hierzu *Koch, R.* (1998).
59 *Frederickson, J. R./Pfeffer, S. A./Pratt, L.* (1999), S. 162 f.; *Gerling, P. G.* (2007), S. 143.

und Controlling dazu konstruiert. Jetzt werden die Controllinginstrumente betrachtet und auf ihre Geeignetheit für Prozesse getestet. So können die Kennzahlen und das Target Costing als geeignete Controllinginstrumente angesehen werden, die entsprechend spezifischer Besonderheiten angepasst werden müssen.

97 **Benchmarking** „ist ein kontinuierlicher Prozess, bei dem
- Produkte,
- Dienstleistungen und
- insbesondere Prozesse und Methoden betrieblicher Funktionen über mehrer Unternehmungen hinweg verglichen werden. Dabei sollen
- die Unterschiede zu anderen Unternehmungen offengelegt,
- die Ursachen für die Unterschiede und Möglichkeiten zur Verbesserung aufgezeigt
- sowie wettbewerbsorientierte Zielvorgaben ermittelt werden".

98 Der Vergleich findet dabei mit Unternehmung statt, die die zu untersuchende Methode oder den Prozess hervorragend beherrschen.[60] Damit kann das Benchmarking als eine Form des Vergleichs angesehen werden, um die Verbesserungsmöglichkeiten aufzuzeigen. Viele betriebswirtschaftliche Ansätze sind hier in diesem Benchmarking-Verfahren subsummiert. So setzt der Vergleich ein Team in der Begleitung des Verfahrens voraus, das aus etwa sechs Teilnehmern bestehen sollte.

Die verschiedenen Formen des Benchmarking sind in der Tab. zusammengefasst.

99 *Tab. 7: Formen des Benchmarking*

Parameter	Ausprägungen		
Objekt	Produkte	Methoden	Prozesse
Zielgröße	Kosten	Qualität	Kundenzufriedenheit	Zeit
Vergleichsparameter	Andere Geschäftsbereiche	Konkurrenten	Gleiche Branche	Andere Branche

100 Folgende Merkmale des Benchmarking sind zu benennen.[61]

---

60 *Horváth, P./Herter, R.* (1992).
61 *Riegler, C.* (2002), S. 127; *Spendolino, M.* (1992); *Schäfer, S./Seibt, D.* (1998), S. 365 ff.

Vergleich:	Benchmarking setzt auf den Vergleich von Parametern und Ausprägungen (siehe Tab. 7). Über den Vergleich soll die Ausgangssituation beschrieben werden.
Strategie:	Die Vergleichsmerkmale stellen ab auf strategische Elemente, die von besonderer Bedeutung für die Erhaltung des Problemlösungspotenzials der Unternehmung sind.
Verbesserung:	Durch den Prozess des Benchmarking sollen die eigene Potenziale, Prozesse und Ergebnisse verbessert werden.
Implementierung:	Die Untersuchung soll in Aktivitäten der Umsetzung überführt werden.
Kontinuität:	Der Benchmarking-Prozess soll als kontinuierliche Begleitung in den Unternehmungsalltag angesiedelt sein, um Verbesserungen zu finden und implementieren zu können, um so den Ablauf anzupassen und zu optimieren.

Die Vorgehensweise ergibt sich aus Abb. 10.   **101**

Vorgehensweise des Benchmarking - Prozesses

1) Vorbereitung
    1.1) Bestimmung des Benchmarking- Parameters
    1.2) Festlegung der Leistungsbeurteilungsgrößen
    1.3) Bestimmung der Vergleichsunternehmungen oder der internen Abteilungen
    1.4) Suche nach Informationsquellen für das Benchmarking
2) Analyse
    2.1) Leistungslücke zwischen den beteiligten Unternehmungen und Abteilungen
    2.2) Ursachenanalyse der Leistungslücken
    2.3) Umsetzung
        2.3.1) Ziele und Strategien festlegen und beachten
        2.3.2) Aktionspläne erarbeiten
        2.3.3) Implementierung vornehmen
        2.3.4) Fortschrittskontrolle durchführen
        2.3.5) Wiederholung des Benchmarking

Abb. 10: Vorgehensweise von Benchmarking-Projekten   **102**

103 Bei dem Benchmarking-Verfahren ist allerdings zu beachten, dass vor allem die Supportprozesse zu benchmarken sind, da sie sich vergleichen lassen. Die Kernprozesse sind meist unternehmungsspezifisch ausgerichtet und sind deshalb nur begrenzt vergleichbar. Darüber hinaus wird ein Krankenhaus, das einen optimalen Pfad gefunden hat, diesen nicht an seine Mitbewerber und Konkurrenten weiterleiten, sondern daran arbeiten, diesen über einen kontinuierlichen Verbesserungsprozess weiter zu optimieren. Man wird sich deshalb eher auf Kostenvergleiche oder Kennziffernermittlungen begrenzen, um damit zu verhindern, dass Vorteile bekannt werden. Ein qualifiziertes Benchmarking wird sich innerhalb von eigenen Stationen, Abteilungen, Bereichen oder innerhalb eines Konzerns oder Verbundes erfolgreich umsetzen lassen und zu konkreten Auswirkungen führen.

Gemeinkostenmanagement

104 Die **Gemeinkostenwertanalyse**– auch **Overhead-Value-Analysis** genannt – stellt ab auf die Gemeinkosten, die in der Unternehmung einen großen Block darstellen und über ihre Höhe eine wirtschaftliche Belastung für die Unternehmung darstellen.[62] Ziel der GWA (Gemeinkostenwertanalyse) ist die Optimierung indirekter Bereiche in Unternehmungen durch die Eliminierung nicht notwendiger Leistungen und die kostengünstige Erstellung erhaltenswerter Leistungen. Insbesondere im medizinischen Sachbedarf bietet sich diese Vorgehensweise an, um die Kosten zu senken und die nicht notwendigen Leistungen zu identifizieren, zu reduzieren oder zu eliminieren. Der Grundgedanke ist von der Wertanalyse übernommen, die über eine Kosten-Nutzen-Betrachtung nicht wertschöpfende Tätigkeiten herausfinden möchte.[63] Die Vorgehensweise ist in Abb. 11 dargestellt.

---

62 Vgl. *Hardt, R.* (1998), S. 61; *Meyer-Piening, A.* (1994), S. 137; *Burger, A.* (1995), S. 220.
63 *Bogaschewsky, R.* (2002), S. 112 ff.

Vorgehensweise der Gemeinkostenwertanalyse

1. Vorbereitung
    1.1. Festlegung des Projektzieles
    1.2. Festlegung der Projektorganisation
2. Analyse
    2.1. Analyse der Leistungen und Kosten
    2.2. Entwicklung von Maßnahmen der Reorganisation
    2.3. Beurteilung der Maßnahmenvorschläge
    2.4. Entscheidung über Aktionsprogramme
3. Realisation
    3.1. Durchführung von Personalmaßnahmen
    3.2. Durchführung von Sachmaßnahmen
4. Kontrolle und Beurteilung

Abb. 11: Vorgehensweise der Gemeinkostenwertanalyse **105**

3 Implikationen für ein Controlling von Prozessen

Prozessabläufe in Gesundheitseinrichtungen weisen eine hohe Perso- **106** nalpräsenz bei patienten- oder bewohnerorientierten Prozessen auf. Das hat gravierende Wirkungen auf die Lenkung und das Controlling, denn:

Planbarkeit:	Die Planbarkeit ist nicht so differenziert möglich wie eine Fließbandproduktion: Prozesse sind komplex und kontingent
Gestaltungs-fähigkeit:	Personaleinsatz: Das Personal zeichnet sich durch unterschiedliche Fähigkeiten, Willenshaltungen, Leistungsbereitschaft u. s. w. aus, so dass Schwankungen auch abhängig sind von der Tagesform dieser Menschen:[64] Prozesse sind bezogen auf Menschen nur begrenzt standardisierbar.

---

64 Vgl. *Zimber, A.* (2002), S. 359.

Team-orientierung:	Prozesse sind teamorientiert, das Zusammenspiel verschiedenartiger Personen und ihre Prägungen nehmen Einfluss auf den Dienstleistungsprozess: Prozesse können diskontinuierlich verlaufen.
Ergebnis-orientierung:	Das Ergebnis des Dienstleistungsprozesses ist auch immateriell (Outcome) und damit schwer messbar.[65]

107 Das hat Auswirkungen darauf, dass standardisierte Prozesse zwar vorgegeben werden können, ihre Einhaltung aber Schwankungen unterliegen. Diese Schwankungen können kostenrechnerisch nur mit hohem Aufwand abgebildet werden.[66] Eine Prozesskostenrechnung hält damit einer Wirtschaftlichkeitsbetrachtung kaum stand. Es müssen deshalb andere Parameter eingesetzt werden, um eine ökonomische Bewertung vornehmen zu können.

108 Angewandte empirische Untersuchungen haben herausgearbeitet, dass Feed-back-Informationen positive Auswirkungen haben, so dass in einem laufenden Prozess wiederholte Feedback-Schleifen eingebaut werden sollten.[67] Dem steht aber gegenüber, dass die Kosten für ein begleitendes Controlling höher sind als ein ergebnisorientiertes Controlling.[68] Die Ausführungen haben gezeigt, dass es ein eigenständiges Prozesscontrolling in dem Sinn, das explizite Instrumente entworfen werden, die nur eine Anwendung auf Prozesse finden, kaum vorstellbar ist. Vielmehr ist deutlich geworden, dass bestehende Controlling-Tools auf den Prozessgedanken spezifiziert werden müssen, um (Abweichungs-)Analysen, Bewertungen und Handlungsempfehlungen geben zu können.

109 Aussichtsreich scheinen ergebnisorientierte Daten zu sein, das Target Costing und ein Benchmark-Ansatz. Unabhängig vom eingesetzten Instrument sind folgende Abhängigkeiten und Einflussfaktoren zu berücksichtigen:

---

65 *Gerling, P. G.* (2007), S. 201; *Gerling, P. G./Hubig, L./Jonen, A./Lingnau, V.* (2004), S. 452.

66 *Weber, J.* (2005), 12; *Gerling, P. G.* (2007), S. 200; *Gerling, P./Hubig, L./Jonen, A./Lingnau, V.* (2004), S. 457 f. Das belegen ja auch schon die Hawthorne-Effekte (1924 – 1932): Durch die Beteiligung von Forschern an Beleuchtungs-Experimenten, konnte eine Leistungssteigerung nachgewiesen werden, die nicht auf die Helligkeit durch die Beleuchtung zurückging, sondern durch die Anerkennung und Wertschätzung der Mitarbeiter seitens der Forscher; vgl. hierzu *Roethlisberger, F. J./Dickson, W. J.* (1939).

67 *Sprinkle, G.B.* (2003), S. 303; *Eisenführ, W./Weber, M.* (2003), S. 4; *Gerling, P. G.* (2007), S. 143.

68 *Frederickson, J. R./Pfeffer, S. A./Pratt, L.* (1999), S. 162 f.; *Gerling, P. G.* (2007), S. 143.

Präsentation von quantifizierten Daten

Patrick George Gerling weist darauf hin, dass Personen, die Quantifi- **110**
zierungen von Daten, Ereignissen und Vorgängen vortragen, eine
größere Kompetenz entgegengebracht wird, als qualitativen Daten –
auch und insbesondere bezogen auf Daten aus der Kostenrechnung.[69]
Sachlich ausgerichtete Informationen erzielen eine begründete Erklärung, denen man gerne mehr vertraut als „Bauchentscheidungen"
oder spontanen Einfällen. Die Integrität des Controllers und sein se-
riöses Auftreten ist deshalb wesentlich für ihre Anerkennung und einem Erfolg im Prozessgeschehen, wo in der Regel nicht Ökonomen
handeln.

Expertenwissen einsetzen

Die Prozesse selbst werden von Pflege- beziehungsweise Medizin- **111**
Experten durchgeführt; das Controlling sollte ebenfalls von Experten
geführt werden. Wenn Wissensmanagement seine Berechtigung hat,
dann sind Spezialisierungen wichtig. Das führt dazu, dass die entwickelten Sprachen und die damit verbundene Kommunikation nicht
immer untereinander verständlich sind. So können wichtige Teilleistungen erbracht werden, die aber nicht verstanden werden. So müssen
Controller über Fähigkeiten verfügen, ihr spezifisches Wissen Nicht-
Ökonomen vermitteln zu können, damit diese mit den Controllingda-
ten ihre Einstellungen reflektieren und Handlungen anpassen können.
Dabei müssen Nicht-Ökonomen schon ein Grundverständnis von
Ökonomie mitbringen, um einfache Sachverhalte nachvollziehen zu
können.[70] Im Zusammenhang ist zu berücksichtigen, dass sich die
Denk-Schemata, in denen sich medizin-pflegerische Berufe und Ökonomen bewegen auch Denkbarrieren sein können, so dass ein Gedan-
kenaustausch beider unerlässlich ist, um einander verstehen zu können.[71]

Verständliche und einfache Sprache

Da die Prozessexperten vor Ort über keine detaillierten ökonomi- **112**
schen Kenntnisse verfügen, sind die Kommunikations- und Berichts-
wege einfach zu gestalten. Was bedeutet das? Ein kompliziertes

---

69 *Gerling, P. G.* (2007), S. 176; vgl. auch *Kadous, K./Sedor, L. M.* (2004), S. 55 ff.
70 Vgl. hierzu *Gerling, P. G.* (2007), S. 152 f. und die dort angegebene Literatur.
71 *Patrick Georege Gerling* (62) weist auf das schöne folgende Beispiel hin, das
    man nur verstehen kann, wenn man Verständnis für die Sprache einer besonderen
    Sportart hat: „In der 89. Minute hämmerte er das Leder an der schlecht posierten
    Mauer vorbei zum Ausgleich in den oberen rechten Winkel."

Rechnungsverfahren kann so verständlich dargestellt werden, dass es nachvollziehbar ist. Dennoch wird das Verfahren kompliziert bleiben. Wichtig wäre es, ein Rechnungswesen aufzubauen, das in sich nachvollziehbar, nicht hochkomplex und nicht superdetailliert ist. Als Beispiel kann die Innerbetriebliche Leistungsverrechnung von Strom und Wasser dienen: Hier können hochkomplexe Verrechnungsgrößen zum Einsatz kommen, die Station oder die Wohngruppe wird aber kaum dadurch in die Lage versetzt, Strom- oder Wasserkosten zu sparen.[72]

Beeinflussbare, relevante Kosten

113 Theoretisch herausgearbeitet ist, dass Vollkosten zur Kalkulation und Teilkosten zur Lenkung herangezogen werden sollen.[73] Die praktische Anwendung stellt aber die Vollkosten in den Vordergrund.[74] In diesem Zusammenhang ist zu berücksichtigen, dass zuerst-genannten Daten eine hohe Bedeutung beigemessen bekommen und ein Abrücken davon nur schwer von Statten geht. Dieses Phänomen wird als „Verankerung" bezeichnet und verhindert, dass bei der Nennung von Daten die Auswahl nach Alternativen oder weiteren Informationen eingeschränkt wird.[75] Daraus kann man nun ableiten, dass Daten durchaus auch nicht detailliert, wohl aber zuverlässig hergeleitet werden, dann aber mit weiteren Informationen angereichert werden, um Sicherheit über die Daten zu bekommen oder zu vermitteln.[76]

114 Damit bedient sich die Prozessgestaltung allgemeiner Controllingtools, wählt diese aus und wendet sie auf diese spezifischen Besonderheiten an. Besonders geeignet sind hierbei – das hat die Studie gezeigt – das Target costing, das Benchmarking und die Generierung von Kennzahlen speziell auf ergebnisbezogener Basis.

---

72 Vgl. *Gerling, P. G.* (2007), S. 177; vgl. auch *Schäffer, U./Steiners, D.* (2004), S. 379 f.; *Weber, J.* (2008), S. 18; *Zapp, W.* (2008a).

73 Vgl. ebenda.

74 *Gerling, P. G.* (2007), S. 135; *Sprinkle, G. B.* (2003), S. 303. Das Kalkulationshandbuch ist auch nach der Vollkostenmethode angelegt. In empirischen Studien wurde nachgewiesen, dass Vollkosten zur Preisfestsetzung genutzt werden (*Hilton, R. W./Swieringa, R. J./Turner, M. J.* (1988), S. 213). *P. G. Gerling* (135) kritisiert diese Vorgehen, aber bei Preisfestsetzung ist dieses Verhalten natürlich korrekt. Wenn allerdings Entscheidungen getroffen werden sollen, womöglich nicht Unternehmungsweit, sondern Fachabteilungsspezifisch, dann sind Teilkosten unerlässlich. Vgl. zu dieser Problematik ausführlich *Zapp, W.* (2009b).

75 *Tversky, A./Kahnemann, D.* (2000), S. 46 ff.; *Tversky, A./Kahneman, D.* (1974).

76 Vgl. *Gerling, P. G.* (2007), S. 137 f.

Teil D
Management von Prozessen

Prozessmanagement versus Management von Prozessen

Winfried Zapp

Schlagwortübersicht

1 Prozesse haben eine fachliche (**Kernprozesse**) und unterstützende (**Supportprozesse**) Funktion; sie sind aber auch durch die Managementfunktion (**Managementprozesse**) zu kennzeichnen.

Die Lenkung und Gestaltung von Prozessen wird durch diese Managementprozesse durchgeführt und begleitet. Sie sind damit Teil des gesamten Prozesses in einem Krankenhaus.

Wie werden aber diese einzelnen Prozesse initiiert und gemanagt? Bisher bewegten sich die Ausführungen im Inneren des Prozessgeschehens. Nun soll quasi von auf das Krankenhaus geblickt werden, um von außen die Prozessebene zu betrachten und zu gestalten.

2 Der Managementbegriff ist nicht einheitlich, sondern facettenhaft.[1] Je nach Betrachtungsebene lassen sich verschiedene Ansätze und Perspektiven erkennen und benennen. Ausgangspunkt der Analyse kann die Abgrenzung des Managementbegriffs gegenüber der Betriebswirtschaftlehre sein: Erich Gutenberg hat den Betrachtungsgegenstand der Betriebswirtschaftslehre nicht auf die empirische Unternehmung gelegt, sondern den reibungslosen Vollzug der betriebswirtschaftlichen Grundprozesse zur Grundvoraussetzungen erhoben, um betriebswirtschaftliche Analysen durchführen zu können.[2] Die damit verbundene Ausklammerung psychologischer, soziologischer und verhaltensorientierter Aspekte versucht insbesondere die Managementlehre aufzugreifen, in den Fokus zu stellen[3] und damit den Managementansatz interdisziplinär zu verstehen.[4] Darüber hinaus soll ein praxisorientierter Bezug hergestellt werden.[5] Dieser so geartete Ansatz eines managementorientierten Ansatzes ist für die Lenkung

---

1 Vgl. hierzu u. a. *Hopfenbeck, W.* (2002), S. 41 ff.
2 *Gutenberg, E.* (2002): S. 26; vgl. zu dieser Gedankenführung auch *Baecker, D.* (2003): S. 9 ff. und S. 91; vgl. auch *Hühn, M./Kuhlmann, Ch.* (2004): S. 61.
3 Vgl. *Bleicher, K.* (1988): S. 109–131.
4 Vgl. *Staehle, W. H./Sydow, P.* (1993): S. 71 f.
5 Vgl. *Hühn, M./Kuhlmann, Ch.* (2004): S. 71; *Gulick, L.* (1965): S. 7–13; *Drucker, P.* (2007): S. 37.

interdisziplinärer Prozesse hilfreich. Doch wie lassen sich die Managementbegriffe und -ansätze anwenden und systematisieren?

a) Institutionelle Ansätze

Institutionell kann Management als Führung der Unternehmung verstanden werden, also die Unternehmungsführung als institutionelle Spitze der Unternehmung[6]. Werden die unterschiedlichen Managementebenen betrachtet, wird die Unternehmungsführung als Top-Management verstanden, die mittlere Führungsebene wird als **Middle-Management** und die untere Ebene als **Lower Management** verstanden.[7]   **3**

Während das Prozessmanagement im Lower-Management-Sektor und mit dem direkten Kontakt zum Patienten angesiedelt ist, ist das Management von Prozessen durch die Vorgaben der Unternehmungsführung bestimmt. Das Prozessmanagement setzt deshalb in der organisatorischen Ebene deutlich tiefer an und ist als unmittelbares Instrument zu verstehen.   **4**

Die Rahmenbedingungen müssen allerdings stimmen, so können Prozesse zum Beispiel als Behandlungspfade nicht optimal implementiert werden, wenn der Prozessgedanke in de Unternehmungsführung blockiert wird.

b) Funktionale Ansätze

Hier stehen Aufgaben des Managements im Vordergrund in Abgrenzung zu den Personen, die diese Aufgaben erledigen. Sowohl bei den Aufgaben als auch bei den Personen stehen die Tätigkeiten im Fokus.   **5**

Um die **Aufgaben** zu beschreiben gibt es das berühmte POSDCoRB-Akronym, das auf *Luther Gulick* und *Henri Fayol* zurückgeht.[8] Hier werden die wesentlichen Aufgaben des Managements aufgelistet: Die **Planung** ist auf die Zukunft und die zu ereichenden Vorgaben ausgerichtet. Die **Organisation** umfasst die Strukturierung, die Personalbesetzung (**Staffing**) stellt die Ausstattung mit dem entsprechend qualifizierten Personal auf. Die Führung als **Directing** bestimmt die unternehmerische Vorgehensweise. Die Abstimmung (**Coordination**) führt die einzelnen Aktivitäten und Regelungen zielorientiert zusammen. Das Berichtswesen informiert als **Reporting** über den Sach-   **6**

---

6   Vgl. *Staehle, W./Conrad, P./Sydow, P.* (1999): S. 71 f.; vgl. auch *Steinmann, H./Schreyögg, G.* (1992); *Staehle, W.* (1992).
7   Vgl. *Hungenberg, H./Wulf, T.* (2007): S. 23.
8   Vgl. *Gulick, L.* (1965): S. 7–13; Vgl. hierzu auch *Fayol, H.* (1929).

stand der Informationen. Die **Budgetierung** umfasst den finanziellen Sektor der Unternehmung. Diese sieben Funktionen werden bei *Koontz* und *OḊonnel* auf fünf reduziert: Hier werden Staffing (Personalbesetzung), die Planung, Organisation, Anweisung (Führung) und Kontrolle als selbstständige Aufgaben benannt.[9]

7   Den **PDCA Zyklus** kann man als weitere Verkürzung dieses Vorgehens ansehen: Pan – Do – Check – Act.[10] Durch die Aufzählung dieser einzelnen Tätigkeiten, Aufgaben oder Funktionen wird der Kreis der Aktivitäten beschrieben, die wichtig sind um Management umzusetzen und zu strukturieren. Dabei darf aber das Ziel von Managemententscheidungen nicht aus den Augen verloren werden. Die Einzelaktivitäten tragen dazu bei, dass dieses Ziel erreicht werden kann.

8   Der personenorientierte Ansatz innerhalb des funktionalen Ansatzes beschreibt die **Managementpersonen**: Bezogen auf die Manager, die agieren und die Personen, die die managementorientierten Aktivitäten durchführen. Im Vordergrund der Führungsmanager stehen Authentizität, Identität, Verbindlichkeit[11], aber auch die Delegation von Aufgaben und Heranführung von Verantwortung; vor allem ist aber auch auf den Vorbildcharakter und die Motivation von Führungskräften hinzuweisen.[12] Kommunikation und Reporting spielen hier eine wichtige Rolle.

9   Das Prozessmanagement vernachlässigt diesen Teil der Personenorientierung. Hier werden eher Abläufe festgelegt, unter Beachtung von Freiräumen; wie beim Clinical pathway oder den Behandlungsabläufen.[13] Eine sachliche Orientierung steht im Vordergrund, die durch Freiräume von Experten als Ausnahmeregelungen berücksichtigt werden können. So steht in diesem Fall der Experte im Vordergrund.[14]

10 Im Prozessmanagement ist auch der Gedanke des **Case-Managements** angesiedelt,[15] wobei die Betreuung des Patienten – wenn möglich aus einer Hand im Prozessgeschehen in besonderer Weise berücksichtigt wird. Damit ist wieder die Aufgabenerfüllung vor Ort in

---

9   Vgl. *Koontz, H./O'Donnell, C.* (1964): S. 433 ff.
10 Vgl. *Deming, W. E.* (1982): S. 88.
11 Zu dieser Problematik siehe grundlegend: *Kneupp, H. et al.* (2002). Vgl. auch den Sammelband von *Heiner, K./Höfer, R.* (1997).
12 Vgl. *Baumgartner, P./Hornbostel, R.* (2007).
13 Vgl. auch *Zapp, W./Oswald, J.* (2009a): S. 220 ff.
14 Vgl. die Ausführungen zu der Expertenorganisation den Sammelband von *Eichhorn, S./Schmidt-Rettig, B.* (2001).
15 Deutsches Institut für angewandte Pflegeforschung e. V. (2008): S. 112.

den Fokus gestellt unter dem besonderen Aspekt der zu behandelnden Patienten oder zu betreuenden Bewohner. Insgesamt können diese Ansätze als tätigkeitsorientiert betrachtet werden. Der Weg steht im Mittelpunkt nicht das Ergebnis.

c) Instrumentale Ansätze

Das Management wird auch als Instrument eingesetzt. Dabei lassen **11** sich eine **regelungsorientierte** und eine **verhaltensorientierte** Auffassung unterscheiden, wobei die Übergänge fließend sein können. Im Zentrum der Überlegungen stehen hier die Ergebnisse.

Das regelungsorientierte Management strukturiert die Gegebenheiten **12** und überführt sie in Koordination und Integration als Varianten der Organisation oder in Dispositionen, die zu einzelfallspezifisch und kasuistischen Regelungen führen und in Improvisationen von nicht deterministischen Sachverhalten. Eine organisatorische Strukturierung erfolgt dann, wenn Handlungen **multipersonal** und **arbeitsteilig** erbracht werden und wenn die Sachverhalte vor allem **deterministisch** (aber auch probabilistisch) und bedeutungsvoll in zeitlicher und nach ihren Wirkungen hin sind; organisatorische Regelungen führen zu generalisierten Strukturierungen und Regelungen, die kommuniziert werden müssen.[16]

Entscheidungen um reibungslose, konfliktfreie Abläufe und deren **13** Kommunikation stehen im Vordergrund. Das Top-Management setzt hohe Ansprüche daran, das Treffen von unternehmerischen Fehlentscheidungen zu reduzieren und gleichzeitig eine rationale Handhabung von Konflikten zu garantieren.[17] Dazu bedient es sich:
- der **organisatorischen Strukturierung**, um die Entscheidungen zu kanalisieren und nachvollziehbar zu gestalten.
- Die **Gremienbildung** wird als Regularie installiert, um Letzt-Verantwortung für wesentliche unternehmerische Entscheidungen auf mehrere Personen zu verteilen. Unabhängig davon kann ein Allein-Geschäftsführer eingesetzt werden oder ein Vorstandsvorsitzender als Primus inter pares agieren.
- Die **Kommunikation** über dieses Verfahren ist wesentlich, um Ziele, Handlungen und Aktivitäten voranzuleiten und durchzusetzen.[18]

---

16 Vgl. *Zapp, W.* (2008a): S. 256 f. und die dort angegebene Literatur.
17 Vgl. hierzu *Streim, H.* (1988).
18 *Baecker, D.* (2003): S. 134 ff.

14   Gleichzeitig beeinflussen und führen diese Strukturen zur Herrschaftssicherung und Legitimation des Top-Managements.[19] Die von *Anthony Giddens* immer wieder beschriebene **Dualität von Struktur und Handeln** führt dazu, dass auch von dem Lower Management und deren Handlungen die Strukturen beeinflusst werden: *Anthony Giddens* sieht Struktur und Handlung als zwei Seiten einer Medaille, die sich gegenseitig beeinflussen, aber auch in ihren Wechselbeziehung aufgehoben werden können – Struktur begrenzt nicht nur die Handlungen, sondern ermöglicht diese und Handlungen beeinflussen die Struktur.[20] Ein Top-Management, das diese Zusammenhänge vernachlässigt, blendet die verhaltenorientierte Perspektive aus.

15   Gerade am oben ausgeführten Beispiel der **Herrschaftssicherung** und **Legitimationsbeispiel** wird deutlich, das neben einer sachlichen, rationalen Ausrichtung auch eine verhaltensorientierte Komponente zu berücksichtigen ist.

16   Das Top-Management hat ein Interesse daran, dass
- klar umrissene Verantwortlichkeiten bestehen,
- bei Entscheidungen Handlungsspielräume bestehen,
- bei Handlungen selbst Freiräume gelassen werden und keine Überregulierungen stattfinden,
- das Lower Management Einfluss nehmen kann und in
- Entscheidungen des Top-Managements eingebunden ist – in welcher Form auch immer.[21]

17   Und die Geschäftsführung ist gut beraten auf die **Individualität** der Personen einzugehen: Während manche Mitarbeiter Herausforderungen benötigen, benötigen andere ein klar strukturiertes Umfeld, um „Höchst-Leistungen" zu erbringen.[22]

18   Das Prozessmanagement ist sehr nah dran an den unmittelbaren Handlungen, so dass nicht nur die sozio-emotionalen Aspekte der Handelnden zu berücksichtigen sind, sondern auch der Patient, Bewohner oder Klient in seiner Individualität, mit seiner Krankheit, seinen Beschwerden in seinem jeweiligen spezifischen Umfeld.

---

19   Vgl. hierzu *Staehle, W.* (1999): S. 67.
20   Vgl. hierzu *Giddens, A.* (1988): S. 77. *Giddens, A.* (1976); *Giddens, A.* (1999a) und *Giddens, A.* (1999b).
21   *Göpfert, I.* (1993): S. 599 ff.; siehe auch *Horvath, P.* (2009): S. 238; *Küpper, H.-U.* (2008): S. 316; vgl. *Wottawa, H./Gluminski, I.* (1995): S. 194, vgl. *Stoll, S.* (1997): S. 126.
22   Vgl. *Bleicher, K.* (1988): S. 109 ff.

d) Organisatorischer Rahmen: Management-Modelle

Die unterschiedlichen **Management by Konzeptionen** stellen solche **19** Modelle dar, die hier als **Management-Führungsmodelle** gekennzeichnet werden sollen. Sie stellen bestimmte Aspekte in den Vordergrund wie Ziele (**Management bei Objectives**)[23], Partizipation (**Management by Participation**), Ausnahmeregelungen (**Management by Exception**), u.ä.[24] Diese Modelle stellen einzelne Bereiche in den Vordergrund und vernachlässigen die Gesamtkonzeption mit den diversen Hintergründen. Insoweit erheben sie zwar einen gesamtsystemischen Anspruch, da sie aber bestimmte Komplexitäten enorm reduzieren und ausblenden, können sie eher als teilsystemische oder spezifische Ansätze bezeichnet werden.

Das in dieser Arbeit bereits dargestellte St. Gallener Management **20** Modell ist den systemtheoretischen Anätzen zuzuordnen und weniger den verhaltensorientierten Ansätzen.[25] Gestaltungsziel und Lenkungswille sind hier zur Grundlage des Modells erhoben worden. Mit diesem Modell-Ansatz können die unterschiedlichen Denk-Richtungen integriert werden und sowohl verhaltenswissenschaftliche Orientierung und Anwendung als auch betriebswirtschaftliche Perspektiven nebeneinander berücksichtigt werden.

Dieses Modell eignet sich auch als Grundlage für ein Prozessmanage- **21** ment. Dabei ist die Vorgehensweise des Prozessmanagements in das übergeordnete St. Gallener Management Modell integriert. Auf der Grundlage des St. Gallener Modells kann die Umsetzung der Prozesse auch vor Ort gelingen, weil wesentliche Aspekte der theoretisch fundierten Betriebswirtschaftslehre und des anwendungsorientierten Managements berücksichtigt, beachtet und in die Überlegungen mit einbezogen werden können.

---

23 Vgl. u. a.: *Drucker, P. F.* (1998); *Jetter, F./Skrotzki, R.* (2000).
24 Vgl. zu den Managementmodellen grundsätzlich: *Witte, H.* (2007); *Staehle, W. H.* (1999); *Schierenbeck, H./Wöhle, C. B.* (2008).
25 Siehe Beitrag Konzeptionelle Fundierung, Gliederungspunkt 2. Gestaltungskonzeption (St. Galler Modell).

22 *Tab. 1: Anwendungsorientierte Ansätze*

Ansätze	Differenzierungen	Unterteilungen
Institutionelle	Unternehmungsspitze:	Unternehmungsführung
	Gesamtunternehmung:	Top-, Middle-, Lower- Management
Funktionale	Aufgabenorientiert:	Posdcorb – P,O,S, D,C
	Personenorientiert:	Manager
Instrumentale	Regelungsorientiert	Organisation, Improvisation, Disposition
	Verhaltenorientiert	Sozio-emotional
Organisatorischer Rahmen	Management by	MbO, MbE usw.
	Systemtheoretischer Ansatz	St. Gallener Management-Modell

Gestaltungsziel und Lenkungswille als Grundlagen des Managements

Winfried Zapp

Schlagwortübersicht

1 Allgemein kann **Management** als Problemlösung und Entscheidungsfindung in Institutionen beschrieben werden, wobei die Problembereiche, die Sachverhalte und die Entscheidungszeitpunkte zum Großteil nicht vorhersagbar sind und aus selbstregulierenden und organisierenden Prozessen resultieren.[1]

2 Daher sind die zu bewältigenden Probleme nicht durch wenige standardisierte Vorgehensweisen zu lösen. Manager sollen vielmehr das System Unternehmung – als Synonym für Krankenhaus, Gesundheitszentrum oder Altenheim und ähnliches – im Sinne der organischen Entwicklung lenken, so dass durch Ausnutzung der Eigendynamik des Systems, in Abstimmung mit seinen Zielvorstellungen und durch unternehmerische Entscheidungen konforme Problemlösungen erreicht werden.[2]

3 Deshalb ist eine handlungsorientierte Konzeption anzustreben, die die Vernetztheit der Probleme und die vielfältigen Beziehungen in der Unternehmung mit einbezieht.[3] Dafür bedarf es folgender Voraussetzungen:[4]

(1) Denken in Strukturen und Prozessen!

4 Das Verhalten eines Systems wird durch die **Struktur** begrenzt. Das Handeln der Mitarbeiter wird durch eigene Normen und Werte, durch ethische und moralische Grundmuster, durch das Wertesystem der Unternehmung und durch die Moral der gesellschaftlichen Entwicklung beeinflusst.

5 Zielorientierte Prozessvorgänge sollen im Vordergrund stehen, anstatt die Beachtung statischer Zustände – aber ohne die Strukturfragen zu vernachlässigen.

6 Damit ist die Unternehmung als etwas Veränderndes und nie Vollendetes zu begreifen.[5] Sowohl Strukturen als auch Prozesse ändern sich im Zeitablauf und durch andere situative Gegebenheiten.

---

1 Vgl. *Staehle, W. H.* (1994), S. 78 f.
2 Vgl. *Gomez, P.* (1981), S. 171.
3 Vgl. *Bleicher, K.* (2004), S. 45 f.
4 Vgl. ebenda, S. 47 f.
5 Vgl. ebenda, S. 48.

(2) **Zielorientierte Gestaltung von Potentialen** und **Beziehungen**

Ziele haben bei der organisatorischen Gestaltung eine tragende Be-   **7**
deutung. Daher sollen sie nicht nachträglich als Rechtfertigung für
bereits begonnene Maßnahmen dienen. Vielmehr sind sie bereits vor
der Lösungssuche zu formulieren, mit der entsprechenden Akzeptanz
aller Beteiligten. Ohne eine Festlegung von Zielen wird ein organisatorischer Gestaltungsprozess beeinträchtigt. Ziele haben hierbei verschiedene Funktionen:
- Orientierung bei der Erarbeitung von Problemlösungen
- Eindeutige Entscheidungshilfe bei der Lösungsauswahl
- Motivation der Beteiligten
- Grundlage der Koordination der einzelnen Aktivitäten
- Soll-Vorgabe für die Kontrolle der Ergebnisse
- Information für die Beteiligten.[6]

Im Rahmen der Prozessgestaltung und -lenkung geht man bei der   **8**
Zielformulierung (Zielsetzung) von einem zu erreichenden Idealzu-
stand aus, der so nicht erreicht werden kann, der aber anzustreben ist,
um die nötige Anpassung auf sich ändernde Rahmenbedingungen in
Form eines Regelkreises zu gewährleisten. Darüber hinaus sollen die
Mitarbeiter motiviert werden, sich für die Erreichung dieser Ziele ein-
zusetzen.

Die gegenwärtige Struktur der Organisation ist nach diesen Zielvor-   **9**
gaben zu hinterfragen.

Eine zielorientierte Gestaltung führt zu einem Beziehungsgeflecht   **10**
von Entscheidungen, Tätigkeiten, Ereignissen und zeitlichen Abläufen. Dieses Beziehungsgeflecht ist so zu gestalten, dass Ungleichge-
wichte erkannt, bearbeitet, analysiert und problemorientiert angegan-
gen werden können. Diese **Gestaltung** kann nicht eindimensional mit
einem methodischen Ansatz erfolgen, sondern bedarf einer situations-
bezogenen Analyse unter Einsatz einer Vielfalt unterschiedlicher,
sich ergänzender Methoden.

Diese Methodenvielfalt findet ihren Niederschlag in den diversen   **11**
Werkzeugen oder Tools im Controllingkoffer. Gestaltung wird nicht
erreicht durch die Werkzeuge selber, sondern durch sinn- und zielori-
entierten Einsatz dieser Werkzeuge. Gestaltung läuft nicht nur rein ra-
tional ab, sondern wird auch durch die Wahrnehmungsfähigkeit[7] und
die Erfahrung der Manager gesteuert.

---

6   Vgl. *Schulte-Zurhausen, M.* (2005), S. 352 f.
7   Vgl. *Bleicher, K./Meyer, E.* (1976), S. 19.

12 Dieser Gestaltungsprozess ist ein Denken mit Verknüpfungen von Zwischenpunkten und einem Feedback, denn ein Endpunkt ist zugleich ein neuer Ausgangspunkt.[8] Die Gestaltung ist dem taktischen Bereich zu zuordnen und erfasst einen Zeitraum von einem bis zu ca. drei Jahren.

(3) Lenkung von Tätigkeiten

13 Das Denken in **Strukturen** und **Prozessen** und die zielorientierte Gestaltung von Tätigkeiten allein bewegen weder Menschen, Aufgaben oder Maschinen. Aus dem Denken und aus der Gestaltung heraus sind vielmehr Tätigkeiten[9] abzuleiten, die einer **Lenkung** im Unternehmungsalltag bedürfen. Die Lenkung umfasst:[10]

14 Die **Steuerung** beinhaltet im Modell des kybernetischen Regelkreises ein zukunftsorientiertes Konzept, das die Planung des Leistungsprozesses bis hin zur Planung des Ergebnisses umfasst und dabei möglicherweise auftretende Störfaktoren in der Prognose berücksichtigt.

15 Die **Regelung** im Sinne dieses Modells ist ein vergangenheitsorientiertes Konzept, bei dem das erreichte Ergebnis mit dem geplanten Ergebnis verglichen wird und aufgrund festgestellter Abweichungen Korrekturen für die weiteren Perioden vorgenommen werden.

16 Schließlich ist es möglich, die **Anpassung** durch das System dezentral über Teams zu erreichen. Innerhalb der Unternehmung werden **Subsysteme** gebildet (Bereiche, Klinikbereiche, usw.), die sich selbstregulierend lenken, indem der **Willensbildungsprozess**– von der Willensbildung bis zur Willenssicherung – in ihrem Subsystem abläuft.[11]

17 Die Lenkung ist dem operativen Bereich zu zuordnen und umfasst ein Zeitraum von bis einem Jahr.

---

8   Vgl. *Bleicher, K.* (2004), S. 48.
9   Siehe weiter oben die Ausführungen zum Begriff „Tätigkeit" Beitrag Prozesse in Dienstleistungsunternehmungen der Gesundheitswirtschaft, Gliederpunkt 1.1.
10 Vgl. *Schmidt, R.* (1995), S. 50 ff. und *Flechtner, H.-J.* (1966).
11 Vgl. *Flechtner, H.-J.* (1966), S. 24 ff.

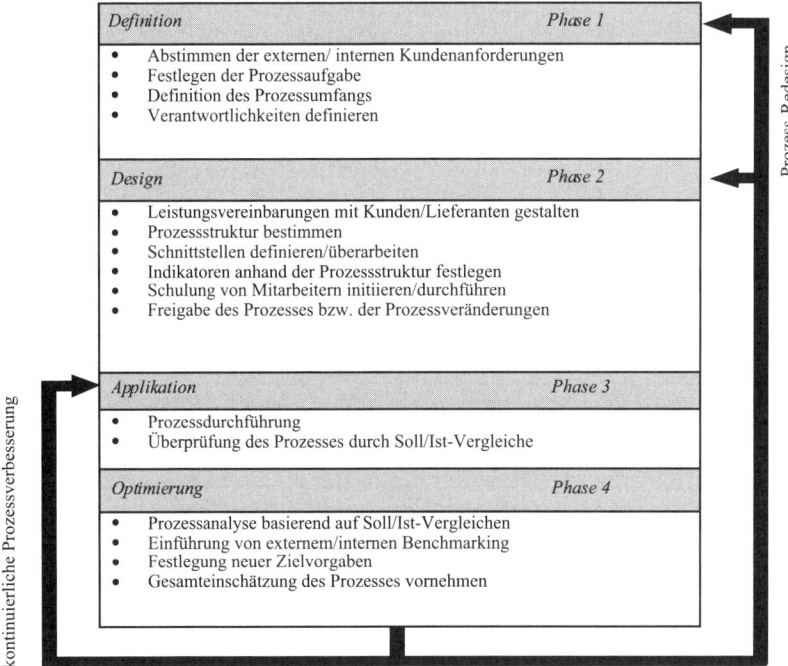

Abb. 1: Vier-Phasenkonzept **18**

Quelle: In Anlehnung an *Scholz, R./Vrohlings, A.* (1994), S. 117.

(4) Kontinuierlicher Gestaltungs- und Lenkungsprozess

- Das Denken in Strukturen und Prozessen, **19**
- die zielorientierte Gestaltung und
- die Lenkung von Tätigkeiten

vollziehen sich in einem kontinuierlichen, immer wiederkehrenden Beziehungsgeflecht.

Damit ist das Management in folgenden Gesamtzusammenhang ein- **20** gebunden:

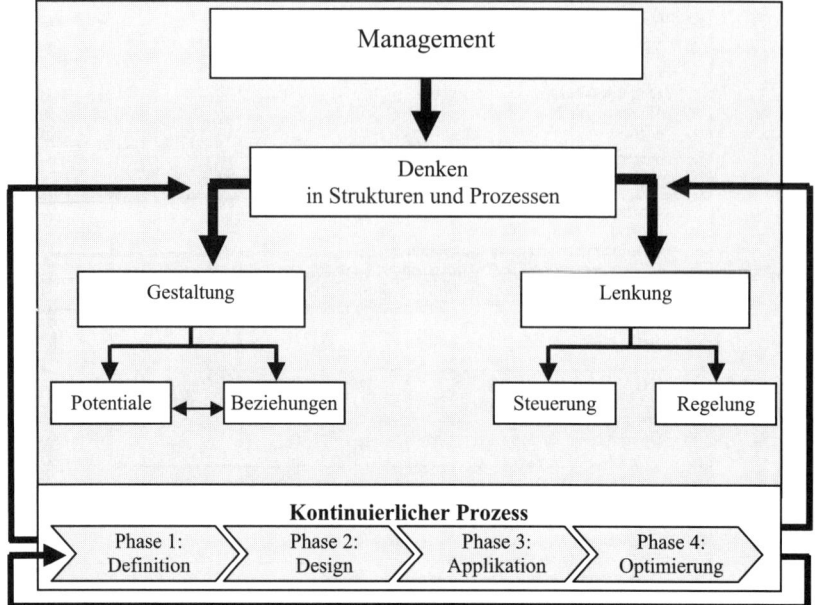

21 *Abb. 2: Management als Gestaltungs- und Zielfunktion*

22 Weitere Untersuchungen, die sich zum Ziel gesetzt haben, die Gestaltung und Lenkung von Prozessen und den daraus abzuleitenden Strukturen abzubilden, sind an diesen Grundvoraussetzungen zu orientieren. Sie stellen ein Grundschema dar, das genügend Flexibilität zur Anpassung vorgefundener Besonderheiten lassen.

Literaturverzeichnis

Ackermann, A. (2005): Empirische Untersuchungen in der stationären Altenhilfe, Relevanz und methodische Besonderheiten der gerontologischen Interventionsforschung mit Pflegeheimbewohnern, Lit-Verlag, Münster 2005.

Adam, D. (1996): Krankenhausmanagement, Schriften zur Unternehmensführung, Gabler, Wiesbaden, 1996.

Adam, D./Gorschlüter, P. (1999): Qualitätsmanagement im Krankenhaus, in: ZfB, Zeitung für Betriebswirtschaft: Krankenhausmanagement; Ergänzungsheft 5/99, Wiesbaden 1999.

Arthur D. Little (1991): Management der Hochleistungsorganisation. 2. Aufl., Gabler, Wiesbaden 1991.

Badura, B./Feuerstein, G. (1994): Systemgestaltung im Gesundheitswesen, zur Versorgungskrise der hochtechnisierten Medizin und den Möglichkeiten ihrer Bewältigung, Juventa, Weinheim 1994.

Baecker, D. (2003a): Einleitung, in: Baecker, D. (Hrsg.): Organisation und Management, Suhrkamp, Frankfurt am Main 2003, S. 9–17.

Baeker, D. (2003b): Die andere Seite des Wissensmanagements, in: Baeker, D. (Hrsg.): Organisation und Management, Suhrkamp, Frankfurt am Main 2003, S. 89–100.

Banse, G./Bechmann, G. (1998): Interdisziplinäre Risikoforschung, eine Bibliographie, Westdt. Verlag, Opladen et al. 1998.

Baraldi, C./Corsi, G./Esposito, E. (1999): GLU, Glossar zu Niklas Luhmanns Theorie sozialer Systeme, Suhrkamp, Frankfurt am Main 1999.

Bauer, U. (2000): Controlling in der Virtuellen Unternehmung 2010, Ergebnis einer Delphi-Studie, in: Controller Magazin, Heft 3, 2000, S. 219–224.

Baum, G./Tuschen, K.-H. (2000): AR-DRG – Die Chancen nutzen, Überlegungen zu den ordnungspolitischen Rahmenbedingungen, in: f&w führen und wirtschaften im Krankenhaus, Heft 5/2000, S. 449–460.

Baumgartner, P. P./Hornbostel, R. (2007): Manager müssen Mut machen – Mythos Shackleton. Böhlau-Verlag, Wien/Köln/Weimar 2007.

Becker, J./Kugeler, M./Rosemann, M. (Hrsg.) (2005): Prozessmanagement. Ein Leitfaden zur prozessorientierten Organisationsgestaltung, 5. Aufl., Springer Verlag, Berlin/Heidelberg 2005.

Becker, J./Meise, V. (2005): Strategie und Ordnungsrahmen, in: Becker, J./Kugeler, M./Rosemann, M. (Hrsg.): Prozessmanagement. Ein Leitfaden zur prozessorientierten Organisationsgestaltung, 5. Aufl., Springer Verlag, Berlin/Heidelberg 2005, S. 105–154.

Beer, S. (1967): Kybernetik und Management, 3. Aufl., Fischer Verlag, Frankfurt 1967.

Beer, S. (1962): Kybernetik und Management, deutsch vor Ilse Grubrich, Fischer Verlag, Frankfurt 1962.

Berekoven, L. (1983): Der Dienstleistungsmarkt in der BRD, Band 1 und 2, Vandenhoeck & Ruprecht, Göttingen 1983.

Bertalanffy, L. von (1951): General Systems Theory. A new approach to unity of science, in: Winson, Ch. u. a. (Hrsg.): Human Biology, Vol. 23, Baltimore/Maryland 1951, S. 306–361.

Biehal, F. (1994): Lean Service, Dienstleistungsmanagement der Zukunft für Unternehmen und Non-Profit-Unternehmen, 2. Aufl., Haupt, Bern 1994.

Binner, H. F. (2008): Handbuch der prozessorientierten Arbeitsorganisation. Methoden und Werkzeuge zur Umsetzung, 3. Aufl., Hanser, Darmstadt 2008.

Birkner, H./Kothe-Zimmermann, H. (2000): Die modifizierte Prozesskostenrechnung, Basis für Qualität und Wirtschaftlichkeit, in: f&w führen und wirtschaften im Krankenhaus, 17. Jg., Nr. 2, 2000, S. 185–188.

Bleicher, K. (2004): Das Konzept integriertes Management, 7. überarb u. erw. Aufl., Campus-Verl., Frankfurt am Main 2004.

Bleicher, K. (1991): Organisation, Strategien – Strukturen – Kulturen, 2. vollst. neu bearb. u. erw. Aufl., Gabler, Wiesbaden 1991.

Bleicher, K. (1988): Bebtriebswirtschaftslehre, Disziplinäre Lehre vom Wirtschaften in und zwischen Betrieben oder interdisziplinäre Wissenschaft vom Management?, in: Wunderer, R. (Hrsg.): Betriebswirtschaftslehre als Management und Führungslehre, 2. Aufl., Schäffer-Poeschel, Stuttgart 1988, S. 109–131.

Bleicher, K. (1981): Organisation, Formen und Modelle, Band 1., Gabler, Wiesbaden 1981.

Bleicher, K. (1979): Unternehmensentwicklung und organisatorische Gestaltung, Fischer-Verlag, Stuttgart 1979.

Bleicher, K. (1972): Die Organisation der Unternehmung in systemtheoretischer Sicht, in: Bleicher, K. (Hrsg.): Organisation als System, Gabler, Wiesbaden 1972, S. 172–187.

Bleicher, K./Meyer, E. (1976): Führung in der Unternehmung, Formen und Modelle, Rowohlt Verlag, Hamburg 1976.

Blum, U. et al. (1999): Grundlagen der Volkswirtschaftslehre, Springer, Berlin 1999.

Bogaschewsky, R./Rollberg, R. (2002): Prozessorientiertes Management, Berlin 2002.

Böing, W. (1990): Interne Budgetierung im Krankenhaus, 22. Wirtschaftswissenschaftliche Beiträge, Heidelberg 1990.

Bono, M. L. (2006): NPO-Controlling: professionelle Steuerung sozialer Dienstleistungen, Schäffer-Poeschel, Stuttgart 2006.

Bower, J. L. (1970): Managing the Resource Allocation Process. Boston, Mass.: Harvard Business School Press 1970.

Braun, H. (1984): Risikomanagement, eine spezifische Controllingaufgabe, Toeche-Mittler, Darmstadt 1984.

Brede, H. (1998): Prozessorientiertes Controlling, Ansatz zu einem neuen Controllingverständnis im Rahmen wandelbarer Prozessstrukturen, Vahlen, München, 1998.

Breinlinger OʼReilly, J. (1997): Das Krankenhaus-Handbuch, Wegweiser für die tägliche Praxis, Luchterhand, Neuwied 1997.

Brockhoff, K./Hauschildt, J. (1993): Schnittstellen-Management, Koordination ohne Hierarchie, in: zfo, Zeitschrift Führung und Organisation, 62. Jahrgang, Heft 6/1993, S. 398–403.

Büchi, R./Chrobok, R. (1997): Organisations- und Planungstechniken im Unternehmen, Schäffer-Poeschel, Stuttgart 1997.

Bundesärztekammer, Kassenärztliche Bundesvereinigung 1997, in: Zeitschrift für ärztliche Fortbildung und Qualitätssicherung, 1/2001, Leitlinien Manual, online im Internet unter: www.bmg.bund.de, Recherchedatum [08.09.2009].

Burger, A. (1999): Kostenmanagement, 3. völlig neu bearb. Aufl., Oldenbourg, Wien 1999.

Burger, A./Buchhart, A. (2002): Risiko-Controlling, Oldenbourg, Wien 2002.

Busse R./Riesberg A. (2005): Gesundheitssysteme im Wandel, Deutschland. Kopenhagen, WHO Regionalbüro für Europa im Auftrag des Europäischen Observatoriums für Gesundheitssysteme und Gesundheitspolitik, online im Internet unter: www.euro.who.int/document/E85472G.pdf, Recherchedatum [06.09.2009].

Christmann, J./Mattes, P./Schopf, M. (1990): Lernbuch Volkswirtschaft, 5. Auflage, Winklers Verlag, Darmstadt 1990.

Coenenberg, A. G. (1997): Kostenrechnung und Kostenanalyse. 4. überarb. u. erw. Aufl., Verl. Moderne Industrie, Landsberg/Lech 1997.

Coenenberg, A. G. (1992): Kostenrechnung und Kostenanalyse, Verl. Moderne Industrie, Landsberg/Lech, 1992.

Corsten, H. (2001): Dienstleistungsmanagement, 4. überarbeitete und erweiterte Auflage, Oldenbourg, München 2001.

Corsten, H. (1985): Die Produktion von Dienstleistungen, Erich Schmidt Verlag, Berlin 1985.

Da-Cruz, P./Nagels, K./Thiess, M. (1999): Der Balanced Scorecards-Ansatz, in: f&w führen und wirtschaften im Krankenhaus, 3/99, S. 254–256.

Davenport, T. H. (1993): Process Innovation, Reengineering Work through Information Technology, Boston 1993.

Delbanco, Th. L./Gerteis, M./Edgman-Levitan, S./Walker, J. D. (1995): Measuring and Improving Quality of Care by Collecting Patients' Reports, in: Selbmann, H.-K. (Hrsg.): Evaluation qualitätssichernder Maßnahmen in der Medizin, Reihe: Beiträge zur Gesundheitsökonomie, Gerlingen 1995.

Dellmann, K./Pedell, L. (1994): Controlling von Produktivität und Ergebnis, Schäffer-Poeschel, Stuttgart 1994.

Deming, W. E. (1982): Out of the Crisis. Massachusetts Institute of Technology, Cambridge 1982.

Deutsche Krankenhausgesellschaft (2006): Zahlen, Daten, Fakten 2006. Berlin 2006.

Deutsches Institut für angewandte Pflegeforschung e. V. (Hrsg.) (2008): Überleitung und CaseManagement in der Pflege, Schlütersche Verlag. 2008.

Deutsches Institut für Normung e. V. (1997): Einführung in die DIN-Normen, 12. neubearb. und erw. Aufl., Teubner (u.a), Stuttgart 1997.

Deutsches Netzwerk für Qualitätssicherung in der Pflege, online im Internet unter: www.dnqp.de, Recherchedatum [07.08.09].

Donabedian, A. (1966): Evaluating the Quality of Medical Care, Milbank Memorial Fund Quarterly 44, 1966.

Dörries, A. (1999): Patienten oder Kunden? Loccumer Protokolle, 53/98, 1. Auflage, Evangelische Akad. Loccum, Rinteln 1999.

Drucker, P. F. (2007): Management -Tasks, Responsibilities. Practices. Transaction Publishers U.S. 2007.

Drucker, P. F. (2000): Die Praxis des Managements. Econ Verlag, Düsseldorf 1998.

Dubois, R. W. et al. (1987): Hospital inpatient mortality, Is it a predictor of quality?, in: New England Journal of Medicine 317, 1987, S. 1674–1680.

Dubs, R. (1998): Volkswirtschaftslehre, Eine Wirtschaftsbürgerkunde für höhere Schulen, Haupt, Bern 1998.

Eichhorn, S. (2008a): Das Konzept eines integrierten Krankenhausmanagements: Von der Krankenhausbetriebslehre zur Krankenhaus-Managementlehre, in: Schmidt-Rettig, B./Eichhorn, S. (Hrsg.): Krankenhaus-Managementlehre, Kohlhammer, Stuttgart 2008, S. 105–124.

Eichhorn, S. (2008b): Grundlagen der Krankenhaus-Managementlehre, in: Schmidt-Rettig, B./Eichhorn, S. (Hrsg.): Krankenhaus-Managementlehre, Kohlhammer, Stuttgart 2008, S. 125–180.

227

Eichhorn, S. (1997): Integratives Qualitätsmanagement im Krankenhaus, Konzeption und Methoden eines qualitäts- und kostenintegrierten Krankenhausmanagements, Kohlhammer, Stuttgart 1997.

Eichhorn, S. (1996): Erfolgreiches Management braucht ein prozessorientiertes Controlling, in: KU Krankenhaus-Umschau, Heft 3, 1996, S. 174–182.

Eichhorn, S. (1987): Krankenhausbetriebslehre, Theorie und Praxis der Krankenhausleistungsrechnung, Band III, Kohlhammer, Köln et. al 1987.

Eichhorn, S. (1976): Krankenhausbetriebslehre, Theorie und Praxis des Krankenhausbetriebes, Band II, 3. Aufl., Kohlhammer, Köln et. al 1976.

Eichhorn, S. (1975): Krankenhausbetriebslehre, Theorie und Praxis des Krankenhausbetriebes, Band I, 3. überarb. und erw. Aufl., Kohlhammer, Köln et. al 1975.

Eichhorn, S./Schmidt-Rettig, B. (1995): Mitarbeitermotivation im Krankenhaus, Schriftenreihe der Robert-Bosch-Stiftung, Gerlingen 1995.

Eisenführ, F./Weber, M. (2003): Rationales Entscheiden, 4. Aufl., Berlin et al. 2003.

Elbert, R. (2005): Sprache der Wertsteigerung zur wertbewussten Unternehmensführung, Gabler, Wiesbaden 2005.

Engelhardt, W. H./Kleinaltenkamp, M./Reckenfelderbäumer, M. (1992): Dienstleistungen als Absatzobjekt, Arbeitsbericht Nr. 52 des Instituts für Unternehmensführung und Unternehmensforschung an der Ruhr-Universität Bochum, Bochum 1992.

Eschenbach, R./Haddad, T. (Hrsg.) (1999): Die Balanced Scorecard, Führungsinstrument im Handel, Service-Fachverlag, Wien 1999.

Fayol, H. (1929): Allgemeine und industrielle Verwaltung (aus d. Franz. Übersetzt von Karl Reineke. Hrsg. Vom Internationalen Rationalisierungs-Institut), München, 1929.

Feinen, R. (1999): Patientenbezogene Organisation von Behandlungsprozessen, in: Eichhorn, S./Schmidt-Rettig, B. (Hrsg.): Profitcenter und Prozessorientierung, Kohlhammer, Stuttgart 1999, S. 188–199.

Fischermanns, G. (2009): Praxishandbuch Prozessmanagement, ibo Schriftenreihe: Organisation, Band 9, 8. unveränd. Aufl., Verlag Dr. Götz Schmidt, Gießen 2009.

Flechtner, H.-J. (1966): Grundbegriffe der Kybernetik – Eine Einführung, Wissenschaftliche Verlagsgesellschaft, Stuttgart 1966.

Fließ, S. (2009): Dienstleistungsmanagement, Gabler, Wiesbaden 2009.

Frederickson, J.R./Pfeffer, S. A./Pratt, J. (1999): Performance Evaluation Judgements: Effects of Prior Experience under Different Performance Evaluation Schemas and Feedback Frequencies, in: Journal of Accounting Research, 37 (1999) Heft 1, S. 151–165.

Fuchs, H. (1972): Systemtheorie, in: Bleicher, K. (Hrsg.): Organisation als System, Gabler, Wiesbaden 1972, S. 49–55.

Fuchs, W./Klima, R. et al (1988): Lexikon zur Soziologie, 2. verbesserte und erweiterte Aufl., Westdeutscher Verlag, Opladen 1988.

Füermann, T./Dammasch, C. (2002): Prozessmanagement, Anleitung zur ständigen Verbesserung aller Prozessoren im Unternehmen, 3. Auflage, Hanser, München 2002.

Gadamer, H.-G. (1960): Wahrheit und Methode, Mohr, Tübingen 1960.

Gaitanides, M. (2007): Prozessorganisation, 2. vollst. überarb. Aufl., Vahlen, München 2007.

Gaitanides, M./Ackermann, I. (2004): Die Geschäftsprozessperspektive als Schlüssel zu betriebswirtschaftlichem Denken und Handeln, in: bwp spezial 1/2004, online im Internet unter: www.bwpat.de, Recherchedatum [15.07.2009].

Gaitanides, M. et al. (1994): Prozessmanagement, Konzepte Umsetzungen und Erfahrungen des Reengineering, Hanser, München 1994.

Gaitanides, M./Scholz, R./Vrohlings, A. (1994): Prozessmanagement, Grundlagen und Zielsetzung, in: Gaitanides, M. et al. (Hrsg.): Prozessmanagement, Konzepte Umsetzungen und Erfahrungen, München 1994, S. 6–19.

Gaitanides, M. (1983): Prozessorganisation. Entwicklung, Ansätze und Programme prozessorientierter Organisationsgestaltung, Vahlen, München 1983.

Gärtner, H. (1997): Das Krankenhaus als System, in: Zwierlein, E. (Hrsg.): Klinikmanagement, Erfolgsstrategien für die Zukunft, München 1997, S. 119–138.

Gemünden, H. G. (1995): Zielbildung, in: Corsten, H./Reiß, M. (Hrsg.): Handbuch Unternehmensführung, Konzepte – Instrumente – Schnittstellen, Gabler, Wiesbaden 1995, S. 251–266.

Gerling, P. G. (2007): Controlling und Kognition – Auswirkungen begrenzter kognitiver Kapazitäten auf den Problemlösungsprozess von Managern und deren Implikationen für das Controlling, Eul-Verlag, Köln 2007.

Gerling, P./Hubig, L./Jonen, A./Lingnau, V. (2004): Theorie und Praxis der Kostenrechnung im Dienstleistungsbereich, in: Zeitschrift für Planung, 15, 2004, S. 449–468.

Gesetz zur wirtschaftlichen Sicherung der Krankenhäuser und zur Regelung der Krankenhauspflegesätze (Krankenhausfinanzierungsgesetz – KHG), in der Fassung der Bekanntmachung vom 10. April 1991 (BGBl. I S. 886), zuletzt geändert durch das Gesetz zur Organisation der Telematik im Gesundheitswesen vom 22. Juni 2005 (BGBl. I S. 1723).

Gesundheitsberichterstattung des Bundes (2009): online im Internet unter: www.gbe-bund.de, Recherchedatum [22.07.2009].

Giddens, A. (1999a): Konsequenzen der Moderne, 3. Aufl., Suhrkamp, Frankfurt am Main 1999.

Giddens, A. (1999b): Soziologie, 2. überarb. Auflage, Nausner & Nausner, Graz/Wien 1999.

Giddens, A. (1988): Die Konstitution der Gesellschaft. Grundzüge einer Theorie der Strukturierung. Campus-Verlag, Frankfurt am Main 1988.

Giddens, A. (1976): Interpretative Soziologie, Eine kritische Einführung. Campus-Verl., Frankfurt am Main 1976.

Gladen, W. (2003): Kennzahlen- und Berichtssysteme, Grundlagen zum Performance measurement, 2. Aufl., Gabler, Wiesbaden 2003.

Glaser, H. (1989): Rationalisierungsplanung, in: Szyperski, N. (Hrsg.): Handwörterbuch Planung, Schäffer-Poeschel, Stuttgart 1989, S. 1697–1707.

Gomez, P. (1981): Modelle und Methoden des systemorientierten Managements, eine Einführung, Haupt, Bern 1981.

Gomez, P./Zimmermann, T. (1993): Unternehmungsorganisation, Profile, Dynamik, Methodik, 2. Aufl., Frankfurt/New York 1993.

Göpfert, I. (1993): Budgetierung, in: Wittmann, W./Kern W./Köhler, R./Küpper, H.-U./Wysocki, K. V. (Hrsg.): Handwörterbuch der Betriebswirtschaft, 5. Auflage, Schäffer-Poeschel, Stuttgart, 1993. S. 589–602.

Görres, S. (1999): Qualitätssicherung in Pflege und Medizin. Bestandsaufnahme, Theorieansätze, Perspektiven am Beispiel des Krankenhauses, Huber, Bern et al. 1999.

Graf, A./Hunziker, A./Scheerer, F. (1958): Betriebsstatistik und Betriebsüberwachung, Poeschel, 1958.

Greulich, A./Thiele, G. (1997): Prozessmanagement im Krankenhaus, in: Thiele, G. (Hrsg.): Prozessmanagement im Krankenhaus, v. Decker, Heidelberg, S. 11–39.

Grimmer, H. (1980): Budgets als Führungsinstrument in der Unternehmung, Lang, Frankfurt am Main 1980.

Grochla, E. (1980): Handwörterbuch der Organisation, 2. völlig neu gestaltete Auflage, Poeschel, Stuttgart 1980.

Grossmann, R./Heimerl, K./Zepke, G. (2002): Die Evaluation von Prozessen der Organisationsentwicklung, in: Grossmann, R./Skala, K. (Hrsg.): Intelligentes Krankenhaus, Springer, Wien/New York 2002, S. 156–178.

Gulick, L. (1965): Management is a science, in: Academy of Management Journal 1(1965), S. 7–13.

Gutenberg, E. (1958): Einführung in die Betriebswirtschaftslehre, Gabler, Wiesbaden 1958.

Gutenberg, E. (1929): Die Unternehmung als Gegenstand betriebswirtschaftlicher Theorien, Industrieverlag Spaeth & Linde, Berlin 1929.

Hagen, K. (1992): Methoden und Instrumente der Ergebnisplanung und Ergebnisanalyse, in: Männel, W. (Hrsg.): Handbuch Kostenrechnung. Gabler, Wiesbaden 1992, S. 715–732.

Hahn, D. (2009): PuK-Wertorientierte Controllingkonzepte, Gabler, Wiesbaden 2009.

Hahn, D. (1996): PuK-Controllingkonzepte, 5. Aufl., Gabler, Wiesbaden 1996

Hahn, D. (1992): Integrierte Planungs- und Kontrollrechnung, in: Männel, W. (1992): Handbuch Kostenrechnung. Wiesbaden 1992. S. 1385–1402.

Haiber, T. (1997): Controlling für öffentliche Unternehmen, Konzeption und instrumentelle Umsetzung aus der Perspektive des New-public-Management, Vahlen, München 1997.

Haist, F./Fromm, H. (1991): Qualität im Unternehmen, Prinzipien – Methoden – Techniken, 2. durchgesehene Auflage, Hanser, München 1991.

Hajen, L./Paetow, H./Schumacher, H. (2000): Gesundheitsökonomie, Strukturen – Methoden – Praxisbeispiele, Kohlhammer, Stuttgart 2000.

Haller, M. (1990): Risiko-Management und Risiko-Dialog, in: Schütz, M. (Hrsg.): Risiko und Wagnis. Die Herausforderung der industriellen Welt, Band 1, Neske, Pfullingen 1990, S. 229–256.

Haller, M. (1986): Risiko-Management, Eckpunkte eines integrierten Konzepts, in: Jacob, H. (Hrsg.): Risiko-Management, Band 33, Schriften zur Unternehmensführung, Gabler, Wiesbaden 1986, S. 7–43.

Haller, S. (2005): Dienstleistungsmanagement: Grundlagen – Konzepte – Instrumente, 3., aktualisierte und erweiterte Auflage, Gabler, Wiesbaden 2005.

Haller, S. (1995): Beurteilung der Dienstleistungsqualität, Dynamische Betrachtung des Qualitätsurteils im Weiterbildungsbereich, Gabler, Wiesbaden 1995.

Hammer, M./Champy, J. (1996): Business Reengineering. Die Radikalkur für das Unternehmen, Campus Fachbuch, 7. Aufl., Frankfurt/New York 1996.

Hardt, R. (1998): Kostenmanagement: Methoden und Instrumente, Oldenbourg, München/ Wien 1998.

Haubrock, M. (2007): Das Krankenhaus als Betrieb, in: Haubrock, M./Peters, S. H. F./Schär, W. (Hrsg.): Betriebswirtschaft und Management in der Gesundheitswirtschaft, 5. vollst. überarb. und erw. Auflage, Huber, Berlin 2009, S. 119–166.

Haubrock, M./Peters, S./Schär, W. (2009): Grundlagen der Gesundheitsökonomie, in: Haubrock, M./Peters, S./Schär, W.: Betriebswirtschaft und Management in der Gesundheitswirtschaft, 5., vollst. überarb. und erw. Auflage, Huber, Berlin 2009, S. 25–82.

Hehlmann, W. (1974): Wörterbuch der Psychologie, 11., ergänzte Auflage, Kröner, Stuttgart 1974.

Heiner, K./Höfer, R. (1997): Identitätsarbeit heute, Klassische und aktuelle Perspektiven der Identitätsforschung, Suhrkamp Verlag, Frankfurt am Main 1997.

Helbig, R. (2003): Prozessorientierte Unternehmensführung, Eine Konzeption mit Konsequenzen für Unternehmen und Branchen dargestellt am Beispiel aus Dienstleistung und Handel, Physica-Verlag, Heidelberg 2003.

Helm, K. F. (1992): Konzepte der Ergebnisrechnung, in: Männel, W. (Hrsg.): Handbuch Kostenrechnung, Gabler, Wiesbaden 1992.

Henrichs, C./Oswald, J. (2008): Risikocontrolling in der Stationären Altenhilf, in: Zapp, W. (Hrsg.): Qualitätskostenrechnung für die Stationäre Altenhilfe, Eul-Verlag, Lohmar 2008, S. 214–243.

Hentze, J./Kehres, E. (2007): Kosten- und Leistungsrechnung in Krankenhäusern. 5., vollst. überarb. Aufl., Kohlhammer Verlag, Stuttgart 2007.

Herder-Dorneich, P./Wasen, J. (1986): Krankenhausökonomie zwischen Humanität und Wirtschaftlichkeit, Baden-Baden 1986.

Hilton, R. W./Swieringa, R. J./Turner, M. J. (1988): Product pricing, accounting costs and use of product-costing systems. The Accounting Review (April): 195-218.

Hölscher, R. (2006): Aufbau und Instrumente eines integrativen Risikomanagements, in: Schierenbeck, H. (Hrsg.): Risk Controlling in der Praxis, 2. vollst. überarb. Aufl., Neue Zürcher Zeitung NZZ Libro, Zürich 2006, S. 341–400.

Hopfenbeck, W. (2002): Allgemeine Betriebswirtschafts- und Managementlehre, das Unternehmen im Spannungsfeld zwischen ökonomischen, sozialen und ökologischen Interessen, 14. Aufl., Verl. Moderne Industrie, Landsberg/Lech 2002.

Hopfenbeck, W. (1998): Allgemeine Betriebswirtschafts- und Managementlehre, das Unternehmen im Spannungsfeld zwischen ökonomischen, sozialen und ökologischen Interessen, 12. durchges. Aufl., Verl. Moderne Industrie, Landsberg/Lech 1998.

Hoppe, A./Schmidt-Rettig, B./Weygoldt, J. (1999): Modell einer Deckungsbeitragsrechnung für Ergebnisorientierte Leistungszentren (ELZ), Grundstufe und Ausbaustufe, in: Eichhorn, S./Schmidt-Rettig, B. (Hrsg.): Profitcenter und Prozessorientierung, Kohlhammer, Stuttgart 1999, S. 57–71.

Hoppe, H. (2002): Feministische Ökonomik, Gender in Wirtschaftstheorien und ihren Methoden, Edition Sigma, Berlin 2002.

Horváth, P. (2009): Controlling, 11. Aufl., Vahlen, München 2009.

Horváth, P. (1989): Controlling, 3. Aufl., Vahlen, München 1989.

Horváth, P. & Partner (2003): Das Controllingkonzept. Der Weg zu einem wirkungsvollen Controllingsystem. 5 Aufl., Deutscher Taschebuch Verlag, München 2003.

Horváth, P. & Partner (1998): Das Controllingkonzept, Deutscher Taschenbuch Verlag, München 1998.

Horváth, P./Gaiser, B./Krause, G. (1997): Strategiebasierte Budgetierung mit der Balanced Scorecard, Wien 1997.

Horváth, P./Herter, R. N. (1992): Benchmarking, Vergleich mit den Besten der Besten, in: Controlling, 4. Jg., 1992, Heft 1, S. 4–11.

Horváth, P./Kieninger, M./Mayer, R./Schimank, C. (1993): Prozesskostenrechnung, oder wie die Praxis die Theorie überholt; in: Die Betriebswirtschaft, 53. Jahrgang, Heft 5/1993.

Horváth, P./Mayer, R. (1993): Prozesskostenrechnung, Konzeption und Entwicklung, in: krp Kostenrechnungspraxis, Sonderheft 2/1993.

Horváth, P./Niemand, S./Wolbold, M. (1993): Target Costing, State of the Art, in: Horváth, P. (Hrsg.): Target Costing, marktorientierte Zielkosten in der deutschen Praxis, Stuttgart 1993. S. 3–23.

Hühn, M./Kuhlmann, Ch. (2004): Betriebswirtschaftslehre und Managementlehre, Die ungleichen Schwestern, Eul-Verlag, Lohmar 2004.

Hungenberg, H./Wulf, T. (2007): Grundlagen der Unternehmensführung, 3. Aufl., Berlin/Heidelberg 2007.

Janssen, D. (1999): Wirtschaftlichcitsbewertung von Krankenhäusern, Konzepte und Analysen von Betriebsvergleichen, Kohlhammer, Stuttgart 1999.

Jeschke, H. (1995): Koordination von Wirtschaft, Versorgung und Verwaltung mit den Belangen des ärztlichen und pflegerischen Dienstes, in: Eichhorn, S. Schmidt-

Rettig, B. (Hrsg.): Krankenhausmanagement im Werte- und Strukturwandel, Handlungsempfehlungen für die Praxis, Kohlhammer, Stuttgart 1995.

Jetter, F./Skrotzki, R. (2000): Handbuch Zielvereinbarungsgespräche. Schäffer-Poeschel, 2000.

Joos-Sachse, T. (2001): Controlling, Kostenrechnung und Kostenmanagement. Grundlagen – Instrumente – Neue Ansätze, Gabler, Wiesbaden 2001.

Juran, J. M.(1993): Der neue Juran: Qualität von Anfang an, Lendsberg (Lech) 1993.

Kadous, K./Sedor, L. M. (2004): The Efficiency of Third-Party Consultation in Preventing. Managerial Escalation of Commitment: The Role of Mental Representations, in: Contemporary Accounting Research, 21 (2004), H. 1, S. 55–82.

Kahla-Witzsch, H. A. (2005): Zertifizierung im Krankenhaus nach DIN EN ISO 9001: 2000, ein Leitfaden, 2. Aufl., Kohlhammer, Stuttgart, 2005.

Kaltenbach, T. (1993): Qualitätsmanagement im Krankenhaus: Qualitäts- und Effizienzsteigerung auf der Grundlage des Total-Quality-Management. 2. Aufl., Bibliomed, Melsungen 1993.

Kaplan, R./Cooper, R. (1999): Prozesskostenrechnung als Managementinstrument. Campus-Verl., Frankfurt 1999.

Kaplan, R./Cooper, R. (1993): Prozessorientierte Systeme, Die Kosten der Ressourcennutzung messen, in: krp – Kostenrechnungspraxis, Sonderheft 2/1993. S. 7–14.

Kaplan, R./Norton, D. (Hrsg.) (1997): Balanced scorecard, Strategien erfolgreich umsetzen, aus dem Amerikanischen von Horváth, P., Schäffer-Poeschel, Stuttgart 1997.

Kern, W. (1996): Handwörterbuch der Produktionswirtschaft, 2. völlig neu gestaltete Aufl., Schäffer-Poeschel, Stuttgart 1996.

Khandwalla, P. N. (1975): Unsicherheit und die optimale Gestaltung von Organisationen, in: Grochla, E. (Hrsg.), Organisationstheorie, 1. Teilband, Poeschel Verlag, Stuttgart, S. 140–156.

Kieser, A./Walgenbach, P (2007): Organisation, 5., überarb. und erw. Auflage, Schäffer-Poeschel, Stuttgart 2007.

Kieser, A./Kubicek, H. (1992): Organisation, 3. völlig neu bearbeitete Auflage, Schäffer-Poeschel, Berlin 1992.

Kilger, W. (1993): Flexible Plankostenrechnung und Deckungsbeitragsrechnung, 10. vollständig überarb. und erw. Aufl., Gabler, Wiesbaden 1993.

Kilger, W./Pampel, J./Vikas, K. (2002): Flexible Plankostenrechnung und Deckungsbeitragsrechnung, 11. vollst. überarb. Aufl., Gabler, Wiesbaden 2002.

Klein, M. (1997): Qualitätsmanagement, Statistik und Messtechnik, in: Deutsches Institut für Normung e. V. (Hrsg.): Einführung in die DIN-Normen, 12. neubearb. und erw. Auflage, Teubner (u.a), Stuttgart 1997.

Kleinsorge, P. (1994): Geschäftsprozesse, in: Masing Walter (Hrsg.): Handbuch Qualitätsmanagement, 3., gründlich überarb. und erw. Aufl., Carl Hanser Verlag, München 1994, S. 49–64.

Kloock, J./Sieben, G./Schieldbach, T. (1987): Kosten- und Leistungsrechnung, 4. überarb. Aufl., Düsseldorf 1987.

Kneupp, H./Ahbe, T./Gmür, W./Höfer, R./Mitzscherlich, B./Kraus, W./Strauss, F. (2002): Identitäskonstruktionen. Das Patchwork der Identitäten in der Spätmoderne, 2. Aufl., Reinbeck bei Hamburg 2002.

Knon, D./Goerig, R.-M./Kamiske, G. F. (2004): Qualitätsmanagement in Krankenhäusern, Carl Hanser Verlag, München/Wien 2004.

Köbler, G. (1997): Juristisches Wörterbuch, 8. neubearbeitete Auflage, Vahlen, München 1997.

Koch, R. (1998): Das 80/20-Prinzip, Mehr Erfolg mit weniger Aufwand. Campus-Verl., Frankfurt am Main/New York 1998.

Köhler, R./Görgen, W. (1991): Schnittstellen-Management, in: Die Betriebswirtschaft, 51. Jahrgang, Heft 4/1991, S. 527–529.

Koontz, H./O'Donnell, C. (1964): Principles of Management, An Analysis of managerial functions, 3. Aufl., New York/Toronto/London 1964.

Korndörfer, W. (1999): Unternehmensführungslehre, Einführung, Entscheidungslogik, Soziale Komponenten, 9. aktual. Aufl., Gabler, Wiesbaden 1999.

Kosiol, E. (1976): Organisation der Unternehmung, 2. durchgesehene Auflage, Gabler, Wiesbaden 1976.

Kosiol, E. (1959): Verrechnung innerbetrieblicher Leistungen, 2. Aufl., Gabler, Wiesbaden 1959.

Kranich, Ch. (1999): Der Zwang zur Freiheit, die neuen Wahlmöglichkeiten im Gesundheitswesen, in: Dörries, A. (Hrsg.): Patienten oder Kunden?, Loccumer Protokolle 53/98, 1. Auflage, Evangelische Akad. Loccum, Rinteln, S. 108–118.

Kratzheller, J. B. (1997): Risiko und Risk Management aus organisationswissenschaftlicher Perspektive, Dt. Univ.-Verl., Wiesbaden 1997.

Krüger, W. (1996): Arbeitszerlegung und Vorgangskoordination, in: Kern, W. (Hrsg.): Handwörterbuch der Produktionswirtschaft, 2. völlig neu gestaltete Auflage, Schäffer-Poeschel, Stuttgart, Spalten 169-183.

Krüger, W./Homp, Ch. (1997): Kernkompetenz-Management, Steigerung von Flexibilität und Schlagkraft im Wettbewerb, Gabler, Wiesbaden 1997.

Krystek, U. (1996): Früherkennungssysteme, in: Schulte, C. (Hrsg.): Lexikon des Controlling, Oldenbourg, München et al., S. 266–271.

Kunz, A./Pfeiffer, T. (2002): Balanced Scorecard, in: Küpper, H-U./Wagenhofer, A. (Hrsg.): Handwörterbuch Unternehmensrechnung und Controlling (HWU), 4., Auflage, S. 101–109.

Küpper, H.-U. (2008): Controlling-Konzeption, Aufgaben und Instrumente, 5. überarb. u. erw. Aufl., Schäffer-Poeschel, Stuttgart 2008.

Lang, A./Braun, J./Aleff G. (2002): Prozessmanagement in der Rheumatologie, in: Zapp, W. (Hrsg.): Prozessgestaltung im Krankenhaus, Economica Verlag, Heidelberg, S. 257–274.

Lawrence, P. R./Lorsch, J. W. (1967): Organization and Environment, Division of Research Graduate School of Business Administration, Harvard University, Boston, MA 1967.

Likert, R. (1958): Performance Measuring Organisational Performance, in: Harvard Business Review (36), 1958, S. 41–50.

Link, L. (2009): Führungssysteme, Strategische Herausforderung für Organisation, Controlling und Personalwesen, 4., Auflage, Vahlen, München 2009.

Lovelock, C. H. (1988): Classifying Services to Gain Strategic Marketing Insights, in: Managing Services – Marketing, Operations and Human resources, Englewood Cliffs, S. 44–57.

Lovelock, C. H./Wirtz, J. (2007): Services Marketing. People, Technology, Strategy, 6. Auflage, Pearson Education Canada, Upper Saddle River 2007.

Luhmann, N. (1990): Die Wissenschaft der Gesellschaft, Suhrkamp, Frankfurt am Main 1990.

Luhmann, N. (1984): Soziale Systeme. Grundriss einer allgemeinen Theorie, Suhrkamp, Frankfurt am Main 1984.

Luhmann, N. (1974): Soziologische Aufklärung, Westdeutscher Verlag, Opladen 1974.

Maleri, R. (1994): Grundlagen der Dienstleistungsproduktion, 3. vollst. überarb. und erweiterte Aufl., Springer, Berlin 1994.

Malik, F. (2000): Systemorientiertes Management, Das Werk von Hans Ulrich, Studienausgabe, herausgegeben von der Stiftung zur Förderung der systemorientierten Managementlehre St. Gallen, Schweiz, 3. Aufl., Haupt, Bern/Stuttgart/Wien 2000.

Malik, F. (1986): Strategie des Managements komplexer Systeme, 2. Aufl., Bern/ Stuttgart 1986.

Männel, W. (1992): Handbuch Kostenrechnung, Gabler, Wiesbaden 1992.

Mayrhofer, W./Meyer, M./Majer, C. (2004): Controlling und Systemtheorie. Oder: Alles im Griff? Die Konstruktion organisationaler Wirklichkeit durch Controlling, in: Schirm, E./Pietsch, G. (Hrsg.): Controlling. Theorien und Konzeptionen, Vahlen, München 2004, S. 779–799.

Meffert, H. (1994): Marktorientierte Führung von Dienstleistungsunternehmen, neuere Entwicklungen in Theorie und Praxis, in: Die Betriebswirtschaft, 54. Jahrgang, Heft 4/1994, Gabler, Wiesbaden, S. 519–541.

Meffert, H./Bruhn, M. (1997): Dienstleistungsmarketing, Grundlagen – Konzepte – Methoden, mit Fallbeispielen, 2. überarbeitete und erweiterte Auflage, Gabler, Wiesbaden.

Meggeneder, O. (2008): Volkswirtschaft und Gesundheit, Investitionen in Gesundheit – Nutzen aus Gesundheit, Mabuse-Verlag, Frankfurt am Main 2008.

Mensch, G. (1993): Budgetierung, Ein Ansatz zur inhaltlichen Abgrenzung, in: DBW Die Betriebswirtschaft, 53. Jhg., 6/1993, S. 819–827.

Metzger, F./Köninger, H. (2002): Anforderungen an das Berichtswesen im Zeitalter von DRGs, in: das Krankenhaus 3/2002, S. 203–206.

Meyer-Piening, A. (1994): Zero Base Planning als analytische Personalplanungsmethode im Gemeinkostenbereich, Schäffer-Poeschel, Berlin 1994.

Middendorf, C. (2006): Klinisches Risikomanagement, 2. Aufl., Lit-Verlag, Berlin 2006.

Mills, P. K./Moberg, D. J. (1982): Perspectives on the Technology of Service Operations, in: Academy of Management Review, Vol. 7, Issue 3, S. 467–478.

Mintzberg, H. (1991): Mintzberg über Management, Führung und Organisation, Mythos und Realität, Gabler, Wiesbaden 1991.

Mirow, H. M. (1969): Kybernetik, Grundlagen einer allgemeinen Theorie der Organisation, Wiesbaden 1969.

Mittelstraß, J. (1995): Enzyklopädie und Wirtschaftstheorie, Band 3, Metzler, Stuttgart 1995.

Morra, F. (1996): Wirkungsorientiertes Krankenhausmanagement: Ein Führungshandbuch, Haupt, Wien 1996.

Mühlbauer, B. (1997): Qualitätsmanagement im Krankenhaus, in: Breinlinger-OReilly, J./Maess, T./Trill, R. (Hrsg.): Das Krankenhaus-Handbuch: Wegweiser für die tägliche Praxis, Luchterhand, Neuwied, S. 197–255.

Müller, A. (1992): Gemeinkosten-Management, Vorteile der Prozesskostenrechnung, Gabler, Wiesbaden 1992.

Müller, B./Münch, E./Badura, B. (1997): Gesundheitsförderliche Organisationsgestaltung im Krankenhaus, Entwicklung und Evaluation von Gesundheitszirkeln als Beteiligungs- und Gestaltungsmodell, Juventa Verlag, Weinheim, 1997.

Müller, D. (1998): Prozessanalysen und ihre Auswirkungen, in: f&w führen und wirtschaften im Krankenhaus, 15. Jahrgang, Heft 2/1998, S. 110–112.

Müller-Stewens, G./ Lechner, C. (2003): Strategisches Management, Wie strategische Initiativen zum Wandel führen, der St. Galler General Management Navigator, 2. überarb. u. erw. Aufl., Schäffer-Poeschel, Stuttgart 2003.

Münster, P./Seid, B. (1980): Der Leistungsbegriff im Krankenhaus, Theoretische Grundlagen und Anwendungen in einem Leistungskatalog für den Pflegebereich, in: Krankenhaus-Umschau, 49. Jg., 4/1980.

Neubauer, G./Schallemair, C. (1998): Das Leistungsgeschehen in der stationären Altenhilfe, in: Politik, Praxis, Recht. AOK Bundesverband, Heft 11-12/1998, S. 363–367.

Neumann, R. (1995): Risiko Organisation – organisiertes Risiko, Beiträge zur integrativ-systemorientierten Verarbeitung selbsterzeugter Risikopotentiale in und von Organisationen, Lang, Frankfurt am Main et al. 1995.

Nobrega, F. T./Morrow, G. W./Smoldt, R. K. et al. (1977): Quality assessment in hypertension, analysis of process and outcome methods, in: New England Journal of Medicine 296: 145-148.

Obermeier, O. (1990): Das Wagnis neuen Denkens – ein Risiko?, in: Schüz, M. (Hrsg.): Risiko und Wagnis, Die Herausforderung der industriellen Welt, Band 2, Neske, Pfullingen 1990, S. 243–263.

Oecking, G. (1994): Strategisches und operatives Fixkostenmanagement, Möglichkeiten und Grenzen des theoretischen Konzeptes und der praktischen Umsetzung im Rahmen des Kosten- und Erfolgs-Controlling, Vahlen, München 1994.

Olfert, K. (1994): Kostenrechnung, 9. durchgesehene u. aktual. Aufl., Kiehl Verlag, Ludwigshafen 1994.

Osterloh, M./Frost, J. (2006): Prozessmanagement als Kernkompetenz, Wie Sie Business Reengineering strategisch nutzen können, 5. Aufl., Gabler, Wiesbaden 2006.

Osterloh, M./Frost, J. (1996): Prozessmanagement als Kernkompetenz, Gabler, Wiesbaden 1996.

Osterloh, M./Wübker, S. (1999): Wettbewerbfähiger durch Prozess- und Wissensmanagement, Mit Chancengleichheit auf Erfolgskurs, Gabler, Wiesbaden 1999.

Osterloh, M./Hundziker, A.W. (1998): Strategisches Prozessmanagement in der öffentlichen Verwaltung, in: zfo Zeitschrift Führung und Organisation, 67. Jahrgang, Heft 1/1998, S. 10–14.

Oswald, J./Henrichs, C. (2008): Risikocontrolling in der Stationären Altenhilfe, in: Zapp, W. (Hrsg.): Qualitätskostenrechnung für die Stationäre Altenhilfe, Eul-Verlag, Lohmar – Köln 2008, S. 214–243.

Peters, S./ Preuß, O. (1997): Das Krankenhaus als Betrieb, in: Haubrock, M./Peters, S./Schär, W.: Betriebswirtschaft und Management im Krankenhaus, Huber, Berlin 1997, S. 67–110.

Pfaff, D./Schneider, T. (2000): Prozesskostenrechnung in der Nahrungsmittelindustrie, Erkenntnisse aus einer Machbarkeitsstudie, in: krp Kostenrechnungspraxis, 44. Jahrgang, Heft 4/2000. S. 246–250.

Pfeiffer, W./Dörrie, U./Stoll, E. (1977): Menschliche Arbeit in der industriellen Produktion, Vandenhoeck und Ruprecht, Göttingen 1977.

Pfohl, H. C./Krings, M./Betz, G. (1996): Techniken der prozessorientierten Organisationsanalyse, in: zfo Zeitschrift Führung und Organisation, 4/1996, S. 246–251.

Pföhler, W./Dänzer, A. (2005): Das Mannheimer Modell, Eine Option zur wirtschaftlichen Führung eines Universitätsklinikums, in: f&w führen und wirtschaften im Krankenhaus, Heft 2/2005, S. 126–129.

Picot, A./Schwarz, A. (2008).: Lean-Management und Prozessorientierte Organisation, in: f&w führen und wirtschaften im Krankenhaus, 12. Jahrgang, Heft 6, 1995, S. 586–591.

Picot, A./Reichwald, R. (1987): Bürokommunikation, Leitsätze für Anwender, 3. Aufl., CW-Publikationen, Hallbergmoos 1987.

Plinke, W. (1993): Leistungs- und Erlösrechnung, in: Wittmann, W. et al. (Hrsg.): Handwörterbuch der Betriebswirtschaft, Teilband 2. I-Q, 5. völlig neu gestalt. Aufl., Stuttgart 1993.

Preusker, U. K. (2006): Kompass Gesundheitsmarkt 2006, Zahlen – Daten – Fakten, Economica, Heidelberg 2006.

Preusker, U. K. (2007): Lexikon Gesundheitsmarkt, Die Gesundheitswirtschaft in Stichworten und Zahlen, Economica, Heidelberg 2007.

Ptak, H. (2009): Controlling im Krankenhauswesen, Eine betriebswirtschaftliche Problemanalyse, Verlag Dr. Kovac, Hamburg 2009.

Raspe, H. (1999): Patienten – Klienten – Verbraucher, Sozialmedizinische Anmerkungen zu Beziehungsformen zwischen Kranken und Therapeuten, in: Dörries, A.

(Hrsg.): Patienten oder Kunden?, Loccumer Protokolle, 53/98, 1. Auflage, Evangelische Akad. Loccum, Rinteln, S. 9–19.

Rayner, B. (1987): Accounting for change in the electronics industry, in: Electronic
Business, 15.10.1987, S. 118–123.

Reichmann, T. (2006): Controlling mit Kennzahlen und Management-Tools, Die sys-
temgestützte Controlling-Konzeption, Vahlen, 7. überarb. u. erw. Aufl., München
2006.

Reichmann, T. (2001): Controlling mit Kennzahlen und Managementberichten,
Grundlagen einer systemgestützten Controlling-Konzeption, 6. überarb. u. erw.
Aufl., Vahlen, München 2001.

Reis, C. (1997): „New Public Management" im Rahmen der Produktion von Dienstleistungen, Das Konzept der „Lenkungskette" als Alternative zur „Produkt"orientierung, in: NDV Nachrichtendienst des Deutschen Vereins für Öffentliche und
Private Fürsorge, Heft 10 + 11/1997, S. 318–323 und 354–358.

Remmers, H. (2007): Ethik und Pflegemanagement, in: Rosenthal, T./Falk, J.
(Hrsg.): Pflegemanagement, Grundlagen und Praxis, Stand: November 2007, Economica, Heidelberg et al. 2007, [CD-ROM].

Rescher, N. (1977): Handlungsaspekte, in: Meggle, G. (Hrsg.): Analytische Hand-
lungstheorie, Bd. 1, Suhrkamp, Frankfurt 1977, S. 1–7.

Riegler, C. (2002): Benchmarking, in: Küpper, H.-U./Wagenhofer, A. (Hrsg.): Handwörterbuch Unternehmensrechnung und Controlling, 4. Aufl., Schäffer-Poeschel,
Stuttgart 2002, Sp. 126.

Roethlisberger, F. J./Dickson, W. J. (1939): Management and the worker, 14. Aufl.,
Cambridge, Mass. 1939.

Rosenstiel von, L. (1990): Mut zum Wagnis, Eine Betrachtung aus empirisch-psy-
chologischer Sicht, in: Schüz, M. (Hrsg.): Risiko und Wagnis, Die Herausforderung der industriellen Welt, Band 2, Neske, Pfullingen 1990, S. 120–131.

Rüegg-Stürm, J. (2003): Das neue St. Galler Management-Modell, Grundkategorien
einer integrierten Managementlehre, Der HSG-Ansatz, 2. durchges. Aufl., Haupt,
Bern/Stuttgart/Wien 2003.

Schäfer S./Seibt D. (1998): Benchmarking, eine Methode zur Verbesserung von Un-
ternehmensprozessen, in: Betriebliche Forschung und Praxis, Heft 4 1998, S. 365–
401.

Schäffer, U./Steiners, D. (2004): Zur Nutzung von Controllinginformationen, in:
Zeitschrift für Planung und Unternehmenssteuerung, Band 15, Heft 4/2004,
S. 377–404.

Scharfenberg, H. (1993): Strukturwandel in Management und Organisation, Neue
Konzepte sichern die Zukunft, FBO-Fachverl. für Büro- und Organisationstechnik,
Baden-Baden 1993.

Scheer, A.W./Chen, R./Zimmermann, V. (1996): Prozessmanagement im Krankenhaus, in: Adam, D. (1996): Krankenhausmanagement, Schriften zur Unternehmensführung, Band 59, Gabler, Wiesbaden 1996, S. 76–96.

Schierenbeck, H./Wöhle, C. B. (2008): Grundzüge der Betriebswirtschaftslehre,
17. Aufl., Oldenbourg, München 2008.

Schmalenbach, E. (1947): Pretiale Wirtschaftslenkung, Band 1: Die optimale Gel-
tungszahl, Walter Dorn, Bremen-Horn et al. 1947.

Schmalenbach, E. (1909): Über Verrechnungspreise, in: Zeitschrift für handelswis-
senschaftliche Forschung 1908/1909, S. 165–184.

Schmelzer, H. J./Sesselmann, W. (2007): Geschäftsprozessmanagement in der Praxis,
Kunden zufrieden stellen – Produktivität steigern – Wert erhöhen, 6. Aufl., Hanser
Fachbuch, München 2007.

Schmidt, G. (1997): Prozessmanagement, Modelle und Methoden, Springer, Berlin
1997.

Schmidt, R. (1995): Grundfunktionen des Controlling, Eine Analyse der betriebswirtschaftlichen Literatur zum Stand der aufgabenorientierten Controlling-Diskussion, Lang, Frankfurt am Main 1995.

Schmidt-Rettig, B. (1995): Interne Budgetierung, in: Eichhorn, S./Schmidt-Rettig, B. (Hrsg.): Krankenhausmanagement im Werte- und Strukturwandel: Handlungsempfehlungen für die Praxis. Köln 1995. S. 286–298.

Schmidt-Rettig, B. (1988): Interne Budgetierung, in: Eichhorn, S. (Hrsg.): Handbuch Krankenhaus-Rechnungswesen, 2. überarb. und erw. Aufl., Gabler, Wiesbaden 1988, S. 519–531.

Schmidt-Rettig, B./Böhning, F. (1999): Bedeutung und Konzeption einer Prozesskostenrechnung im Krankenhaus, in: Eichhorn, S. (Hrsg.): Profitcenter und Prozessorientierung, Optimierung von Budget, Arbeitsprozessen und Qualität, Kohlhammer, Stuttgart 1999, S. 121–145.

Schmitz, H./Zimolong, A./Frische, D. (2007): Krankenhausfinanzierung, online im Internet unter: www.gebera.com/download/Braun-Award.pdf, Recherchedatum [17.03.2009]

Scholz, R./Vrohlings, A. (1994a): Prozess – Leistungs – Transparenz, in: Gaitanides et al. (Hrsg.): Prozessmanagement, Konzepte, Umsetzungen und Erfahrungen des Reengineering, Hanser Verlag, München 1994, S. 57–98.

Scholz, R./Vrohlings, A. (1994b): Prozess-Redesign und kontinuierliche Prozessverbesserung, in: Gaitanides, M. et al. (Hrsg.): Prozessmanagement, Konzepte, Umsetzungen und Erfahrungen des Reengineering, Hanser Verlag, München 1994, S. 99–122.

Scholz, R./Vrohlings, A. (1994c): Realisierung von Prozessmanagement, in: Gaitanides, M. et al. (Hrsg.): Prozessmanagement: Konzepte, Umsetzungen und Erfahrungen des Reengineering, Hanser Verlag, München 1994, S. 21–37.

Scholz, R./Vrohlings, A. (1994d): Prozess-Stuktur-Transparenz, in: Gaitanides, M. et al. (Hrsg.): Prozessmanagement, Konzepte, Umsetzungen und Erfahrungen, Hanser Verlag, München 1994, S. 38–52.

Schönherr, R. (2006): Prozesscontrolling im Krankenhaus, Anforderungen und Umsetzungsmöglichkeiten, Diss. (TU Dresden), Dresden 2006.

Schreyögg, G. (1999): Organisation, Grundlagen moderner Organisationsgestaltung, 3. überarbeitete und erweiterte Auflage, Gabler, Wiesbaden 1999.

Schreyögg, G./Steinmann, H. (1980): Wissenschaftstheorie, in: Grochla, E. (Hrsg.): Handwörterbuch der Organisation, 2. völlig neu gestaltete Auflage, Poeschel, Stuttgart 1980, Sp. 2394-2404.

Schüller, A. (1967): Dienstleistungsmärkte in der Bundesrepublik Deutschland, Westdeutscher Verlag, Köln 1967.

Schulte-Zurhausen, M. (2005): Organisation, 4. überarb. u. erw. Aufl., Vahlen, München 2005.

Schüz, M. (1990): Werte und Wertewandel in der Risikobeurteilung, in: Schüz, M. (Hrsg.): Risiko und Wagnis, Die Herausforderung der industriellen Welt, Band 2, Neske, Pfullingen 1990, S. 217–242.

Schwaninger, M. (2004): Systemtheorie, Eine Einführung für Führungskräfte, Wirtschafts- und Sozialwissenschaftler, Diskussionsbeitrag, 3. Aufl., online im Internet unter: www.ifb.unisg.ch/org/ifb/ifbweb.nsf/SysWebRessources/beitrag+19/$FILE/DB-19.pdf, Recherchedatum [07.07.2009].

Schwegmann, A./Laske, M. (2005): Istmodellierung und Istanalyse, in: Becker, J./Kugeler, M./Rosemann, M. (Hrsg.): Prozessmanagement, Ein Leitfaden zur prozessorientierten Organisationsgestaltung, 5. Aufl., Springer, Berlin/Heidelberg 2005, S. 155–184.

Schweitzer, M./Küpper, H.-U. (2008): Systeme der Kosten- und Erlösrechnung, 9. überarb. und erw. Aufl., Vahlen, München 2008.

Schweitzer, M./Friedl, B. (1994): Aussagefähigkeit von Kostenrechnungssystemen für das programmorientierte Kostenmanagement, in: Seicht, G. (Hrsg.): Jahrbuch für Controlling und Rechnungswesen, LexisNexis ARD ORAC, Wien 1994, S. 65–100.

Seelos, H.-J. (1993): Die konstitutiven Merkmale der Krankenhausleistungsproduktion, in: f&w führen und wirtschaften, 2/1993, S. 113.

Seidenschwarz, W. (1993): Target costing, marktorientiertes Zielkostenmanagement, Vahlen, München 1993.

Seis, N. (2000): Wie hoch sind die Gemeinkosten?, Die Prozesskostenrechnung zur Kalkulation des ambulanten Operierens, in: Krankenhaus Umschau, 69. Jg., Heft 5/2000, S. 364–369.

Selke, St. (1997): Die Gestaltung der Kosten- und Leistungsrechnung unter besonderer Berücksichtigung formaler Organisationsstrukturen, Lang, Frankfurt am Main 1997.

Sirsch, E./Kämmer, K. (2008): Prozesssteuerung mit der Risikopotenzialanalyse (Rip®), in: Kämmer, K. (Hrsg.): Pflegemanagement in Altenpflegeeinrichtungen, 5. überarb. u. erw. Aufl., Schlütersche Verlagsgesellschaft, Hannover 2008, S. 148–157.

Sommerlatte, T. (1993): Leistungsprozesse und Organisationsstruktur, In: Scharfenberg, H. (Hrsg.): Strukturwandel in Management und Organisation, Neue Konzepte sichern die Zukunft, FBO-Fachverl. für Büro- und Organisationstechnik, Baden-Baden 1993, S. 55–70.

Sommerlatte, T./Wedekind, E. (1991): Leistungsprozesse und Organisationsstruktur, in: Arthur D. Little (Hrsg.): Management der Hochleistungsorganisation, 2. Auflage, Gabler, Wiesbaden 1991, S. 23–42.

Sozialgesetzbuch (SGB) Fünftes Buch (V) – Gesetzliche Krankenversicherung – (Artikel 1 des Gesetzes v. 20. Dezember 1988, BGBl. I S. 2477).

Sozialgesetzbuch (SGB) – Elftes Buch (XI) – Soziale Pflegeversicherung (Artikel 1 des Gesetzes vom 26. Mai 1994, BGBl. I S. 1014).

Specke, H. K. (2005): Der Gesundheitsmarkt in Deutschland: Daten – Fakten – Akteure, 3. vollständig überarbeitete Auflage, Huber, Bern 2005.

Spendolino, M. (1992): The Benchmarking Book, New York 1992.

Sprinkle, G.B. (2003): Perspectives on Experimental Research in Managerial Accounting, in: Accounting, Organisations and Society, 28/2003, S. 287–318.

Staehle, W. H. (1999): Management, eine verhaltswissenschaftliche Perspektive, 8. Aufl., Vahlen, München 1999.

Staehle, W. H. (1992): Funktionen des Managements, Eine Einführung in einzelwirtschaftliche und gesamtwirtschaftliche Probleme der Unternehmensführung, 3. Aufl., Haupt, Bern/Stuttgart 1992.

Staehle, W. H./Sydow, P. (1993): Managementforschung 3, flache Hierarchien und organisatorisches Lernen, de Gruyter, Berlin/New York 1993.

Staehle, W./Conrad, P./Sydow, P. (1999): Management, Vahlen, München 1999.

Statistisches Bundesamt Deutschland (2009): www.destatis.de.

Steinmann, H./Schreyögg, G. (2005): Management, Grundlagen der Unternehmensführung, Konzepte – Funktionen – Fallstudien, 6. vollständig überarb. Aufl. Gabler, Wiesbaden 2005.

Stoll, S. (1997): Die Kostenrechnung als Instrument der Internen Organisation, Lang, Frankfurt am Main 1997.

Straub, S. (1997): Controlling für das wirkungsorientierte Krankenhausmanagement: Ein Value-Chain basierter Ansatz, Diss. St. Gallen, Verlag PCO, Bayreuth 1997.

Strauss, B./Hentschel, B. (1991): Dienstleistungsqualität, in: Wirtschaftswissenschaftliches Studium, 20. Jahrgang, Heft 5/1991, C. H. Beck, München 1991, S. 238–244.

Streiferdt, L. (1988): Grundlagen der Budgetierung, in: das Wirtschaftsstudium (wisu), Heft 4/88, S. S. 210–215.

Streim, H. (1988): Grundzüge der handels- und steuerrechtlichen Bilanzierung, Kohlhammer, Stuttgart/Berlin/Köln/Mainz 1988.

Striening, H.-D. (1998): Prozess-Management, Lang, Frankfurt am Main 1998.

Striening, H.-D. (1995): Chefsache Gemeinkostenmanagement, Reserven entdecken und ausschöpfen, Verlag moderne Industrie, Landsberg/Lech.

Szyperski, N. (1989): Handwörterbuch der Planung, Poeschel, Stuttgart 1989.

Thiemann, H. (1996): Clinical Pathways, Instrumente zur Qualitätssicherung, in: f&w führen und wirtschaften im Krankenhaus, 5/1996.

Trill, R. (1999): Krankenhaus-Management, Aktionsfelder und Erfolgspotentiale, 2. Auflage, Luchterhand, Neuwied 1996.

Tversky, A./Kahneman, D. (2000): Advances in prospect theory: cumulative representation of uncertainty, in: Kahneman, D./Tversky, A. (Hrsg.): Choices, values and frames, Cambridge University Press, Cambridge 2000, S. 44–66.

Tversky, A./Kahneman, D. (1974): Judgment under Uncertainty, Heuristics and Biases, in: Science, Vol. 185, pp. 1124-1131.

Ulrich, H. (2001): Systemorientiertes Management, Das Werk von Hans Ulrich, Studienausgabe, Stiftung zur Förderung der systemorientierten Managementlehre St. Gallen (Hrsg.), Haupt, Wien 2001.

Ulrich, H. (1970): Die Unternehmung als produktives soziales System, Grundlagen der allgemeinen Unternehmungslehre, 2. Aufl., Haupt, Bern 1970.

Ulrich, H. (1968): Die Unternehmung als produktives soziales System, Grundlagen der allgemeinen Unternehmungslehre, Haupt, Bern 1968.

Ulrich, H./Krieg, W. (1974): St. Galler Management-Modell, 3. A., Haupt, Bern 1974.

Ulrich, P./Fluri, E. (1992): Management, eine konzentrierte Einführung, 6. Aufl., Haupt, Stuttgart 1992.

Vahs, D. (2007): Organisation, Einführung in die Organisationstheorie und -praxis, 6. überarb. u. erw. Auflage, Schäffer-Poeschel, Stuttgart 2007.

Vahs, D. (1997): Organisation, Einführung in die Organisationstheorie und -praxis, Schäffer-Poeschel, Stuttgart 1997.

Verordnung zur Festlegung der Beitragssätze in der gesetzlichen Krankenversicherung (GKV-Beitragssatzverordnung – GKV-BSV), V. v. 29.10.2008 BGBl. I S. 2109.

von Sassen, H. (1994): Die Bedeutung der Dienstleistung im menschlichen Zusammenleben, in: Biehal, F. (Hrsg.): Lean Service, Dienstleistungsmanagement der Zukunft für Unternehmen und Non-Profit-Unternehmen, 2. Auflage, Haupt, Bern 1994, S. 68–75.

Weber, J. (2008): Einführung in das Controlling, 12. überarb. u. aktual. Aufl., Schäffer-Poeschel, Stuttgart 2008.

Weber, J. (1997): Zukunft des strategischen und operativen Controlling, in: Riedler, L. (Hrsg.): Controllers Zukunft, Auftrag, Verantwortung, Rollenbild und Selbstverständnis der Controller, Zürich 1997, S. 71–93.

Weber, J./Schäffer, U./Ahn, H. (2000): Balanced Scorecard & Controlling, Implementierung- nutzen für Manager und Controller- Erfahrungen in deutschen Unternehmen, Gabler, Wiesbaden 2000.

Wenner, U. (1999): Der Patient/Kunde, Konflikt aus der Sicht der Rechtsprechung, in: Dörries, A. (Hrsg.): Patienten oder Kunden?, Loccumer Protokolle, 53/98, Evangelische Akad. Loccum, Rinteln 1999, S. 27–41.

Wiener, N. (1963): Kybernetik, Regelung und Nachrichtenübertragung im Lebewesen und in der Maschine, 2. revidierte u. erg. Aufl., Econ Verlag, Düsseldorf 1963.

Wiener, N. (1948): Cybernetics, or control and communication in the animal and the machine, New York 1948.

Witte, H. (2007): Allgemeine Betriebswirtschaftslehre, Lebensphasen des Unternehmens und betriebliche Funktionen, 2. Aufl., Oldenbourg, München 2007.

Wottawa, H./Gluminski, I. (1995): Psychologische Theorien für Unternehmen, Hogrefe Verlag, Göttingen 1995.

Zahn, O. K./Kapmeier, F. (2002): Systemanalyse, in: Küpper, H.U./Wagenhofer, A. (Hrsg.): Handwörterbuch Unternehmensrechnung und Controlling, Schaeffer-Poeschel, Stuttgart 2002, Sp. 1919-1932.

Zapp, W. (2009a): Kosten-, Leistungs-, Erlös- und Ergebnisrechnung im Krankenhaus (KLEE-Rechnung), Baumann Fachverlag, Kulmbach 2009.

Zapp, W. (2009b): Controlling als wesentliches Managementinstrument, in: Haubrock, M. / Schär, W. (Hrsg.): Betriebswirtschaft und Management im Krankenhaus, 4. vollständig überarbeitete und erweiterte Auflage, Huber, Bern 2009, S. 227–263.

Zapp, W. (2008a): Prozessorganisation, in: Schmidt-Rettig, B./Eichhorn, S. (Hrsg.): Krankenhaus-Managementlehre, Kohlhammer, Stuttgart 2008, S. 251–279.

Zapp, W. (2008b): Betriebswirtschaftliches Rechnungswesen, in Schmidt-Rettig, Barbara und Eichhorn, Siegfried: Krankenhaus-Managementlehre, Theorie und Praxis eines integrierten Konzepts, Kohlhammer, Stuttgart 2008, S. 427–476.

Zapp, W. (2006a): Kosten-, Leistungs-, Erlös- und Ergebnisrechnung, in: Schmidt-Rettig, B./Arnold, A. (Hrsg.): Krankenhaus und Ambulante Versorgung, 3. Aufl., 33. Erg., Juli 2006, Lose-Blatt-Ausgabe, Baumann Fachverlage, Kulmbach 2006.

Zapp, W. (2006b): Ökonomische Analysen in der Stationären Altenhilfe, Josef Eul-Verlag, Lohmar 2006.

Zapp, W. (2004a): Controlling in der Pflege, Huber, Bern/Göttingen/Toronto/Seattle 2004.

Zapp, W. (2004b): Perspektiven von Controlling Systemen in der Pflege, in: Zapp, W. (Hrsg.): Controlling in der Pflege, Huber, Bern 2004, S. 83–117.

Zapp, W. (2004c): Ausgangsbasis für die Gestaltung von Controlling, in: Zapp, W. (Hrsg.): Controlling in der Pflege, Huber, Bern 2002, S. 21–36.

Zapp, W. (2002): Prozessgestaltung im Krankenhaus, Economica Verlag, Heidelberg 2002.

Zapp, W. (1999): Leistungsorientierung in der Ergotherapie, in: ERGOTHERAPIE & Rehabilitation Heft 4/1999, S. 265–268.

Zapp, W./Bettig,U. (2002): Die Bedeutung der Prozesskostenrechnung für eine Gestaltung von Prozessen, in: Zapp, W. (Hrsg.): Prozessgestaltung im Krankenhaus, Economica, Heidelberg 2002, S. 275–297.

Zapp, W./Dorenkamp, A. (2002): Anwendungsorientierte Prozessgestaltung im Krankenhaus, Bericht über ein Forschungsprojekt, in: Zapp,W. (Hrsg.): Prozessgestaltung im Krankenhaus, Economica, Heidelberg 2002, S. 4–136.

Zapp, W./Oswald, J. (2009a): Controlling-Instrumente für Krankenhäuser, Kohlhammer, Stuttgart 2009.

Zapp, W./Oswald, J. (2009b): Konstitutive Entscheidungen, in: Zapp, W. (Hrsg.): Leistungsmanagement, Logistik, Marketing. Betriebswirtschaftliche Grundlagen im Krankenhaus, Reihe: Health Care Management, Medizinisch Wissenschaftliche Verlagsgesellschaft, Berlin 2009.

Zapp, W./Otten, S. (2008): Ergebnisse einer empirischen Untersuchung in der Stationären Altenhilfe unter besonderer Berücksichtigung der Qualitätskosten, in: Zapp, W. (Hrsg.): Qualitätskostenrechnung für die Stationäre Altenhilfe, Eul-Verlag, Lohmar/Köln 2008, S. 1–104.

Zapp, W./Bettig, U./Dorenkamp, A. (2006): Wirtschaftlichkeitsanalysen, in: Zapp, W. (2006): Ökonomische Analysen in der Stationären Altenhilfe, Eul-Verlag, Lohmar 2002, S. 5–33.

Zapp, W./Erlemann, C./Torbecke, O. (2000): Schnittstellenproblematik, dargestellt am Beispiel der Röntgenabteilung, in: Fischer u. a. (Hrsg.): Management Handbuch Krankenhaus, Loseblattwerk, Heidelberg, 28. Erg.-Lfg., August 2000.

Zapp, W./Funke, M./Schnieder, S. (2000): Interne Budgetierung auf der Grundlage der Pflegeversicherung, Krankenhausdrucke-Verlag, Wanne-Eickel 2000.

Zapp, W./Gerlach, M./Feddermann, S. (2006): Prozessorganisation, in: Zapp, W: (Hrsg.): Ökonomische Analysen in der Stationären Altenhilfe, Eul-Verlag, Lohmar 2006, S. 55–106.

Zapp, W./Adler, M./Bake, C./Schulte, H. (2005): Prozess-Lenkung und Business-Reengineering, in: Zapp, W. (Hrsg.): Kostenrechnung und Controllinginstrumente in Reha-Kliniken, Eul-Verlag, Lohmar 2005, S. 251–272.

Zapp, W./Dorenkamp, A./Funke, M./Oyen, R. (1998): Leistungsmessungen, Basis für den Aufbau einer Internen Budgetierung, in: Heim und Pflege Heft 3/1998, S. 132–136.

Zapp, W./Oswald, J./Otten, S./Henrichs, C. (2008): Risikomanagementsysteme, in: Greulich, A./Hellmann, W./Kalbitzer, M./Korthus, A./Thiele, G. (Hrsg.): Management Handbuch Krankenhaus, Loseblattwerk, Hüthig/Economica, Heidelberg 2008, 89. Erg.-Lfg. Apr. 2008.

Zimber, A. (2002): Psychosoziale Aspekte bei Management-Prozessen, dargestellt am Beispiel Pflege, in: Zapp, W. (Hrsg.) (2002): Prozessgestaltung im Krankenhaus, Economica, Heidelberg 2002, S. 359–386.

Stichwortverzeichnis

Die Zahlen hinter dem Stichwort verweisen auf Seiten.

Praxismanual
Integrierte Behandlungspfade

Das Erfolgs-Rezept

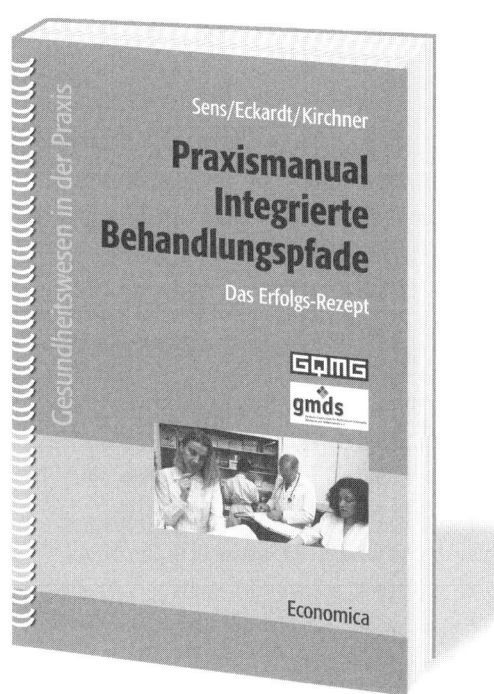

**Herausgegeben von Dr. Brigitte Sens,
Dr. Jörg Eckardt und Dr. Hanna Kirchner.
2009. XII, 129 Seiten. Spiralbindung. € 29,-.
ISBN 978-3-87081-598-1**

Behandlungspfade stellen in der Gesundheitsversorgung eine besondere Ausprägung des Geschäftsprozessmanagements dar. Sie gestalten Behandlungsabläufe über Abteilungen und Sektoren hinweg und erzielen dadurch optimale Ergebnisse in Qualität, Effizienz und Patientenorientierung.

Mitglieder der drei Fachgesellschaften GQMG, GMDS und DNEbM haben jetzt ein reines Praxismanual für die Kitteltasche erstellt. So einfach wie ein Rezeptbuch soll es den für die Umsetzung verantwortlichen Professionals einen einfachen und praxisnahen Einstieg in das Prozessmanagement ermöglichen.

Das Buch begleitet Kapitel für Kapitel konsequent den Prozess von der Grundsatzentscheidung für Pfade über die professionelle Entwicklung der Pfade, hin zu deren Implementierung bis zur anschließenden Bewertung und Evaluation. Zahlreiche Beispiele und Checklisten gewährleisten die Praxisnähe und illustrieren das Konzept.

Economica, Verlagsgruppe Hüthig Jehle Rehm GmbH, Im Weiher 10, 69121 Heidelberg
Kundenbetreuung: Bestell-Tel. 089/2183-7928, Bestell-Fax 089/2183-7620
E-Mail: kundenbetreuung@hjr-verlag.de, www.economica-verlag.de

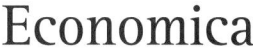

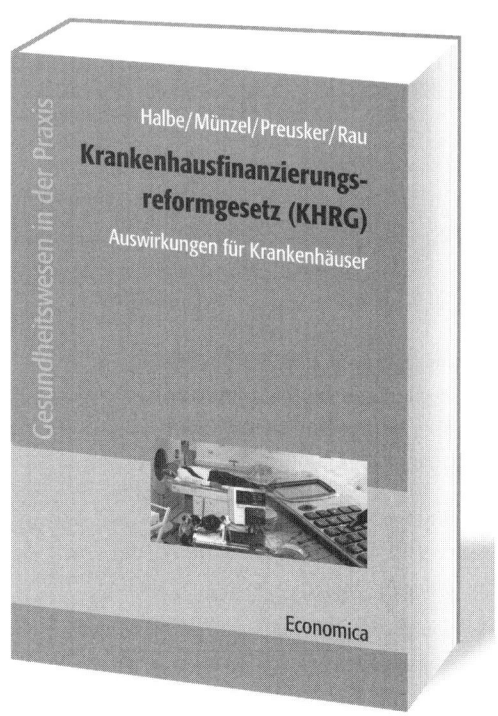